U0396933

TONGXINKANGYI HUAWEIWEIJI

同心抗疫 化危为机

长三角地区新冠肺炎疫情防控的实践探索

中共上海市委党校 编　　蔡爱平 主编　　鲁迎春 副主编

上海人民出版社

　　2020 年的冬天，来得特别晚，似乎也比上年更冷一点。海外的第二波新冠肺炎疫情正在肆虐，国内输入性风险压力不减，各地散发的案例也时有出现。这场疫情，是百年来全球发生的最严重的传染病大流行，是新中国成立以来我国遭遇的传播速度最快、感染范围最广、防控难度最大的重大突发公共卫生事件。

　　回顾一年多来我国疫情防控的历程，日日夜夜，点点滴滴，历历在目。2020 年 1 月 20 日，习近平总书记对新冠肺炎疫情作出重要指示，李克强总理主持召开国务院常务会议部署疫情防控工作；1 月 23 日，武汉新冠肺炎疫情防控指挥部发布 1 号通告，"封城"开始；除夕夜，上海启动突发公共事件一级响应，第一支援鄂医疗队启程；随着返沪人流增加，市委市政府发布致市民的公开信和致全市企业书，复工复产有序启动，社区防控有序展开。"随申码"上线，发热筛查"零报告"，疫情防控的措施动态调整，精准度、有效性逐步提高。上海市内新增病例逐步清零后，防控重点转向"外防输入"，从机场到社区建立了"闭环管理"的防控链条。两三个月后，疫情防控逐步进入常态化阶段，这一场人民战争、总体战、阻击战，取得了重大战略成果。在此基础上，我们统筹疫情防控和经济社会发展工作，抓紧恢复生产生活秩序，取得了显著的成效。

正如习近平总书记在全国抗击新冠肺炎疫情表彰大会上所说，这是"一场惊心动魄的抗疫大战，一场艰苦卓绝的历史大考"，我们付出了巨大的努力，经受住了考验，有效化解了重大风险。

当前疫情的态势还具有长期性、复杂性和不确定性的特征，"外防输入、内防反弹"的风险和压力仍然存在。值此"十四五"开局之时，以案例研究的方式，总结疫情防控的经验，追问风险防范与化解的思路、策略和方法，以点带面，有助于提高政府及官员应对风险的能力。由中共上海市委党校（上海行政学院）牵头，中共上海市委党校超大城市治理和高品质生活创新团队承担，在本市党校系统及同属长三角的江苏、浙江、安徽等省的党校系统征集案例 15 篇，并将中共上海市委党校抗疫案例项目组调研、编写的 12 篇案例一并收入，经过修改和编撰，形成本书。这 27 个案例，生动、鲜活、全方位展示了长三角地区疫情防控和复工复产中党组织、政府、企业、自治组织以及共产党员、社区干部、医生、教师、企业员工、居民村民等的智慧、勇气和担当。在总结经验的同时，这些案例也提出了需要加长的短板、需要强化的弱项、需要弥补的漏洞。比如，如何提高基层社区的抗风险韧性和防风险能力？如何强化基层以党组织为核心的组织网络以增强领导力、组织力和动员力？如何发挥政府职能服务企业、社会与民生？如何提高企业、社会组织和居民村民抵御重大风险、自我救助守望相助的能力？如何让互联网、大数据、云计算、区块链等高新技术更好服务于风险研判、防范、阻击？道远且长，复盘和反思才能促动进步。

本书共分为五个部分。

第一部分，党建引领构建基层防控网。基层防控网络联系街镇、社区、企业等基层单位，连接街镇干部、居民和企业员工。以党组织作为基层防控网络的总枢纽，以党建引领织密网络、凝聚人心、整合资源、集聚力量，充分发挥优势、互相补足短板，为打赢疫情防控阻击战提供坚强的政治保证。

第二部分，基层治理筑牢社区防控线。在共建共治共享的理念指导下，近年来各地探索了丰富多样的基层治理模式，"人家事情大家办、公共事务共同管"。这些社会治理创新在疫情防控中发挥了巨大的作用。自治共治、多元协同，联防联控、群防群治，从入城口到小区门口，从楼道口到家门口，筑牢层层社区防控线，不仅有效阻却疫情蔓延，也能适应疫情防控常态化的需要。

第三部分，政企同心实现防控"双统筹"。统筹经济社会发展和疫情防控，政府的政策支持和公共服务必不可少，工业园区、产业联盟的载体支撑和管理服务必不可少，企业的自力更生和守望相助必不可少。政企勠力同心，携手共渡时艰，企业及时复工复产，为经济发展交出满意的"答卷"。

第四部分，科技赋能助力防控精准化。利用"健康码"识别和校验身份，提供高端医疗设备、加强科研攻关支持病患医治，开发信息化平台赋能基层治理，互联网、大数据和云计算等信息技术手段极大地提高了疫情防控的效率，助力研判疫情防控形势辅助决策，助力信息集聚、传送和交流辅助管理，是风险防控智能化、精准化的有益尝试。

第五部分，使命担当成就可爱"抗疫人"。说起日夜奋战在疫情防控一线的"抗疫人"，首推广大的医务工作者，特别是工作在湖北的4万多名援鄂"最美逆行者"。还必须提及的是工作在防控一线的社区工作者、下沉干部和志愿者们。这个名单还可以开出很长，比如数月没有回家的基层干警、风里来雨里去的道口守护者以及无数的"流调"工作者。这些"新时代最可爱的人"，值得我们永远铭记。

全书集中体现了长三角地区特别是上海疫情防控的实践探索，这为今后防范化解重大风险积累了经验。同时，这些案例也为党校领导干部的培训提供了丰富的教学素材。这是中共上海市委党校案例教学研究项目组成立以来出版的第二本案例集，也是上海市委党校马克思主义工程创新团队之超大城市治理与高品质生活创新团队公共管理案例研究方向的成果。

在此，特别感谢以下人员：中共上海市委党校副校长曾峻教授、教务处处长赵勇教授、教务处副处长张前、教务处胡锋，他们为本书的立项、案例征集等作出了巨大努力；超大城市治理与高品质生活创新团队首席专家董幼鸿教授，他为本书的立项、编审提供了关键支持和重要的意见；上海市各区委党校的领导，江苏、浙江、安徽省委党校以及部分市委党校的领导，他们为案例的征集提供了重要的帮助；具体承担案例调研、编写的各位教师，是他们的工作为本书的出版奠定了坚实的基础。

目　录

■ 第三部分　政企同心实现防控"双统筹"

第四部分　科技赋能助力防控精准化

■ **第五部分　使命担当成就可爱"抗疫人"**

第一部分

党建引领构建基层防控网

发挥党建引领优势　借力社区治理抗疫

——上海康城等基层社区的疫情防控实践

【摘要】社区是城市治理"最后一公里",也是疫情联防联控、群防群治的关键防线。面对突如其来的疫情,上海康城等基层社区充分利用精细化、智能化、人性化管理,发挥城市基层党建在基层社会治理方面的优势,努力把社区的防控措施做实、做细。康城社区的防疫经验突出地体现了上海基层社区治理体系与治理能力现代化,成为"全区域统筹、多方面联动、各领域融合"城市基层党建工作格局的缩影。

【关键词】党建引领　社区治理　疫情防控

【引言】习近平在湖北省考察新冠肺炎疫情防控工作时指出:坚持不懈做好疫情防控工作关键靠社区。要充分发挥社区在疫情防控中的重要作用,充分发挥基层党组织战斗堡垒作用和党员先锋模范作用,防控力量要向社区下沉,加强社区防控措施的落实,使所有社区成为疫情防控的坚强堡垒。

新冠肺炎疫情发生后,在党中央集中统一领导下,在各方面共同努力下,疫情防控工作正有力开展,防控局势正朝着利好的方向发展。在这场看不见硝烟的战争中,如果说奋力工作在救治第一线的医护工作者是抗击疫情的"冲锋队",那么社区工作人员、基层干部等基层工作人员就是防控疫情的"守门人"。基层社区作为疫情防控的最后一道承压阀，正竭尽全力致力于构筑基层社区疫情防控的严密防线。毫无疑问，城乡基层社区已成为我国打赢新冠肺炎疫情战的"最后一公里"。筑牢基层社区的抗疫防线，既是紧急应对之举，亦是防控有效之举。

随着春节假期的结束，外地人员返沪潮开启，给疫情防控工作带来更大挑战、提出更高要求。上海的社区管控工作量大面广，任务艰巨，基层社区防控工作效果如何，直接关系到疫情最终防控的成败。为此，上海康城等大型居住社区从疫情风险防控精细化视角来强化社区疫情管控工作，为打赢疫情防控阻击战奠定坚实基础。

一、背景情况

上海康城作为沪上最大开放式社区，占地约208公顷，居民超过4万人，其中非户籍人数近2万。社区内设3所学校、4个菜场、3个大型超市、74家商户，另有2条公交线路、208个班次每天进出。这么大的一个社区如何做好防控部署，不留死角、严防死守，如何筑牢抵御疫情的严密防线，扎紧"篱笆"，杜绝疫情在社区里发生与蔓延？康城社区的疫情防控工作面临许多难题：一是社区人员结构复杂、流动量大，构建社区疫情防控网难度大；二是开展社区疫情防控工作人手紧，整个社区超过4万多人，但社区干部只有17名；三是物资保障难，在疫情防控局势开始紧张的初期，如何筹集物资保障关键防护期成为社区疫情防控的另一挑战；四是严格的社区防疫管控与居民正常、有序生活之间的矛盾较为突出。能否守住这个"高难度战场"的疫情防线，既是对康城社区治理实践的考验，也是对基层干部将社会治理从日常管理向应急管理快速切换的能力考验。面对诸多疫情防控压力，康城社区在城市基层党建的引领下，做实、做细社区的防控措施，筑牢了疫情联防联控的"铜墙铁壁"，保持了这个超过 4 万常住人口的超大社区 0 感染、0 疑似记录。

二、主要做法

康城社区人员结构复杂、流动量大，成为社区疫情防控的难点。为构筑好防护网，康城社区定下"两条原则"，既要防控口子不能开，也要居民生活不能乱。在严格管控的形势下，这两条看似矛盾的原则，在康城社区做到了。

（一）党建引领下居委会、业委会和物业服务企业一体联动

康城社区建立了党建引领下居委会、业委会和物业服务企业协调运行机制，把社区各方面力量紧紧团结在党组织的周围。在抗击疫情的第一线，业委会和物业企业成为居委会最亲密的合作伙伴。随着上海市启动重大突发公共卫生事件一级响应机制，从大年三十开始，康城社区工作人员取消休假，全员上岗，全面进入备战状态。康城社区党委负责人把办公室搬到了物业监控室。在监控室里，业委会主任和物业经理与社区党委书记并肩作战，共同关注着社区每个角落的疫情防控情况，构建起大型居住区坚实的防护网。

第一，统一指挥部署，强化协调联动。召开"四位一体"紧急会议，第一时间对小区新冠肺炎防控工作进行部署，组建防疫防控工作微信群，按照"早发现、早报告、早隔离、早诊断、早治疗"的原则，实施群防群治、联防联控、网格化、地毯式管理，广泛动员群众自我防护，坚决防止疫情输入、蔓延，严格落实综合防控措施，形成

横向齐抓共管、纵向上下联动的工作模式。

第二，全面宣传发动，落实隔离措施。康城社区的住户多，而社区工作人员少，要尽快做好疫情防控不单单是社区工作人员的事，更多的是居民群众的事，每个人都要参与，每个人都要防护，每个人都要负责，这是疫情防控的基础力量。为使居民群众充分认识到新冠肺炎的危害以及提高群众疫情防控意识，康城社区"两委"班子和居委工作人员用"脚力"与疫情赛跑，向每户居民发放《告居民书》，康城社区委员会公众号"美丽康城"发布官方公告，居委宣传栏张贴告示，门口 LED 电子显示屏滚动播放防疫知识音频，门岗小喇叭循环播放温馨提示，主要道口拉宣传横幅，引导居民不传谣、不造谣、不信谣，同时确保防疫知识宣传不留死角，让防疫知识走进居民群众耳中、眼中、手中，切实提高大家的防控意识。

同时，自 2020 年 1 月 23 日起，各个居委会通过物业、实有人口网、楼组长等对小区湖北来（返）沪或途经湖北人员迅速展开排查，每日上报发现湖北来（返）沪人员情况和健康登记表。1 月 25 日起，对市、区级下发名单展开逐轮排查。对主动发现和上级下发名单中排查出的湖北或途经湖北人员，由居委、民警、社区医生组成的"防控三人组"上门签订《居家隔离承诺书》，医生负责防疫科普，民警和居委负责告知隔离要求和责任。居委每日两次电话询问隔离对象体温情况，做好严密监测，并对有采购需求的隔离人员配送物资。物业公司每日对所有隔离对象进行垃圾上门收集。截至 2 月 15 日，康城小区共有居家隔离人员 124 户，259 人。

第三，扎紧防控篱笆，防止疫情输入。一是做好清洁消毒工作。康城物业按照防疫要求，每天进行定时卫生消杀等防控行动，对 286

个楼栋大堂、500多部电梯、32个地下车库、36个非机动车库、13处儿童乐园和老年活动室、30多个垃圾分类投放点、32个快递柜和1个大型垃圾四分类点等公共区域进行大规模集中消毒。小区内设立单独医疗物品废弃物收集桶，每天派专人进行废弃物处理。

二是减少小区出入口数量。康城是一个开放式小区，处于松江和闵行的交界处，小区内设学校、卫生院、菜场、超市等，不少松江居民从西门进入小区，买菜，看病，配药。考虑到特殊时期，门岗作为社区防控的第一道关口必须严守，经过研究，自2月6日凌晨零点起，小区关闭西门（花江西路）出入口，同时优化南门（莘松路）和北门（莘北路）两个出入口的门岗设置和人员配备。

三是加强进出车辆、人员管控。为做好封闭式管理，外来人员和车辆禁止进入小区，小区业主和车辆需凭证出入。楼组长通过楼栋微信群对业主信息进行登记，经居委会核实后，由楼组长和社区党员通过投递信箱方式发放临时出入证。物业则通过发放车辆出入证来管控车辆进出。快递和外卖也一律禁止进入小区，快递件和外卖件由社区工作人员进行派送，快递件一律送至楼栋大堂，避免与业主接触。莘庄1路、2路公交车也延长了发车时间，由原先10分钟一班次改为25分钟一班次。同时，小区对所有进出人员进行排查和体温测量，对外地返（回）沪人员发放健康提示、告知单，填写《健康登记表》，并做好信息上报工作。小区的封闭管理对小区居民来说无疑是一道"保险锁"。居民们说："社区封闭管理既保护了社区居民，也保护了外来人员，有了这个措施我们放心多了，特别支持。"

四是查漏补缺织密防控网。在督导检查时，发现小区在疫情防控工作中还存在不足和短板。小区的南门大草坪与外界相连接，外来人员可以直接通过大草坪进入社区。"面对疫情，不容一丝马虎，不容一处死角"。康城"两委"立即召集社区联席会议，紧急对南门大草坪加装围栏进行封闭，加强对进入小区人员的排查登记，确保所有人员都经过门岗出入小区。围栏封闭工作于2月7日起开始施工，2月9日正式完工。

（二）一个好"班长"带领一群"把关人"群防群治

社区是外防输入、内防扩散的最后一公里。在此次防疫战中，康城第一居民区行动迅速。2020年1月24日，上海启动重大突发公共卫生事件一级响应机制，同日，党总支成立了疫情防控工作小组，细化责任分工，就居委干部、协管员、物业、业委会、楼组长、志愿者等开展联防联控做出全面部署，布好"战"疫局。此后，各方充分发挥作用。

"隔离期间非常焦虑，一会儿担心自来水有毒，一会儿担心下水道发臭有毒，我每天都给居委会打电话，他们总是不厌其烦地开导我。"居民小李说起隔离期间居委干部的关心满是感激之情。

针对居家隔离人员，康城第一居民区党总支坚持"隔离不隔爱"，让隔离人员处处感受社区的温度。居委干部每日两次询问隔离对象身体情况，做好体温监测和心理疏导。同时，专门安排一名居委干部把每一个隔离户都加为微信好友，他们有任何需求都可马上微信联系居委干部。

沟通联系，是本次康城第一居民区党总支战"疫"的法宝。他们专门注册了四个微信账号，由专人负责分类服务于不同人员。一个账号一对一服务隔离人员；一个账号一对一服务400多名来沪人员；一个账号接收居民个人信息，帮助预约购买口罩；一个账号加入各种工作群，对接上级部门和物业、业委、社区民警、医生等各个方面。分门别类的处理，使得居委忙而不乱，有条不紊。

特殊时期，康城第一居民区党总支将防控责任扛在肩头，做出榜样，凝聚起了众志成城、共克时艰的磅礴力量。康城社区党委专职副书记、专职副主任张军萍为了能够最短时间调动力量，她手中的电话几乎没有放下过，一个个人员通知，一个个点位排查，在同事眼中，她就像是一个铁打的人，从清晨工作到深夜，似乎有用不完的劲。

2月17日复工第一天，张军萍的手机就被小区居民打爆了。整个康城有近9000辆私家车，由于社区门岗对进入的车辆需要逐一核查，人员逐一测量体温，车辆进出的速度慢了下来。当天，车辆一度从小区门口堵到了2公里外的嘉闵高架。有居民打电话告诉张军萍，以往他5到10分钟就能回家，当天拥堵长达1个小时。得知这一情况，张军萍连夜与物业、业委会商议形成疫情期间的车辆通行方案，在区镇两级支持下，增加了2条潮汐车道，增派11名门岗排查员，延长排查路线，提高车辆排查效率，短短半天时间就解决了小区出入拥堵问题。在业主群里，大家的反响一下就变了，纷纷惊叹解决问题的效率。而这背后，是张军萍雷厉风行的作风和时刻把群众放在心上的情怀。

"作为一名青年党员，希望在特殊时期，能够为你们分忧解难，贡献出自己的一份绵薄之力。"在职党员祝云涛大年初二早上便前往居委请缨出战。面对严峻的防疫任务，仅有7名工作人员的居委会力量捉襟见肘，发动群众成为康城第一居民区党总支战"疫"的另一法宝。

张军萍依托组织体系的优势，迅速动员起了社区所有力量，仅 1 天时间，就发动 17 名社区工作者、近 20 名下沉执法力量、330 名物业服务人员和 500 多名社区志愿者集结到了一线。

在康城社区，有 107 名区级机关工作人员和 15 名镇级机关工作人员下沉社区，会同居委工作人员助力物业做好社区门岗防控重点工作。"是不是小区业主""从哪里回来的""配合测下体温"，反反复复的这几句话，一天要重复上百遍，这也是疫情防控必不可少的堤坝。康城"两委"也通过公众号、居民微信群招募疫情防控志愿者，开展防疫值守、宣传教育、便民服务等工作，招募令发布 2 天就有近 60 名社区党员和群众主动报名。届时，志愿者的服务时间将转换为积分存储于"莘福积分康城社区行"便于日后兑换所需服务。疫情当前，物业保洁人员紧缺，社区一位退休老党员主动站出来，加入社区保洁员行列，协助物业严守疫情防控第一阵线。

2 月，社区实行封闭式管理后，居民的快递、外卖等拿取不便，25 名志愿者主动承担将 3 万余件快递、外卖从大门配送至居民楼栋大堂的任务。防疫物资紧缺，党总支发出征集倡议后，社区业主也纷纷捐款捐物。康城业主主动捐赠额温枪 15 把、手套 4960 副、口罩 2084 只、雨衣 1200 件、防护服 102 件，党员除了捐物，还纷纷以交特殊党费的形式表达着支持。小区业委会委员们带头捐款，一位不愿留名的小朋友将自己的压岁钱全数捐给物业，为社区疫情防控献爱心。

（三）区域化党建平台整合区域单位资源联防联控

"吴经理，我对接了一家消毒用品单位，已经联系好了，你赶快去他们的仓库购买一批存货……"物资保障难是康城社区抗疫需要应对的又一难题。上海市启动重大突发公共卫生事件一级响应机制后，通过市、区、街镇、居村四级联动体系，康城社区第一时间得到命令，迅速行动起来。为了筹备物资，社区党委想到了与社区党建联建的区域单位，通过区域化党建平台，联系到了出售消杀用品的企业，紧急安排物业公司上门取货，并发动居民、区域单位捐赠了9845只口罩以及额温枪、一次性雨披、防护服、护目镜、手套等18259件防疫物资。在疫情防控局势开始紧张的初期，这批物资保障了关键防护期。物业对256个楼道、32个地下车库、500余部电梯全面进行了消毒处理，给居民吃下了一粒"定心丸"。

根据上海市统一安排，自2月2日至11日，每户居民有5个口罩的购买额度，而康城预约量仅三分之一左右。考虑到康城物业一线员工和门岗志愿者所使用的口罩存在大量缺口，经多部门沟通，为了不浪费口罩购买额度，保障我们共同家园的守护者——物业一线员工及志愿者的健康和安全，由"康城青闵君"线上发出倡议，未预约口罩的邻居将购买口罩的额度捐给物业和志愿者。在莘庄镇团委、上海市农业农村委团委和上海蔬果生产保障青年突击队的支持下，社区向捐赠口罩额度的居民赠送3斤优质蔬菜表示感谢（为避免外出及人员集聚，由物业配送上门）。本次活动共募集到1969个额度，共计9845个口罩。社区居民的善举以及相关单位的大力配合诠释了"一方有难，八方支援"的大爱情怀。

（四）人性化服务让"铜墙铁壁"兼具温度

随着防护网构建起来，新的问题很快又摆在面前。自康城实行封闭式管理后，快递和外卖均不能进入小区，面对4万居民每天近3万件的快递投放量，康城社区严格落实各项疫情防控措施，强化对快递人员的进出管理，扎紧"篱笆"，有效杜绝了疫情在社区里的发生与蔓延。

一是做好信息摸排。前期，对居住在小区内的快递从业人员进行了排查，排查后发现有7名邮政系统投递员租住在小区，且春节至今未离开过上海。康城社区中心牵头召开了邮政快递配送的专题会议，涉及所有邮政系统的报刊、信件和快递件一律由这7名固定的投递员送件。

二是组建服务队伍。对于住在康城的居民来说，去小区门口取个快递，最远的要走两三里路，实在不便。社区业主群里早已经是铺天盖地的质疑。为解决这一难题，康城社区建立快递中转点，协调开发商，将废弃的综合楼一楼大堂作为9家快递公司的快件中转点。社区又增派50名志愿者，配备12辆电瓶车开展送件服务。每日将3万余件外卖和快递配送至楼栋，拉开了一场浩浩荡荡的"快递外卖进城记"。

三是优化送件措施。要求快递公司派专人负责送件，每位派送员须符合上海疫情防控期间人员健康指标，并向物业公司提供相关材料，持证测温后方可进入小区，将快递放置在快递柜或楼道大堂。外卖一律由志愿者配送。

"隔离的是病毒，不是人与人之间的情感"。康城社区始终坚持这一原则。对419名重点地区居家隔离人员，社区内的服务保障也没有落下。社区统筹康城购物中心超市等区域单位力量，与有采购需求的隔离人员建立微信采购群，以无接触方式开展物资配送，并安排物业公司每日对所有隔离对象的生活垃圾进行上门收集、消毒与清运，让居民在紧张的防控局势下依然感受到社区的温度。

三、经验启示

"重心下移、力量下沉、权力下放"是近年来沪上基层社区治理体系改革的探索方向。2014年，上海市委提出"创新社会治理，加强基层建设""一号课题"，开启了沪上新一轮街道体制改革的序幕。2016年，康城以基本管理单元建设为契机，组成了社区党委、社区委员会、社区中心的"两委一中心"组织架构，全面统筹协调基本管理单元内的多方关系。通过执法力量下沉，警务、城管、市场监管以及房管等部门都在康城设立了工作站，对社区管理中出现的问题快速反应、及时处置。

正是这些变革，从体制机制上实现了康城社区治理体系的重构，成为"全区域统筹、多方面联动、各领域融合"城市基层党建工作格局的缩影，也成为应对新冠肺炎疫情社区战的力量来源。

（一）以党建整合基层治理资源

创新基层社会治理的核心就是整合各种资源，形成以基层党组织领导的"互动共治"体系。健全党组织领导下的社区居民自治机制，是康城社区最主要的工作。曾经的上海康城，物业服务不到位、业委会"难产""短命"、入室盗窃频繁……社区党委依托党建引领基层社会治理的优势，快速扭转了这一局面。通过推进"红色物业"建设，完成了物业选聘，并在物业企业建立党支部，组建了新一届业委会，推荐党员骨干进入业委会，建立起党建引领下居委会、业委会和物业服务企业协调运行机制，把社区各方面力量紧紧团结在党组织的周围。这是上海与时俱进加强城市基层党建工作的又一个缩影。党建引领是创新社会治理的关键，康城治理成效的取得，离不开社区党组织的思想引领、平台构建和举措推动。当前社区治理越来越复杂，一方面政府需要充分发挥指导、调控、监督作用，另一方面需要适当引入社会力量，以提升社区服务实效。行政力量与社会力量在参与基层社区治理上，基层党组织是两者契合的桥梁与纽带。居民区党组织要改变以往单一管理思路，应当成为社区资源统筹、领导社区治理的主体角色，发挥党组织战斗堡垒作用，建立健全以基层党组织为核心，居民、业委会、物业服务企业、社会组织等共同参与的社区治理架构。

（二）以民生为保障体现社区疫情防控温度

当前，社会治理的核心就是要改善和保障民生，应当推动基层党组织的工作重心切实转移到公共服务、公共管理、公共安全等社会治理工作上来，实现"管控为主"向"服务为主"的治理观念转变，确立"服务人民群众"的理念。随着外地返沪人员数量剧增，疫情防控形势更加严峻，这就要求社区干部在采取具体疫情防控措施时，要有高度的政治责任感和岗位使命感，坚持必要的人文关怀和换位思考的思维方式，针对社区外来人员或接受医学观察人员工作要细心、耐心和热情，做好精细化的安抚工作，给予对方充分的关怀和尊敬，体现上海城市的温度。

（三）以共同体为目标构建共治共享长效机制

十九届四中全会指出，推进社会治理体系创新，打造共建共治共享社会治理共同体。针对社区治理中的利益主体多元化和诉求多样化的新常态，搭建基层党组织联系和服务群众平台，进一步健全党群联系制度。坚持决策重民意、办事听民声，培养广大居民的责任意识和参与意识，巩固社区治理的共同思想基础。在现有"莘智汇"居民自治平台的基础上不断完善自治体系，探索多元主体作用，激发基层治理活力，充分挖掘群众中的"能人""达人"纳入社区治理的队伍，建立畅通有序的诉求表达、矛盾调处、权益保障机制，确保居民反映的问题能及时、有效反馈，切实解决好关系群众切身利益的问题，促使业委会、物业公司、社会组织等各方力量履行义务，引导居民积极参与社区治理，形成良性共治局面。

【思考题】

1. 在此次抗疫过程中，城市基层党建如何在社区管理防控中发挥作用？

2. 如何进一步发挥城市基层党建在社区应急治理中的作用？

3. 如何构建具有中国特色的社区公共危机管理体系？

（执笔人：中共上海市委党校抗疫案例项目组　李蔚　刘中起）

织密基层党建网络　提升社会治理效能
——静安区的疫情防控实践

【摘要】社区作为疫情防控的前沿阵地，在疫情防控全局中具有基础性地位。能否把资源沉淀到社区，把社区组织起来，牢牢守住这条防线，持续织密动态防控网，关系到战胜疫情的全局。静安在此次战"疫"中，充分发挥网格化党建优势，坚持"一个网格一个堡垒、一名党员一面旗帜"，构筑起党组织统一领导、各类组织协同作战、党员群众广泛参与的社区疫情防控体系，实现了关口前移、源头把控、精准施策，体现了党建网格在落实党的决策部署、整合各方资源、动员广泛参与的重要作用。静安区委高度重视城市基层党建的高质量创新发展，通过做实网格化党建，在强化党的政治优势、夯实党在城市社区的执政基础、提升党建引领基层社会治理的智能化精细化水平、打造共建共治共享的社会治理共同体等方面，进行了有益的探索和生动的实践。

【关键词】社区防控　党建引领　党建网格

【引言】新冠肺炎疫情发生以来，社区成为联防联控、群防群控关键的一道防线。习近平总书记多次强调要以疫情防控工作的成效来检验和拓展"不忘初心、牢记使命"主题教育成果；要发挥基层党组织的战斗堡垒作用和党员的先锋模范作用，广泛动员群众、组织群众、凝聚群众，让党旗高高飘扬在疫情防控第一线。静安区委充分发挥网格化党建的优势，将党建引领贯穿社区防疫全过程，为疫情防控筑牢第一道防线。

一、背景情况

党的十九大以来，以习近平同志为核心的党中央高度重视党建引领社会治理工作，作出"要把加强基层党的建设、巩固党的执政基础作为贯穿社会治理和基层建设的一条红线"的重要指示。2014年11月，上海市委出台创新社会治理加强基层建设"1+6"文件，着力构建市、区、街镇、居村党组织四级联动体系，形成党建引领基层治理的最大特色。作为习近平新时代中国特色社会主义思想城市基层党建理念的发源地和实践地，静安区以网格化党建为抓手，切实将党的理论优势、政治优势、制度优势、组织优势和密切联系群众的优势转化为超大城市中心城区社会治理的效能，积极探索打造党建引领社会治理的"静安模式"。2017年上半年，率先建立"1+11+37"三级网格化党建工作架构，密织党建小网格，撬动社区治理大动能。2018年4月，静安区委出台了《关于推进落实网格化党建提升党建引领城区治理水平的实施意见》。

静安区通过网格化党建一体化，在全区建立起"街镇总网格—街区网格—居民区网格—微网格"三级或四级党建网格架构，共建立14个街镇"总网格"、36个街区（片区）"中网格"、265个居民区"小网格"，以及包括居民区和商务区在内的1290个"微网格"，努力实现党建引领在网格、管理服务在网格、治理协同在网格、美好生活在网格的整体大格局。这一治理格局在应对此次突发疫情中发挥了非常重要的作用。

二、主要做法

面对突发疫情，社区成为外防输入、内防扩散、联防联控、群防群治的关键防线。守好社区，就能守住城市，守护人民。静安在此次战"疫"中，充分发挥网格化党建的优势，强化组织联动、聚合各方资源、激发党员活力、团结发动群众，形成防控"一盘棋"、织密防控"一张网"、凝聚防控"一条心"，使党组织强大的组织力成为非凡的战斗力。

（一）党建引领、上下联动，实现疫情防控"一盘棋"

对于各级基层党组织来说，突如其来的新冠肺炎疫情，是一次危机，也是一次大考。战"疫"当前，静安区委作为"一线指挥部"及时准确领会和贯彻落实党中央和市委的部署要求，推动街镇党工委切实发挥"龙头"作用，实现三级联动体系及时运转，发挥街道社区党建网格横向到边、纵向到底的优势。

强化政治引领，层层压实责任。党（工）委书记（总网格长）履行第一责任人责任，坚决落实统一指挥、统一协调、统一调度的要求，在街镇总网格成立疫情防控工作领导小组和专项工作组，制定各级网格防疫工作方案。临汾路街道制定出台《关于进一步筑牢"党员责任区"、"党员先锋岗"，分片包干做好疫情防控工作的实施意见》，将网格责任落细落实、构筑以"街道总网格—街区中网格—居民区次网格—自然小区小网格—楼群微网格—楼组—楼层"七个层面的"党员责任区"、关键点位包干的"党员先锋岗"，形成一道以党组织和党员为核心的红色战"疫"防线。

加强统筹协调，推动问题解决。街镇党政领导班子成员带头坚守岗位、靠前指挥、各司其职，带头联系居民区微网格，下沉一线指导社区防疫工作。坚持"双网"联动，党建网格发现、共议，行政网格响应、处置，建立每日疫情研究、各方协商议事、合力解决问题，确保精准施策。网格化党建的沟通联系、问题解决、监督反馈三项机制在社区防疫过程中切实发挥了作用。芷江西路街道针对疫情期间群租带来的潜在风险，将平安办、公安、城管、市场监管、房办、管理服务社等力量下沉网格，组成群租整治队伍，发挥快速机动作用，对辖区群租房持续开展整治。彭浦镇疫情防控工作领导小组对党建网格发现反映的问题，及时调整工作重点，先后制定《彭浦镇关于进一步加强看家护院开展"群防群控、分片包干"全覆盖做好疫情防控工作的实施方案》《彭浦镇重点地区、重点观察地区人员回沪排摸工作方案》等 10 个文件，在对辖区沿街商铺集中整治中，班子领导对街区网格暗访和实地考察，有效解决难题。

（二）汇集信息、排查风险，挂起疫情防控"作战图"

疫情伊始，未知即是恐惧，每一个社区、每一个网格，都宛如一个个一触即发的微型战场。各居民区依托党建网格，发扬群众智慧，下足绣花功夫，运用精细化、法治化、智能化手段，做到早预防、早发现、早解决。

地毯式排查、挂图式作战，做到底数清、情况明。街区、小区、楼组、楼宇的各级网格员行动起来，用最短的时间完成了对百余万常住人口和流动人口的信息排查。曹家渡街道下沉各方驰援力量进网格，将党员责任区划小、划细、划精，网格党员参与地毯式、无死角、不遗漏的"扫楼"排查，对辖区内 32206 户居民滚动进行三轮排摸，引导 4320 多名来沪人员主动登记。在万航居委会办公室的醒目位置有一张贴满了赤橙黄绿灰五色标签的"作战图"，辖区内居民是否为重点地区人员、是否返沪、是否需要隔离观察等情况一目了然，并且根据每日工作进展，实时滚动、同步更新，并推送至相应微网格，督促相关网格长和网格员按最新信息，采取"点对点"的方式实现动态防控、精细施策。

技术赋能，智慧防控，点亮网格化党建"新技能"。在前期微网格地毯式走访排摸的基础上，静安区充分利用"一网统管"和"智慧党建"信息化优势，实现信息互通、数据共享，推动党建网格和社会治理网格的有机融合。临汾路街道利用建在"云"端的"民情日志"，汇集社区卫生服务中心、综治网格中心、事务受理服务中心，将居民信息进行整合运用，返沪人员统计表由原先手作 15 分钟变为 1 秒钟生成。临汾路街道创新开发"智慧临小二"服务系统，口罩预约、回沪登记、健康打卡、社区关爱、志愿服务等多项功能实现登记、采集、服务、动员等环节的线上操作。各小区、楼组出入口张贴二维码，在微网格党员志愿者的指导下，回沪人员扫码进行健康登记，实现了"关口前移"、"全程非接触"的登记；居家隔离人员可通过"健康打卡"填报身体状况，也可通过"社区关爱"提出生活需求，居委会干部实时掌握居家隔离居民的情况。

（三）整合资源、凝聚力量，织密疫情防控和准备复工复产"一张网"

随着疫情形势愈发严峻，防控处于最吃劲的关键阶段，社区的防控任务繁重艰巨，不仅要完成宣传引导、监测预警、应急处置等防控工作，也要破解准备复工复产人力物力等资源不足等难题。通过网格化党建的运行机制，与"双结对"工作、区域化党建和楼宇党建联动，将各方面力量和资源统筹调动起来"沉网入格"。

共商共议，党建网格议事平台凝聚社区多元治理主体。召开"1+5+X"党建联席会议，凝聚业委会、物业公司、行政执法部门、群团组织、驻区单位和"两新"组织等多方力量，共同商讨防疫举措、解决防疫难题、排查防疫风险点，形成"一方吹哨、多方联动"的社区共治格局。加强门岗管理具体该怎么做？小区出入口需要关闭几个？出入证该如何发放？快递该如何接收？大宁路街道慧芝湖居民区党总支书记连夜召开线上"1+5+X"党建联席会议，共同商议可行对策，明确各方责任，组建一支党员突击队，协助物业加强入口管理、测温及宣传工作。芷江西路街道城上城居民区党组织及时传达上级防控疫情，协调提供防疫物资补给；物业公司负责提供业主信息，方便居委会核查外来人员信息，对出入小区的来（返）沪人员加强严控；业委会协同各部门对来（返）沪人员进行上门检查。各个居民区依托微网格，负责小区值守与巡逻，提供居家隔离人员上门服务，真正发挥了"党建引领、网格先议、党员带头、居民参与"的社区议事协商、行动落实机制的作用。

应下尽下，"双结对"助力社区疫情防控一线力量。区委组织部在第一时间向全区基层党组织和党员发出倡议书，号召结合社区疫情联防联控落实新一轮"双结对"。区级机关党组织充实成为社区防疫的"生力军"。局级党员领导干部率先示范，在联系街镇的基础上深入结对联系居民区和困难群众家庭，在一线指导社区疫情防控、关心慰问基层干部群众；机关各单位党组织合理安排党员干部轮流下沉社区党建网格，带动结对非公企业、社会组织和驻区单位的党组织，积极参与社区的看家护院志愿者行动。此次疫情，依托"双结对"工作机制，使社区疫情防控工作有了充实和保障。

共同行动，区域化党建构筑抗"疫"同心圆。静安区"1+14+X"区域化党建联席会议各单位都把驻区的疫情防控当作自己义不容辞的责任，主动融入街道网格化党建，整合各自资源和力量进楼宇、进社区。北站街道辖区内的美团集团为住宅小区安装了共计24个货物置物架，解决了小区快递、蔬菜随意堆放带来的疫情隐患；中建八局上海分公司、宝格丽酒店等单位为社区一线工作者捐赠了口罩、酒精、泡腾片等防疫物资；第三康复医院、城发集团等单位主动派出党员志愿者、党员突击队参与到心理疏导、街面消毒等社区防疫工作中。各级区域化党建工作平台与街道社区党建网格对接融合，将"共建共治共享"治理常态转为"联动联防联控"战时状态，把城市基层党建合力转化为社区抗击疫情的战斗力。

复工复产，楼宇党建网格全面助力营商环境优化。静安商务楼宇多、形态杂、分布广，街道根据自身地域特点和工作布局，在商务楼宇、商圈市场、各类园区设立了片区网格或微网格，助力企业复工、复产。62家"白领驿家"楼宇党群服务站（点）都变成了疫情防控指挥、调度和服务平台，帮助物业联系入驻企业、解读复工流程、指导网上申报、检查防疫条件、抓实人员核查、正面引导舆论等，确保辖区内所有楼宇物业、企业方对复工工作要求全动员、全知晓、全落实、全覆盖。南京西路街道启动"一楼一预案"复工防控工作，恒隆广场综合党委联合全市其他5家楼宇党组织就做好企业复工复产向广大白领群体党员发出倡议。静安寺街道实施企业复工"一站服务、一口受理、一次办结"，在5个商务楼宇微网格内设置党员责任区280个，发动楼宇防疫党员600余名，明确10项岗位职责。

（四）党员冲锋、群众参与，凝聚疫情防控"一条心"

疫情发生以来，在静安的各级党建网格中，"党员责任区""党员先锋岗""党员突击队"和居民群众参与的"防疫志愿者"等标识随处可见。社区党组织将党的政治优势、组织优势、密切联系群众优势转化为疫情防控的工作优势，广泛组织动员党员干部、居民群众心往一处想、劲往一处使，坚决打赢打好社区疫情防控人民战争。

"头雁"飞在前。居民区党组织书记作为一级网格长，始终身先士卒、率先垂范，将初心使命和责任担当书写在社区防控最前沿，书写在居民群众心坎里。当静安区公布第一例住宅小区确诊病例出现在嘉利明珠城时，整个小区居民都"炸开锅"，居民区党总支书记黄蓓当即决定发布《疫情防控每日简报》，让居民及时了解实情，消除不安和恐慌；并组织网格党员骨干和志愿者开展正面引导，关心关爱居家隔离的居民，在社区营造温暖向上的氛围。芷江西路街道三兴居民区的周荣书记说："情况弄清楚，心里才踏实"，作为任职10年的"老法师"，她带领居民区7位同志，24小时内完成1536户居民和52家商铺排摸。在居民区书记和广大社区工作者中，头雁引领，群雁高飞，他们是社区防控阻击战的坚强指挥官和战士。

党员站出来。在此次疫情中，网格党员积极响应党组织的号召，"亮身份、亮形象、亮作为"，不仅充分履行"政治引航员、邻里守望者、社区啄木鸟"的职责，更成为"日常联络员、应急管理员、防疫宣传员"。静安寺街道美丽园居民区设立党员责任区抗疫微事项，组织12名党员担任"网格信使"，解决报刊投递"最后一公里"，每天将200余份报刊从集中领取点送到楼道信箱。网格党员全力在包块责任区内当好"啄木鸟"，发现风险点第一时间上报。石门二路街道新福康里居民区有常住居民1504户、3400余人，其中出租户285户；8个党建微网格95名党员报名争当志愿者，承担了门岗值守、信息登记、租户排摸、为社区老人上门服务、快递分区整理、点对点联系居家医学观察人员等事务。"在这样的大疫大灾面前，如此巨大的工作量，没有一支党员志愿者队伍，真是无法想象。"党总支书记魏瑛如是说。

群众跟上来。在党建微网格中居民自治组织、群团组织、志愿组织在防疫工作中得到引领、培育和成长。天目西路街道成立了包括社区党员和骨干群众组成的"看家护院队"，基于"人人有责、人人尽责、人人享有"的社会治理理念，起草了《抗击疫情·居民公约》，对一般居民、外地返沪居民、重点关注地区居民、需要复工的居民都做好良好防疫习惯的倡议，提交党建联席会议通过后，发布给社区居民；"社区妈妈团"积极开展"守护幸福最美家"行动，轮值当好独自在家老人的"临时女儿"、孩子的"临时妈妈"，送餐、送教、送物资。江宁路街道各居民区制作诗词版、外语版等5个版本的"居民自治防疫公约"，展现了社区居民共同战"疫"的承诺和自觉。居民志愿者、巾帼志愿者、青年志愿者、文明志愿者、民兵志愿者……在社区党组织的动员下迅速聚拢，戴着"红袖章"、穿着"红马甲"，值守在防控点上，巡逻在小区里。

三、经验启示

疫情防控是一次大考，一场硬仗。社区作为疫情防控的前沿阵地，是外防输入、内防扩散的有效防线，在疫情防控全局中具有基础性地位。能否把资源沉淀到社区，把社区组织起来，牢牢守住这条防线，持续织密动态防控网，关系到战胜疫情的全局。静安区的网格化党建发挥优势，坚持"一个网格一个堡垒、一名党员一面旗帜"，构筑起党组织统一领导、各类组织协同作战、党员群众广泛参与的社区疫情防控体系，实现了关口前移、源头把控、精准施策，体现了在落实党的决策部署、整合各方资源、激发广泛参与等方面的重要作用。

（一）坚持和加强党的全面领导，将党的政治优势转化为党建引领社会治理的新优势

党的十九大报告明确提出新时代党的建设总要求是坚持和加强党的全面领导，不断提高党的建设质量。2019 年 5 月，中央印发《关于加强和改进城市基层党的建设工作的意见》，强调城市基层党组织是党在城市全部工作和战斗力的基础，要不断"提升党组织领导基层治理工作水平"。加强党在社区治理的全面领导，就是要把街道社区党组织建设成为联结辖区内各领域党组织的坚强"轴心"，一方面要充分发挥党的政治优势，继续保持基层党组织的全覆盖和强大的组织力；另一方面要充分发挥街道社区党组织整合功能，打破城市各领域党建的"各自为政"，打造共建共治共享的社会治理格局。

网格化党建，通过体制机制的系统设计推动城市基层党组织的组织优势的最大化。从纵向上看，"总网格—（街区网格）—居民区网

格—微网格"的三级或四级网格化党建架构，充分发挥了街道镇党（工）委在社区治理中的龙头作用，通过推进街镇管理体制改革，落实"五项权力"制度，建立健全权责下放、资源下沉、服务下送等指挥调度、配套保障和综合管理等运行机制，促进党组织在引领社会治理、主动服务群众的实践中聚焦主责主业，真正发挥战斗堡垒作用。从横向上看，属地化的网格划分，实现了各领域各类别党组织在地域上的连接，将驻区单位党组织和党员的资源和力量纳入网格，打破各级各类党组织的行政隶属壁垒，推动辖区内驻区单位、"两新"组织等多元主体共同参与社会治理，真正实现用党组织带动社会各类组织、用党内资源撬动社会广泛资源。

（二）打造城市基层"全域党建"，不断加强和创新社会治理机制

新时期党建引领下的社会治理创新，必须主动适应城市群体结构和组织架构的变化，在实践中不断凝聚党建引领社会治理的共识，推进政府治理与社会自我调节的良性互动，激发社区多元治理主体的意识，构建"一核多元"的社会治理体系，打造互联互动互补的"全域党建"。

在网格化党建的架构下，通过"双结对"制度，将机关事业、区域单位、"两新"组织等各级各类党组织与社区党组织以党建的纽带牢牢系在一起，形成"三建融合"，使社区党组织的力量得到加强，资源和服务得到下沉。通过"共同行动"区域化党建，完善需求、资源、项目"三张清单"，落实"双报到""双报告"制度，深化"双向认领""双向服务"机制，优化资源配置，做实党建引领基层治理项

目。同时，推动"楼楼、楼社联动"，整合微网格、认领微事项，激发"两新"组织党员参与社区治理事务的活力。以"全域党建"为引领，不断地加强和创新社会治理机制。

（三）发挥科技支撑的治理效能，提升党建引领基层社会治理的智能化精细化水平

习近平总书记在统筹推进新冠肺炎疫情防控和经济社会发展工作部署会议上强调"要充分运用大数据分析等方法支撑疫情防控工作"。此次战"疫"是一场硬仗，防疫效率和精准性是两大关键词。静安区通过数字化的街镇网格平台，将党建数据融入城市管理基础数据库，推动"智慧党建"系统与城市管理和社会治理系统深度融合，将基层党组织的工作重心由管控转向为居民群众提供贴心便捷和优质高效的服务，真正实现与居民群众随时随地的"零距离"联系沟通，快速及时了解和反馈居民群众的意见，实现信息在网格采集、需求在网格发现、问题在网格解决、矛盾在网格化解、隐患在网格排查、资源在网格整合、服务在网格开展，防疫各环节"全程非接触"，也大大提升了防疫的效率和精准性。

（四）调动党员和群众积极性、主动性、创造性，打造共建共治共享的社会治理共同体

党的十九届四中全会《决定》提出，推进社会治理体系创新，打造共建共治共享社会治理共同体。网格化党建，关键在于发挥基层党组织和党员的主体作用。网格化党建需要依靠一支稳定的专业力量来承担，必须抓好社区党组织带头人队伍，健全社区工作者职业体系，

建强建优"领头雁"和"群雁"。在网格化党建工作的推动下，网格内广大党员凝聚起来、活跃起来，在公共安全、矛盾调处、物业管理和服务群众等领域发挥专长、对接参与，做到平常时刻看得出、关键时刻站得出、危急时刻豁得出。在网格化党建中，居民区党组织的政治功能得到进一步强化，党组织的影响力和吸引力得到进一步凸显，社区党组织和党员真正成为居民群众的"主心骨"，形成"群众有事愿意找党组织，党组织能够帮助群众解决问题"的良好局面。

同时，网格化党建始终坚持党的群众路线、创新群众工作方法。把以人民为中心的理念贯穿网格化党建工作的始终，把顺民意、解民忧、惠民生作为出发点和落脚点，推动社区群众"齐参与、愿参与、能参与、真参与、常参与"，通过合理设置自治议题，精心设计自治项目，提高参与的主动性和积极性。通过建立党建引领下的民主协商机制，将党组织和群众的关系从"你和我"变成"我们"，从"要我做"变成"一起做"，真正实现人民城市人民建，人民城市人民管，打造共建共治共享的社会治理共同体。

【思考题】

1. 为应对此次疫情，基层党建网格起到了哪些作用？

2. 进一步推动网格化党建实现新作为、开创新局面，需要从哪些方面不断突破？

（执笔人：中共上海市委党校抗疫案例项目组　张晓杰　马倩）

依托党建发力 彰显战"疫"担当
——浦东教育系统的疫情防控实践

【摘要】在疫情防控中，浦东新区教育工作党委按照浦东新区区委、区政府应对新型冠状病毒感染肺炎疫情工作领导小组部署，立即行动、迅速部署，加强组织领导，成立工作专班，针对教育系统行业特点分级做好预案、分类做好防控，采取一系列有力措施，组织动员各级党组织和广大党员、干部把打赢疫情防控阻击战作为当前的重大政治任务，把党的政治优势、组织优势、密切联系群众优势转化为疫情防控的强大政治优势，坚决做好教育系统疫情防控工作，将学生安全第一的原则贯彻始终。

在做好基层学校疫情防控工作的同时，浦东新区教育工作党委积极配合浦东新区区委、区政府防控工作，积极组织局机关、直属事业单位和基层党员干部参与区面上防疫抗疫工作，确保区委、区府决策部署贯彻落实，让党旗在防控疫情斗争第一线高高飘扬。

【关键词】党建发力 浦东教育 疫情防控 担当

【引言】新冠肺炎疫情发生后，中共中央印发了《关于加强党的领导、为打赢疫情防控阻击战提供坚强的政治保证的通知》，习近平总书记就各级党组织和广大党员、干部要在打赢疫情防控阻击战中发挥积极作用作出重要指示，强调各级党委（党组）、各级领导班子和领导干部、基层党组织和广大党员要不忘初心、牢记使命，挺身而出、英勇奋斗、扎实工作，团结带领广大人民群众坚定不移把党中央决策部署落到实处，坚决打赢疫情防控阻击战。

疫情就是命令，防控就是责任。浦东新区教育工作党委、教育局在区委区政府的统一领导和部署下，深入贯彻落实"新冠肺炎"防控工作，在中小学及幼儿园各基层单位同步成立联防联控领导小组及工作小组，积极发挥基层党组织的战斗堡垒作用和党员的先锋模范作用，做好基层单位新冠肺炎的联防联控工作。

在这场没有硝烟的阻击战中，浦东新区教育工作党委认真贯彻落实习近平总书记重要讲话和指示批示精神，发起最强动员令，吹响最强集结号，组织浦东新区教育系统广大党员干部以各种方式参与疫情内防扩散和反弹以及外防输入工作，用实际行动践行着全心全意为人民服务的宗旨。

浦东教育系统的各级基层党组织在疫情防控中主动提高政治站位，扛牢政治责任，力行组织担当，为基层党组织发挥战斗堡垒作用提供了最鲜活的现实明证。浦东教育系统的广大党员干部教师在疫情防控中挺身而出、无私付出、扎实工作，为展示党员先锋模范作用提供了最生动的实践写照！

一、背景情况

浦东新区作为上海最大的教育大区，下设各级各类基础教育阶段学校 677 所，分布在总面积为 1210 平方公里的 12 个街道、24 个镇当中。基础教育阶段学生 48.6 万人，教职工 4.36 万人。

同时，浦东新区教育工作党委下设 6 个直属党委，各级各类党组织 536 个，党员 11467 名。

猝不及防的疫情蔓延，这么多的学校、这么多的学生，分布在这么广的区域中，浦东教育系统的疫情防控工作如何扎实到位呢？

"不谋全局者，不足谋一域。"面对地域人员特点和疫情防控的难点，浦东新区教育工作党委把握全局，系统谋划，化被动为主动，化劣势为优势，在最短的时间内，把各级基层党组织和全体党员的力量发动和组织起来，充分发挥基层党组织的战斗堡垒作用和党员的先锋模范作用，树立教育系统上下一盘棋思想，统一指挥，分类管理，精准施策，在疫情防控抓实抓细上下功夫，无论是在"停课不停学"情况下教师居家办公学生在家学习期间，还是在疫情防控常态化下复课复学期间，教育系统各级基层党组织、广大党员干部教师积极响应浦东教育工作党委号令，不仅做好学校防疫工作，而且积极主动支援社区，开展防疫工作，齐心协力为学校、社区、家庭、学生筑牢疫情防控的"铜墙铁壁"。

二、主要做法

（一）提高站位，快速有效有序响应

1. 高度重视，建立健全工作机制

新型冠状病毒感染性肺炎疫情发生以来，浦东新区教育工作党委、教育局高度重视，提高政治站位，快速行动，全面动员，全面部署，全面迎战，第一时间组建"新冠肺炎"防控领导小组和工作小组，将办公室设在教育局下属的教育安全事务管理中心，同时要求各校成立"新冠肺炎"防控领导小组及工作小组，并上报寒假、春节值

守名单。联防联控办公室成员全天在岗，每日安排专人集中值班，党员带头，值班人员中 95% 以上为中共党员。中小学及幼儿园各基层单位迅速动作，成立了联防联控领导小组及工作小组，充分发挥了党组织的战斗堡垒作用和党员的先锋模范作用，做好基层单位新冠肺炎的联防联控工作。

2. 创新方法，实行信息网络管理

按照教育局工作提示和相关说明，要求每日报告内容进一步细化，需每日上报师生员工相关汇总统计，每日中午 12 点前完成区级上报工作。面对市教委任务紧急通知，浦东学校数量庞大，学生总数众多的情况，在局领导的协调下，安全事务管理中心与浦东教发院信息中心对接，完成网络上报平台搭建，并拟定通知及附表。在下发通知的同时，"新冠肺炎"网报平台顺利启用。其间根据市教委工作要求，完成了市、区两级平台的对接工作，同步上传每日数据信息，同时完成新上报表格在平台的调整事宜及平台测试等。

（二）多措并举，有力有效齐心战疫情

1. 立足教育教学岗位，确保"停课不停教"

浦东新区有 40 多万名中小学生，面临新学期"停课不停学不停教"的新情况，如何开展好"线上教学"，确保"疫情防控"和"推动教育教学工作"两不误、两促进，对于广大教师而言，既是责任，也是贡献，需要智慧地开展双落实。

如彭镇中学集中开展以"'危难'与'机遇'同在"为主题的线上教育课，引导学生在看到此次疫情给国家、民族、个人带来危难的同时，还要看到在防控疫情的战斗中，进一步坚定了走中国特色社会主义道路的信心和决心，进一步认识到弘扬伟大民族精神的重要性和紧迫性，也为同学们提升卫生健康意识、自主管理能力、学习能力、树立正确的"偶像观"带来了机遇。六师附小积极组织教师开展在线云教学工作，相继开展了"云教研""云管理""云课堂""云陪伴"系列活动，让六师附小教研团队成为线上"成长共同体"，在"停课不停学不停教"期间，不让一个孩子掉队，同时促进战"疫"时期教师加速成长。

2. 组建志愿服务突击队，党员冲在第一线

武汉、湖北疫情防控阻击战打响以后，浦东新区教育工作党委充分发挥组织体系优势，组建了一支由广大青年教师志愿者构成的"线上辅导队伍"，为奋战在一线的医护人员和警务工作者的子女义务提供线上学业辅导。这支队伍共有2534人，其中共产党员占41%，共青团员占29%，40岁以下青年教师占76%。从发招募令到"网校"第一个班级的开班，仅仅用了2天时间。浦东新区的广大教师用他们满腔热情和高度的使命感、责任感诠释了守望相助的拳拳之心和众志成城的抗疫决心，受到孩子、家长的喜欢和认可。

浦东新区在村居委实行封闭式管理后，对外地来沪人员要实行14天的居家隔离。小区、村居委的工作人员既要安排人员在门口24小时值班，又要走家串户，对外地来沪人员进行登记、测体温、送菜上门，人手捉襟见肘。为此，浦东教育系统各学校党支部纷纷动员党员同志到所在小区、村居委参加志愿服务，解决他们的燃眉之急。如三林实验小学的"70后"教师唐建军和"80后"教师陈佳两位党员，志愿到位于周浦镇的诚格安全防护用品有限公司当起了防护服生产一线的志愿者。明日之星幼儿园的教职员工在党组织的号召下组建了

"明日抗疫志愿团队伍"，前往富特三村居委、永久城市花园居委所辖的各小区参加志愿服务，不厌其烦地向居民们宣传防控知识，做好口罩购买登记工作，耐心细致地分发出入凭证、测量体温、排查外来人员等工作，严把大门出入关。

3. 积极参加捐款捐物，全力支持抗疫一线

浦东新区教育工作党委积极组织号召教育系统党员干部捐款捐物支持湖北武汉等抗疫一线地区。在疫情面前，浦东教育系统广大党员纷纷慷慨解囊、捐款捐物，总计捐款130余万元。还有很多党员捐助防疫物质和生活所需用品。如作为上海市首批驻村指导员的局机关党员陈莉，在川沙新镇六灶社区新吉村开展驻村指导工作，当看到工作人员因缺乏防疫物资直接暴露在病毒的威胁之下，她就个人出资万余元购买540公斤"84"消毒液等消毒用品，捐赠给所在川沙新镇六灶社区下辖的10个村和2个居委会，供一线工作人员和村居环境的日常消毒使用，受到了大家的好评。御桥小学班主任李月红老师和肖华英老师将之前所带班级爱心义卖所得善款2378元，以及老师们的个人捐助通过慈善项目捐助湖北疫区，并倡议同学们积极奉献爱心，为抗击疫情加油。王菊萍老师更是毅然把在新区120急救中心工作的儿子送上了防疫战场的第一线，参加危重病人的医疗救护工作。东荷小学王海文老师得知武汉疫区生活物资紧缺，立即委托朋友从四川采购了一批新鲜蔬菜，想方设法运到了武汉江岸区，给灾区人民的日常供给与营养健康尽了一份力。

在浦东新区血库面临供血短缺的严峻情况下，区文明办、区卫健委、区志愿者协会联合向全区适龄健康志愿者发起倡议，积极参与到"献血战'疫'，志愿同行"行动中来，助力疫情防控，共同保卫健康

生命线。为此，浦东教育系统各单位党组织广泛宣传动员，广大教职员工积极响应。

（三）服务基层，尽心尽力严防死守

1. 联合防疫排查，服务复工复产

浦东新区教育工作党委接到区疫情防控工作领导小组要求增派防控力量通知后，快速组建一支由局机关公务员、直属事业单位党员骨干组成的志愿服务突击队。当天，这批党员志愿服务突击队出征，参与浦东新区企业复工复产排查和环境整治以及区集卡堆场联合防疫排查工作。

浦东新区疫情防控工作领导小组办公室生态环境组以开展城乡环境卫生整治、农（集）贸市场环境管理、加强集中隔离观察点环境安全保障等为重点工作。来自局机关的张斌辉和李潇潇两位党员自2020年2月18日到岗后，已连续奋战近一个月。他们需要联系6个片区督察组和65个工作小专班，前往各类工地、农（集）贸市场等重点场所开展春季爱国卫生运动现场督导，全时段进行全行业、全领域、全覆盖地毯式排查。除此之外，还承担编写区环境整治日报，汇总相关环境整治数据等工作。已完成2020年春季爱国卫生运动科普宣传、环境清洁活动以及25期区环境整治日报编写工作。

与此同时，第一批来自基层学校的朱红梅、杨黎荣等五位党员教师紧急支援浦东新区集卡堆场防疫排查，他们协同顾路派出所，参与走访巡查顾路地区的集卡堆场，对区80多家企业700多辆集卡进行安全排摸，宣传防疫要求，检查防控举措，采集防控数据，做好联合防疫排查工作。

2. "留观点守夜人"防疫分秒必争

教育工作党委再次派出第二批党员志愿服务突击队参与浦东新区六号集中观察点位志愿服务工作，与点位领队、疾控人员、卫监人员、医护小组、公安干警等人员密切合作、互相支援，高效率整合对接，及时精准做好点位数据汇总统计。

浦东六号集中隔离点主要接收来自韩国、日本、意大利、伊朗等重点地区的留观旅客，是离浦东国际机场最近、旅客构成情况最复杂的点位。

被称为"留观点守夜人"的杨黎荣和李道军两位党员分别来自莲溪小学和吴迅中学，他们日夜坚守岗位，吃住在隔离点，负责与浦东机场、各街镇对接和协调点位上卫健委、卫监局、疾控中心、医护公安等多部门的志愿者，全力接收来自韩国、日本、伊朗、意大利等重点地区的集中留观人员，每日午夜准时上报点位上的情况。在隔离点期间，他们累计接收了留观人员610人（其中来自9个国家的外籍67人），解除隔离人员491人（其中外籍14人），送医排查67人次。作为党员，他们在点位上重温入党誓词，践行了共产党人的初心与使命。

3. "机场转运人"线下出征也硬核

随着境外输入病例的增多，在接到区委紧急通知后，浦东新区教育工作党委在三个小时内，快速组建了第三批党员志愿服务突击队，参与上海市两大机场疫情防控外防输入工作，与浦东新区边检、政法等部门协同作战，实施12小时3组轮换接驳作业，确保将来自重点地区的航班乘客准确无误地交接给街镇社区进行居家隔离。支援机场的志愿者们要第一时间直面重点地区入境的人士，需要完成询问、登记、核实、分流等工作，具有一定的风险性。为了减少风险，也为了减少入境人员等待时间，队员们迅速摸清工作流程，将表单分类归档，对完善细节提出合理建议。他们灵活补位，无缝衔接，总能最快最准确地出现在需要的点位上，让每一个入境人员能快速分类，尽快完成填报，进入适合的返程通道。

对于担任大巴护送的队员来说，他们要迅速摸清工作流程，将表单分类归档，将归心似箭的黄标旅客安全送回家中隔离，也就是人们常说的"转运人"。在转运的过程中，他们充分发挥作为教师职业的优势，遇到比较焦急的旅客，会耐心安抚；遇到心情低落的旅客，会热情开导；有时也会静静地倾听旅客的烦恼。作为转运人，厚重的隔离服里常常湿透，不透气的护目镜常常布满雾气，戴着的口罩在脸上压出了印痕……对于私家车接送护送的队员来说，工作要非常细致，帮忙提拿行李箱，提醒旅客做好防护措施，联系司机、核对身份电话、拍照、联系街道、填写回单等，一步一步细致到位，反馈街镇说明情况，缺一不可。

浦东新区教育系统共计派出支援机场、集中隔离点和环境集中排查的志愿者队伍 10 批 50 余人，突击队员们战斗在防疫一线，也牵动着浦东新区教育工作党委领导们的心，如何保护好这些一线队员，成了萦绕在他们心头挥之不去的牵挂。教育工作党委安排专人与队员们保持全天候联络，了解前方需求，前后两次筹集防护物资送到队员手中，要求他们在出色完成组织交给的任务的同时，也要保护好自己。

（四）敬岗爱业，全心全意彰显向心力

1. 不做十八线主播，只想做好体育老师

2020 年 2 月 5 日，上海决定延迟开学的消息传出后，各学校开始做好线上教学准备。在学校党支部的号召下，复旦附中浦东分校党员教师施杰开始认真思考，结合体育课教程，决定将广受大家欢迎的"居家锻炼指南"变成具体形象的体育课程，有效调动学生居家锻炼的积极性，进一步提高居家学生的身体素质。根据学校教学整体安排，施杰精心设计了不同形式的网络体育课，一是授课形式坚持以身示范。在授课形式上，他坚持以身示范讲解和录课直播的方式进行线上教学；二是教学教具讲究可操作性。在课程的设计上施杰也一丝不苟，热身活动、分解教学、完整练习、身体素质训练、放松拉伸等面面俱到。他充分考虑了居家运动环境以及利用家庭常备物件进行锻炼的方法。他自制"衣球"代替篮球，用水瓶、洗衣液等代替哑铃，用枕头当作跳跃障碍物，发挥想象将各种日常用品融入居家体育课的教学当中；三是教学内容注重效果导向。在每次课程的录制中，施杰都会针对不同的运动项目选配特定的背景音乐，让课程更具感染力。对于每一个动作的示范和讲解，他都会进行反复的琢磨和练习，以求在视频中呈献给学生更规范的示范和更精准的讲解。经过一段时间的精心设计和准备，施杰已经录制了居家篮球、居家足球、空手道、瑜伽、核心训练、椅子健身操、八段锦等丰富多彩的居家课程。而他的努力也收到了良好的效果，不但同学们纷纷运动起来，连家长们也参与到了居家运动中来。

2. 一封家书和一份入党申请书背后的故事

2020年春节，对于浦明师范学校附属小学的张漪雯老师来说，特殊而难忘。在这个寒假里，她写了两封信：身为人妻，她刚给守在抗疫第一线的丈夫陈轶维写了一封家书，送上了自己对丈夫的关爱之心。身为入党积极分子，她在抗击疫情的当口又一次向党组织递交了申请书："作为一名疫情一线医务人员的家属、作为一名党员的妻子，看着身边的亲人用自己的实际行动诠释了'一个党员一面旗'的模范作用，我深深地被触动了，也更加坚定了我加入中国共产党的决心和迫切心愿。"

张漪雯的先生陈轶维是上海儿童医学中心心血管内科主治医生，在这次"抗疫"战争中，他主动请缨，投身医院重症感染隔离病区的一线工作。

因为要身穿防护服，其他的时间里，陈轶维和张漪雯间的交流也只剩下了只字片语。张漪雯每次发的微信，爱人常常要过好几个甚至十几个小时后才回复。在这段特殊的日子里，张漪雯把对丈夫的思念和嘱托，汇成了一封家书——

"距离你进入隔离门诊已有 2 周，知你工作甚忙，没有时间接电话。每次微信，你也只来得及只言片语告知平安，并无多语，我也深知你为避免我们担心而很少谈及工作的良苦用心，为不打扰你工作就写封家信吧……儿子问我爸爸是和新闻里的叔叔阿姨一样在帮助生病的小朋友么，我告诉他是的，等他们都好了，我们就去迪士尼。君子一诺重如千金，一定注意安全，万勿食言。幼子、双亲均安好，勿挂怀，我们在家等你，等你们凯旋！"

从隔离病房出来休息，陈医生也提笔给爱人回了信："印象中从你我认识到今日好像从未通过书信。因祸得福，能够接到太太亲笔的家书令人不胜欣喜……说来也是缘分，你是小学教师，为夫是儿科医生，我们的结婚纪念日又是儿童节，朋友们都打趣说你们两个是有多爱孩子啊。一切为了孩子不仅是一句口号，想来也是你、我共同坚守的信念，为了这份信念，我必须去、必须去做点什么，也不辜负你我的缘分……安心宅在家，切勿挂怀，等着我回家！"

　　每一个英雄背后总有一个坚强的后盾。对于陈轶维而言，妻子张漪雯就是他最坚强的后盾，让他心无旁骛地全身心投入到抗疫救人第一线。夫唱妇随，你在前方战斗，我在后方为你守候家园——张漪雯被爱人忘我的工作态度打动，也被身边无数党员教师所激励。在抗击疫情的关键时刻，她提笔向党组织写下了这封特殊的入党申请书。"'一切为了孩子'不仅是一句口号，我们都从事儿童工作，作为老师，教书育人就是我的使命和责任。"张漪雯说："浦东新区教育系统有 11000 多名党员，这个寒假里，他们都是这场战斗中的先锋队，让我深受感动，我希望能早日成为他们中的一员，贡献自己的力量。"

三、经验启示

（一）党的基层组织是党的全部工作基础

　　必须毫不放松做好抓基层打基础工作，使每个党组织都成为党旗高高飘扬的战斗堡垒。党的力量来自组织，组织能使力量倍增。面对严重的疫情，浦东新区教育系统及各级党组织，认真贯彻党中央、国务院的部署，把疫情防控作为当前工作的重中之重来抓，上下一心、齐心协力、全力以赴，取得了新冠肺炎疫情防控阶段性的重大胜利。

（二）共产党员是推动事业发展的时代先锋

　　必须发挥好共产党员的先锋模范作用，使每名党员都成为一面鲜红的旗帜。越是艰险越向前，危难关头挺身而出，是共产党人始终如一的政治本色。浦东新区教育系统 11000 多名党员积极主动参与到抗疫战斗中，用实际行动践行初心使命，用一言一行诠释对党忠诚。抗疫斗争的实践启示我们，大事难事看担当，危急时刻显本色。

（三）媒介宣传是凝聚人心提振士气的法宝

通过"浦东教育党建"微信公众号开设"战疫先锋"专栏，分层分类推送教育系统防疫抗疫典型经验做法、典型事例和先进个人，总计报送推送微信67篇。从抗疫具体工作着手，把党的声音宣传出去，把群众气力凝聚起来。通过宣传报道，使各基层党组织的积极主动性得到充分发挥，发挥了党的喉舌作用，帮助广大干部群众稳定了心神。

【思考题】

1. 在疫情防控中，教育系统党建如何发挥好基层党组织的战斗堡垒作用和党员的先锋模范作用？

2. 教育党建如何在疫情防控中精准发力？

3. 疫情常态化下，如何加强党对教育工作的全面领导？具体如何落实？

（执笔人：上海市浦东新区教育党工委　毛力熊）

发挥楼宇党建优势　筑牢基层战斗堡垒
——陆家嘴金融贸易区的疫情防控实践

【摘要】新冠肺炎疫情发生之后，楼宇、企业和人员高度密集的陆家嘴，是应对返沪复工高峰的重点地区，疫情防控压力十分巨大。

针对疫情防控中的关键问题，依托陆家嘴金融城党群服务中心的平台作用，楼宇内各单位党组织与街道及政府有关职能部门实行联防联控，迅速形成行之有效的楼宇疫情防控作战思路：一是构建"责任包干""挂图作战"的疫情防控指挥机制；二是建立"区域联动""每日交流"的信息资源交流机制；三是启动"资源共享""捐资众筹""多元响应"的战略物资筹措机制；四是发布"防疫倡议书""包干工作提示""防疫三字经"强化防疫宣导机制；五是启动"临时党支部""楼宇卫士""四员协同""三微三亮"的作战模式；六是总结出"三四五六七"科学防疫工作法则，科学防疫助力复工复产。

战斗堡垒作用，源自扎实的基层党建。陆家嘴楼宇党建在疫情防控中发挥出了强大的凝聚力和动员力，党员志愿者化身"楼宇卫士"，充分发挥党员先锋模范作用，以党建为引领，楼宇党建成为陆家嘴金融城疫情防控的中坚力量，筑牢了基层防疫战斗堡垒。

【关键词】党建引领　楼宇党建　战斗堡垒

【引言】新冠肺炎疫情暴发之后，习近平总书记多次做出重要指示，带领全党全军全国各族人民坚定打响疫情防控的人民战争、总体战、阻击战，统筹推进疫情防控和经济社会发展。陆家嘴楼宇、企业和人员高度密集，疫情防控压力十分巨大。陆家嘴金融贸易区综合党委在自贸区陆家嘴管理局党组的领导下，始终坚持把深入学习贯彻习近平总书记重要讲话精神作为当前最重要的政治任务，切实把思想和行动统一到总书记重要讲话精神和党中央决策部署上来，深刻领会精神实质，带领广大党员干部切实增强责任感、使命感，坚定信心、深入谋划、细化分工、扛牢责任，疫情防控和经济社会发展两手抓，真正筑牢基层战斗堡垒。

一、背景情况

陆家嘴金融贸易区（陆家嘴金融城），是1990年国务院批准设立的全国第一个，也是唯一一个以金融贸易命名的国家级开发区。截至2020年初，陆家嘴金融城集聚了50多万从业人员，4.3万多家企业，其中包括12家国家级要素市场和金融基础设施；860多家持牌类金融机构，占浦东全区的80%以上；112家跨国公司地区总部，占浦东1/3、占上海超过1/7；世界500强企业投资设立机构超过340家；全球排名前十的外资资管机构有9家落户陆家嘴。陆家嘴已建成各类商办楼宇318幢，2019年亿元以上税收楼宇已突破100幢，税收10亿元以上的楼宇超过24幢。陆家嘴的楼宇经济已经成为上海自贸区建设、国际金融中心建设、社会主义国际化大都市建设的前沿阵地和中国尺度。

针对楼宇中不同所有制、不同行政隶属关系的企业呈现出立体、多元、复杂的特征，陆家嘴金融贸易区综合党委引入社区共治理念，创建了陆家嘴"党群服务中心"这一党建引领下社会共商共治的服务平台，使之成为党组织连接社会、引领社会、服务社会、凝聚社会的一个开放的"精神家园"。经过几年的探索与实践，已在辖区楼宇中创建了以上海中心为旗舰站的党群服务中心站点40多个，共有党组织284个，党员9100余人，形成了别具特色的党建引领下多元共治新型社区治理模式，成为上海市楼宇党建的新标杆。

新冠肺炎疫情发生之后，楼宇、企业和人员高度密集的陆家嘴，是应对返沪复工高峰的重点地区，疫情防控压力十分巨大。问题主要集中在几个方面：一是楼宇多、企业多、人员密集度高，复产复工疫情防控任务量大；二是防护资源储备不足，物资需要紧急调配；三是随着国外疫情严重，外籍人士返岗的疫情防控也带来了较大挑战。针对疫情防控中的关键问题，发挥陆家嘴金融城党群服务中心的平台作用，楼宇内各单位党组织与街道及政府有关职能部门实行联防联控，形成"组织共建、资源共享、互联互动"的有机体。在陆家嘴金融贸易区综合党委的统一领导下，各楼宇党支部主动跨前、挂图作战、包干作战，迅速总结出行之有效的楼宇疫情防控作战思路。陆家嘴金融城党员志愿者也化身"楼宇卫士"，充分发挥出党员先锋模范作用，成为楼宇疫情防控的中坚力量，筑牢了基层防疫战斗堡垒。

二、主要做法

（一）构建"责任包干""挂图作战"的疫情防控指挥机制

陆家嘴金融贸易区综合党委成立疫情防控工作领导小组，在其统一指挥下，各楼宇党支部主动担当，落实责任，明确工作重点，迅速与街道及政府有关职能部门形成了联防联控机制。陆家嘴综合党委在管理局党组［中国（上海）自由贸易试验区管理委员会陆家嘴管理局］指引下，认真落实浦东区委区政府"六个包干"主体责任，启动"战时机制"，实行"挂图作战"，全面落实"全覆盖"楼宇包干责任制。

"责任包干"的具体措施是将疫情防控任务分解，包干到片、包干到块、包干到楼。将陆家嘴金融城分解为四个片区，产生"片包干责任人"；又细化为十三个"块"组，产生"块包干责任人"；每个包干块由专职党务工作者组成若干个小分队，包干具体楼宇；每个楼宇配备一名明确的包干人和一名专属联系人，专门负责所在楼宇的疫情防控工作。公司党员也自发分部门包干，呼吁湖北等重点疫区员工"原地不动"，协助意大利、伊朗、韩国、日本等外籍返沪员工居家隔离，倡导其他非重点地区员工居家办公。通过"责任包干"的方式，将疫情防控的责任分工落实、落地、落细。

同时，配合"挂图作战"，绘制了"陆家嘴金融城楼宇疫情防控作战指挥地形图""陆家嘴金融城楼宇疫情防控包干作战指挥总图""陆家嘴金融城楼宇疫情防控包干作战图""陆家嘴金融城楼宇疫情防控包干作战责任图"，用不同颜色区别疫情防控的四个等级，红色代表重点楼宇、橙色代表关注楼宇、黄色代表特殊楼宇、蓝色代表一般关注楼宇，将疫情防控总体思路、具体任务、人员分工、联系方式可视化，便于实时监控、沟通反馈、协同作战。

（二）建立"区域联动""每日交流"的信息资源交流机制

始终将陆家嘴疫情防控置于浦东、上海和全国防控大局，陆家嘴综合党委全力协调整合区域资源，倡导双管单位、区域单位始终强化

"区域共同体"的理念，加强楼宇党建与街道党建的联动机制，迅速形成"组织共建、资源共享、互联互动"的区域化党建共同体。

构建了"每日交流"的信息共享机制。与辖区内各楼宇物业公司配合，楼宇内的企业党组织每日沟通疫情防控情况，汇总复工企业／楼宇企业总数、当日复工人数／正常上班总人数、重点区域返沪办公人数／重点区域总人数、餐厅（开放／关闭／无）、隔离区（有／无）、会客点（有／无）等数据信息，通过数字化管理手段，实现关键数据的动态采集与实时更新。

（三）启动"资源共享""捐资众筹""多元响应"的战略资源筹措机制

兵马未动，粮草先行。防护物资是打赢疫情防控保卫战的关键战略资源。在陆家嘴综合党委的统一领导下，楼宇党建与社区党建形成良性互动，调动各方力量、统筹各方资源，实现了信息共享、人员共管、物资共筹、疑难共商的战略资源整合机制，攻坚克难解决企业复工复产亟需的口罩、消毒液等紧缺物资。

各企业党组织纷纷响应，全面支持楼宇疫情防控工作，拓展多渠道、多途径、多元化的物资筹措机制，支援抗击疫情一线。来自汇丰银行第五支部的党员所在的团队在第一时间联系了医疗行业的客户，共同努力，尽最大可能从海内外调配符合标准的物资，包括医用口罩、手套、隔离衣及病毒检测试剂盒等，并通过中国社会福利基金会专业的采购流程进行采购，以最快的速度提供给当地各医疗机构用于抗击疫情。汇丰银行第七支部书记范林森同志，借助所在的车友会，通过全球采购，直接与湖北京山市、黄梅县和武汉三院、上海第二医疗队、长宁区疾控中心等医疗机构开展对口捐赠，该车友会累计捐赠有认证的医用手套、口罩、面罩、防护服等达数十万件，价值金额约370万元，为有效支援前线，增强医护人员防护做出了突出贡献。

开展疫情捐资捐款，号召单位团体和党员以实际行动支持疫情防控。金融城楼宇党支部广大党员为疫情防控踊跃捐款，全员参与献爱心。截至2020年3月9日，已收到3个基层党支部捐赠的1300个口罩和13箱消毒液，已收到7232名党员共计捐款635468元。此外，陆家嘴金融城辖区内的知名企业也积极捐款捐物。渣打银行（中国）有限公司在第一时间捐款100万，大智慧股份有限公司党委向上海援鄂医疗队定向捐款100万元，诚泰融资租赁（上海）有限公司向上海市慈善基金会"抗击新冠肺炎疫情专项行动"捐赠人民币165万元，向武汉市第三医院和武汉市第八医院等一线医疗机构输送价值35万元的医疗防护物资。

坚守岗位职责，助力前线抗击疫情。渣打银行商业银行业务团队总共有3家企业客户位于武汉，其中2家是第十支部党员钱欣同志的客户。在疫情发生后，该同志积极响应银行号召，第一时间联系并协调解决客户资金使用需求，使得这两家跨国医疗企业在武汉的经销商顺利完成此次武汉抗疫中的医疗资源输送。

（四）发布"防疫倡议书""包干工作提示""防疫三字经"强化防疫宣导机制

自我防护是此次疫情防控的重中之重，加强防疫宣传、增强民众的防护意识对打赢此次疫情防控的人民战争具有非常重要的意义。结合具体实际，陆家嘴综合党委发布了"关于共同做好陆家嘴金融城商务楼宇疫情防控的倡议书",号召域内广大党员在疫情防控中发挥党员先锋的带头作用。在陆家嘴管理局指导下,向楼宇党组织发布了"浦东新区楼宇疫情防控包干工作提示",作为防疫工作指南。为了加强宣传效果,还编写了"陆家嘴金融城疫情防控三字经",朗朗上口,让防疫知识"活"起来,真正做到入脑入心。

"疫情防控三字经":进楼宇、戴口罩;先测温、手消毒;对证件、核信息;进电梯、少说话;打喷嚏,捂口鼻;要用餐、不扎堆;废口罩、定点弃;少开会、不聚集;错峰行,控距离;若发热、要隔离;早治疗、快就医;不传谣、不信谣;群防控、人心齐;同努力、赢战"疫"。

（五）启动"临时党支部""楼宇卫士""四员协同""三微三亮"的作战模式

支部建在一线。为此,楼宇包干组成立临时了党支部,把党组织建在疫情防控工作一线。广大党员干部、专职党务工作者准时到岗、现场蹲守,及时掌握疫情动态并采取积极应对举措。此外,临时党支部还全力开展帮困关爱工作,排摸滞留重点地区或居家隔离员工,主动做好帮扶济困和解难释疑,以及外籍人士返沪隔离过程中的沟通翻译工作,提供专业线上心理辅导。楼宇内各企业党组织和党员积极协助本楼宇物业,认真排摸楼宇内企业复工情况,帮助企业复工复产。

陆家嘴金融城组建了党员志愿者服务队,齐心战"疫",党员志愿者化身"楼宇卫士"。在浦东新区区委组织部指导和陆家嘴管理局党组的组织下,陆家嘴金融贸易区综合党委发起了"抗击疫情,党员在行动"志愿服务活动。包括大智慧公司党委、华澳国际信托党支部、上海中心大厦联合党支部等多个党组织的党员志愿者们每天都早早来到所处楼宇大门口，投身于此次抗击疫情的防护一线，以高度的政治责任感和使命感，充当楼宇群众的"主心骨"，成为战"疫"的"先锋军"。通过陆家嘴党建微信公众号、区域发展共同体、楼宇物业联席会、"两新"党组织书记交流群、党群联席会等平台，发布倡议书和招募令。"两新"党组织书记们带头报名，发挥支部带头人的示范作用，号召楼宇党员积极响应，纷纷带头报名"请战"，在较短时间内组建了一支以楼宇党员为主，以党建联建、群团力量为辅的志愿者突击队。截至3月20日，共同招募的1260余名楼宇党员志愿者，每天分批次在陆家嘴各个楼宇上岗。

为做到楼宇疫情防控的精细化管理，楼宇党支部将抗击疫情工作细化分解，识别出楼宇入口人员登记和测温、检查证件、维持入口秩序、告知宣传、督促整改、收集信息、数据统计等各类志愿服务项目，设计出疫情防控和安商稳商的"宣传员、督察员、联络员、服务员"四员协同的作战模式。宣传员协助楼宇物业做好疫情宣传工作，传达疫情防控重要指示和精神，宣导疫情防控小知识。监督员协助楼宇物业在上班高峰期帮助物业测量体温，排查核实数据、人员名单。联络员协助做好沟通联络，及时掌握最新情况及楼宇物业需求。服务员协助做好楼宇现场秩序维护引导、信息登记等，帮助企业和群众党员解决力所能及的问题。合理分配志愿者力量。对每一栋楼宇，尽量配备熟悉该楼宇情况的志愿者，采取轮值上岗，在服务人数、时间和质量上，最大程度满足物业需求；对于个别未开工、歇业中的楼宇，配备联络员志愿者，每天查看楼宇状态，因地制宜，管理运维好这支精干的志愿服务队伍。

结合疫情防控与复工复产，号召基层党支部开展"把初心落在行动上、把使命担在肩膀上"主题党日活动，让党员"动"起来，让服务"亮"起来，让经济"活"起来。其中，市新党总支率先提出"三微三亮"工作模式。"三微"即"微寄语"：党员们纷纷为党和政府献上"自己的真心话"，也为抗疫加油鼓劲；"微服务"：提供疫情防控"微服务菜单"，供党员根据自身的实际情况选择志愿服务事项和服务时间；"微实事"：疫情防控期间，每一名党员为身边的群众做一件小实事。党员"三亮"：一是在公开区域党员"亮身份"，明确楼组党员护楼队成员；二是党员"亮承诺"，公开承诺带头少出门、不聚会、不传谣，带头落实登记、测温、报告等措施；三是党员"亮行动"，人员排摸、门岗执勤志愿服务等疫情防控的各个环节皆有党员的身影和实际行动。

（六）总结出"三四五六七"科学防疫工作法则，科学防疫助力复工复产

充分发挥好"金色纽带"区域化党建模式的运行优势，运用"社区党委—党群服务中心—楼宇党群服务站"三级联动机制，利用周末2天时间，落实落细区域内楼宇的疫情防控志愿服务方案。本着科学防疫精神，关注人、信息、时间三类资源，把握入口、分区、标识、防护的潜在风险，严守口罩、测温、登记、扫码、访客等监督标准，关注大堂、电梯、卫生间、餐饮区、车库、新风系统等消杀重点，落实方案、人员、数据、物资、培训、反馈、思想等管理责任，陆家嘴金融城迅速总结经验，整理出楼宇疫情防控的"三四五六七"工作法

则，即走访"三到"、楼外"四检"、入口"五查"、楼内"六看"、管理"七必"，成为行之有效的楼宇疫情防控操作指南。通过扎实措施有效推进，实现了楼宇疫情防控逐步转向疫情防控与经济发展两手抓两不误的平稳过渡。

走访"三到"：责任到人、通知到位、准时到岗。

楼外"四检"：检入口、检分区、检标识、检防护。

入口"五查"：查口罩、查测温、查登记、查扫码、查访客。

楼内"六看"：看大堂、看电梯、看卫生间、看餐饮区、看车库、看配套。

管理"七必"：必定方案、必设专人、必清底数、必有应急、必做培训、必报信息、必防松懈。

科学战"疫"，硬核防控。战"疫"关头，汇纳科技人体测温客流综合解决方案快速上线。该方案通过热成像非接触式测温，对公共区域快速精准测温，高效筛查，对疑似发热人员实时预警，云端数据实现图像追溯，为进入办公楼人员体温筛查提供"双保险"，大大提高了进入楼宇的安全性，为企业复工复产提供有力保障。

三、经验启示

习近平总书记在上海中心大厦22层的陆家嘴金融城党建服务中心指出，希望上海在加强基层党建工作上继续探索、走在前头。在综合党委的有力指挥下，在楼宇党支部的积极响应下，在党员群众志愿者的不懈努力下，陆家嘴金融城的疫情防控阻击战卓有成效。自疫情暴发至 3 月 10 日，陆家嘴金融城 318 幢楼宇中查出发热病人 63 例，经送医诊断，均不是新冠肺炎确诊病例和疑似病例；金融城整体复工率保持平稳有序增长，复工企业 7981 家，复工率 77.2%（加上全员居家办公企业 1002 家，总复工率 86.9%）；复工员工 175656 人，复工率 55.4%（如加上居家办公员工 129621 人，复工率 96.3%）；重点地区（湖北）复工人数 352 人，占总数 12.3%；日韩籍员工复工人数 1140 人，占总人数 49.6%。

（一）党的力量来自组织

基层党组织是党在社会基层组织中的战斗堡垒，是党的全部工作和战斗力的基础。作战中，"战斗堡垒"是攻防的支撑点。只有一个个支撑点顶得住、士气盛，才能为全局提供支撑。面对疫情大考，楼宇是陆家嘴联防联控、群防群治的第一线，也是复工复产的第一线，是确保各项措施落实到位的关键所在。楼宇党支部的战斗堡垒作用，体现在不折不扣落实责任，包干到区、包干到块、包干到楼，不留死角，不留盲区，精准掌握每一栋楼宇、每一个单位、每一家企业、每一个部门、每一名员工的动态数据，确保横向到边、纵向到底、全面覆盖。

（二）战斗堡垒作用，源自扎实的基层党建

统筹做好疫情防控和经济社会发展，既是一次大战，也是一次大考。战场上的一招一式，需要"内力"支撑。考场上答卷，有赖于深厚积淀，有赖于楼宇党建的扎实基础。从企业党支部、联合党支部到临时党支部，在陆家嘴楼宇疫情防控中发挥了强大的凝聚力和动员力，人、财、物、信息等各方面的积极力量都被调动起来，党员群众

众志成城，形成了抗击疫情的巨大合力。

（三）党员是党的肌体和血液

党的执政使命要靠千千万万党员卓有成效的工作来完成。能不能打好、打赢这场疫情防控战，是对各级党组织和党员、干部的重大考验。党员"三亮"："我是党员"，通过身份的亮相，关键时刻挺身而出，是共产党人的政治本色。"我是党员"，通过亮承诺，展示了先锋模范的带头示范作用。"我是党员"，通过亮行动，楼宇疫情防控的最前线，处处都有共产党员志愿者的身影。"我是党员"，是一种使命和担当，疫情是检验党性成色的试金石，是否敢于负责、勇于担当，最能看出一个党员的党性和作风。响应习近平总书记的号召，坚定打响疫情防控战，统筹推进疫情防控和经济社会发展，只要每一个党员都勇敢冲锋，我们党一定会迸发出舍我其谁的非凡战斗力量！

【思考题】

1. 疫情期间陆家嘴的楼宇内基层党组织是如何发挥战斗堡垒作用的？

2. 楼宇党建的着力点是什么？楼宇党建如何发挥党员的先锋模范作用？

3. 如何进一步提升楼宇党建的效能？

（执笔人：中共上海市委党校抗疫案例项目组

杨国庆　宁本荣　孙美佳）

党群同心抗疫 美丽健康相约
——东方美谷集团的疫情防控实践

【摘要】2020年春，面对突如其来的新冠肺炎疫情，"东方美谷"集团紧紧依托企业党建联盟，发挥基层党组织的战斗堡垒作用，一手抓防疫，一手抓发展，同时打赢疫情防控和经济发展"两大战役"。

集团党委统一指挥防疫战，组建以党组织为核心的组织网络，深入一线排摸防疫情况，做到严防死守，同时为企业和员工提供精准服务，使企业定心、员工暖心。集团各企业不忘自己的社会责任，发挥自身的特色优势，服务于全国的抗疫大局。伽蓝集团积极研发新产品，解决医护人员的"口罩脸""酒精手"问题，莱士集团克服困难，加班加点生产抗疫一线急需的球蛋白。企业积极创新方式，通过网上招商，建立共享员工平台、抗疫物资"共享池"，积极发挥驻企"店小二"作用，推动企业全面复工复产，把疫情对经济发展的影响降到最低。

【关键词】同心抗疫 东方美谷 党建联盟 战斗堡垒

【引言】2020年2月23日，习近平总书记在统筹推进新冠肺炎疫情防控和经济社会发展工作部署会议上的讲话指出，"能不能打好、打赢这场疫情防控的人民战争、总体战、阻击战，是对各级党组织和党员、干部的重大考验。各级党组织要认真履行领导责任，特别是抓落实的职责，把党中央各项决策部署抓实抓细抓落地，让党旗在疫情防控斗争第一线高高飘扬。"

一、背景情况

东方美谷企业集团股份有限公司是上海大健康产业发展的核心承载区，园区在地企业共计236家，疫情期间未停工企业10家，复工企业4家，开工企业在岗人数1744人，停工企业222家。企业管辖区内的金笋市场36幢楼912间房内居住着大量的外来人员。摆在集团总公司面前的防疫抗疫任务，可以说是十分繁重而又艰巨的。一是探索如何构建一张区别于社区疫情防控的企业疫情防控网；二是疫情初期如何组织生产防疫物资的企业尽快复工复产；三是如何解决企业在复工复产过程中防疫物资、一线工人及货物运输方面遇到的困难；四是如何创新求变，把疫情对经济发展造成的损失降到最低。面对这些难题，公司党委在疫情防控和经济社会发展的大战大考面前，积极落实疫情防控和复工复产两手抓的要求，坚持党建引领、优化企业服务，支持和保障园区企业做好复工复产各项工作，取得了打赢疫情防控阻击战和经济发展保卫战的双胜利，到2020年3月底，集团在确保园区内零确诊病例的前提下，实现了90%以上的企业复工复产。

二、主要做法

初心使命不是说出来的，而是真刀真枪干出来的。在疫情面前，"东方美谷"企业党建联盟筑牢防疫抗疫的铜墙铁壁，党员干部勇于担当、率先垂范，关键时刻顶在前面、冲在一线，以最严措施、最严作风、最严纪律做好疫情防控和复工复产工作，彰显了共产党员的本色。

（一）党员干部身先士卒，防疫一线我先行

疫情就是命令，面对来势汹汹的新冠肺炎疫情，"东方美谷"企业党建联盟第一时间组织引导园区各级党组织、广大党员干部及群众群策群力，迎难而上做好各项防疫工作。

企业来了"不速之客"

2020 年 2 月 12 日，米丝莱纺织（上海）有限公司总经理兼支部书记谢锦龙一大早来到公司。刚到门口，发现有一位"不速之客"比他还早，在询问公司有关防疫情况。这位"不速之客"是谁呢？经询问才知道是刚上任不久的"东方美谷"集团公司党委李亿书记。带队走访园区企业，这是防疫期间公司每位领导每天的必修课。

1 月 24 日集团召开领导班子会议，决策部署园区防疫工作。28 日集团党委向各级党组织和全体党员发出倡议，号召园区党员争当"五个先锋"，积极投身到防疫斗争第一线。"东方美谷"集团公司组建了一支由集团本部和子公司全体党员、主管以上领导干部和骨干员工参加的百余人的"'东方美谷'集团疫情防控党员突击队"，由公司领导带队，分 9 组每天对园区企业实行责任包干检查，全体突击队员把疫情防控当作最重要的工作，勇当"不速之客"，第一时间出现在企业防疫第一线。在这场没有硝烟的战斗中，一批党员干部脱颖而出，以身作则冲锋在前，把初心写在行动上，把使命落实在岗位上，以强烈的责任感和使命感，全力以赴打好防疫阻击战，让党旗在防控疫情斗争第一线高高飘扬。

集团党委副书记、总经理袁飞总是第一个到达紧急事件现场。

2月4日晚，通过市级大数据筛查发现金笋市场内存在疑似疫区暴露者。2月5日晚，通过区内已确诊患者排查发现园区企业内有密切接触者。集团立即启动应急预案，袁飞收到信息后第一时间赶赴现场，会同企业负责人查实情况，连夜入户调查，第一时间找到了相关人员，并立即召开会议研究部署相应处置办法，及时将有关情况报至相关部门，所有相关人员当天即按照最严格的防疫措施妥善安置，确保将疫情风险控制在最小范围内。还有许多的党员干部，在美谷新冠疫情防控工作微信群中，经常可以看到他们主动了解企业复工计划和员工返程信息，及时公布相关政策、部署相关防疫工作，企业在任何时间有任何疑难问题，他们都会一一耐心解答。宣传弘扬抗击疫情的正能量，曝光负面典型引以为戒，全面畅通园区和企业的交流通道。

一个也不能漏

园区感染病例零发生是园区企业安心生产最大的底气，因此严格落实防疫工作也就成了集团的首要任务。园区金笋市场因为历史原因造成大量外来人员无序租住，出入人员庞杂，管理难度高，由此引发部分职工群众对市场可能出现疫情的担忧和不安。集团党委副书记、董事长朱德才每天到金笋市场2次，对工作人员进行管理指导。针对有外来人员躲避防疫检查翻墙进入市场这一现象，为彻底摸清市场内居住人员情况，严防死守，杜绝安全隐患，集团公司在责令金笋公司加强严格管控、改造硬件设施的基础上，2月13日晚上，集团党委组织百余名党员突击队员，连夜冒雨对市场租住人员信息和安全隐患进行地毯式突击检查，在对36幢楼912间房的逐一排查中，共发现登记外人员8户16人，其中疫情重点地区返沪人员5名，从而及时堵塞漏洞，安定人心。

冬日里的暖阳

抗击新冠疫情，既是一次大战，也是一次大考。战的是病毒，考的是人心。在考验面前，园区各党组织扛起责任、经受考验，宛如冬日里的暖阳，让群众看到力量，感受温暖。

伽蓝集团党委每天评出一名"今日奋斗者"，弘扬奋斗精神，传播正能量。这些奋斗者中，有代表伽蓝集团前往新冠疫情防控一线——武汉市汉口医院捐赠伽蓝旗下自然堂和春夏2个品牌护手霜，帮助一线医护人员防护"酒精手"问题的"逆袭者"。有在公司尚未全面复工，人手紧缺的情况下，一人承担起多人的工作量，凭借自己的专业能力，参与研发珀芙研728霜并成功上市，为一线防护人员解决"口罩脸"问题的研究员。

作为政府征用企业的莱士集团，抗疫期间一直坚守生产岗位。党总支主动、及时了解员工防控期间的困难和诉求，对特殊岗位员工，及时给予精神关怀和物资帮助。通过微信或电话方式慰问未返岗职工，对近30位困难职工、8位长途冷链运输驾驶员提供食品、营养品和防护物资。复工后，公司为每位员工提供一个月的"家庭防疫小礼包""果蔬爱心礼盒"，食堂也为大家支起了临时"爱心小菜场"，以精准有力的措施为企业生产保驾护航。

（二）党组织迎难而上，支援抗疫我能行

面对疫情，企业如何结合自身资源和优势，抗疫情、保供应？东方美谷企业党建联盟给出了答案，那就是充分发挥党组织的战斗堡垒作用，迎难而上，为抗击疫情贡献出党组织和党员的智慧和力量。

"口罩脸""酒精手"，我们来呵护

2月9日，一条微博引起了伽蓝集团党委的关注。汉口医院医务处干事常乐在微博上发出求援，希望能募捐一点护手霜给奋斗在一线的护士们，配图里一张张"酒精手"的照片，令人动容，让人心疼。微博发出后引起200多万人关注。"在所不辞！"面对疫区医生的求援，伽蓝集团如是回答！公司紧急从武汉仓库调用全部库存自然堂品牌和春夏品牌护手霜5000支，由当地员工亲自送往医院，交付到医护手中。同时，又从上海总部发出护手霜10000支，送往汉口医院和武汉金银潭医院。12日上午，公司紧急调配了5000支自然堂护手霜，通过代理商送往汉口医院，帮助医护人员防护因过度使用酒精消毒导致的手部皮肤受损，修护"酒精手"。

疫情期间伽蓝集团发挥其高科技美妆企业的优势，为"逆行者"守护美丽。早在2月1日，人民日报客户端《她们摘下口罩的样子，让人心疼……》报道了前线医护人员因为长时间佩戴口罩，深受"口罩脸"困扰，面部出现泛红、瘙痒、敏感不适等皮肤问题，伽蓝集团党委就已经紧急行动起来了，向全国24个省市88家医院医护人员捐赠了236万元的"珀芙研728霜"，为医护人员预防和修护"口罩脸"。

疫情暴发之后，市场上的消杀类产品供不应求。为响应各级党委和政府的号召，保证人们的日常防疫安全，伽蓝集团审时度势，利用自身技术及资源优势，快速启动消杀类产品开发研制，力争在最短的时间内满足民众的防疫需求。在集团研发中心、生产技术、原材料供应商等伙伴的共同努力下，自然堂、春夏、珀芙研共3个品牌事业部，先后推出了"自然堂免洗手消毒凝胶及卫生丝巾"、"善莲次氯酸

钠消毒液"以及"春夏和珀芙研的免洗洗手液"等抗疫防护用品。自然堂产品设计和开发总监沈玮表示，"我们的目的只有一个，保质保量，全力生产。接下来，我们还将陆续推出抑菌沐浴露等'消字号'产品和身体护理产品，满足社会所需。"秉承"公众需要什么，我们就生产什么"的方针，用时不到一个月，伽蓝的消杀产品就实现了从研发到上市。

一张征用单，一份责任令

疫情发生后，生产免疫球蛋白的上海莱士血液制品公司被列为抗击新冠肺炎疫情征用企业。上海莱士在党总支的引领下，第一时间成立了"党员干部新冠肺炎疫情防控突击队"，有序开展药品捐赠、药品发运、复工复产、人员防护、物资保障、清洁消毒、政府沟通、技术改造、工艺升级等工作。党总支成员在公司防控办领导小组的工作中积极发挥表率作用，防控应急办、防控办公室（督导组、宣传组、环保组、救援组、关怀组）都由部门负责人兼党员牵头做组长，大家牺牲大量休息时间开展远程办公、现场值班。

公司定向为华中科技大学附属同济医院等 10 家医院捐赠价值 308 万元的静注人免疫球蛋白药品，向武汉市江岸区慈善会捐赠 500 万元现金，向孝感市中心医院等 4 家医院捐赠价值 168 万元的人血白蛋白药品。董事长陈杰说："莱士公司作为国内血液制品行业龙头企业，在疫情防控关键时期一定要发挥表率作用，力所能及地出一份力，支持助力疫情防控工作。"

（三）党建联盟抱团取暖，复工复产我最行

3 月 17 日，上海之鱼，金海湖畔，一场关于美的邂逅并未因"战疫情"而停下脚步。在全球线上 10 多万人的共同见证下，日本最大的化妆品集团——资生堂集团与中国唯一的"中国化妆品之都"获得者——上海"东方美谷"，正式签订战略合作协议。这也意味着，资生堂正式对外宣布入驻上海"东方美谷"，这也是上海"东方美谷"在"战疫情、抓发展"中吸引入驻的首家世界级化妆品企业。围绕落实疫情防控和经济发展"两手抓、两促进"要求，"东方美谷"企业党建联盟在抗疫战中切实发挥党建引领作用，把党建工作整合资源的优势转化为美谷产业复工复产的动能，园区经济指标逆势上涨，2020年 2 月份税收同比增长达 16.2%。

我们改行了

上海小元国食品配送有限公司，是一家本土老牌餐饮企业；伽蓝集团，是奉贤"东方美谷"知名企业。疫情暴发后，两家企业都遇到了难题。小元国公司因企业无法正常营业又要承担大量的人力成本，而员工又迫切希望上岗，解决生计问题；伽蓝集团为抗击疫情需尽快恢复生产，但又面临着人手短缺的问题，苦于没有可用的工人。怎么办？集团党委关注到这一特殊时期特殊困难后，主动作为，靠前一步，创造了共享员工模式，统筹解决"无工可用"和"有工待用"问题，帮助企业科学复工复产。经过牵线搭桥，两家企业共组发展联盟体。由于伽蓝集团生产线基本全自动，对员工没有过高的技能要求，小元国的餐饮员工经过了半天的简单培训，就可以上岗完成面霜的分装、打包等工作，合作后的第一周产能大涨，员工高兴地说"我们改行了"。

小元国和伽蓝原本这两家风马牛不相及的企业，却因疫情结缘，形成了"发展联盟体"，通过"共享员工"的创新方式，同时解决了餐饮企业留沪员工待业困境，以及化妆品企业无员工生产的窘境。2月12日，小元国24名餐饮员工到伽蓝后，第一周的产能就增加了28%。此后，南郊宾馆、大船酒店等餐饮业待岗员工陆续走进了伽蓝的"美丽车间"，"共享员工"有效弥补了疫情期间的短暂用人缺口。

集团党委急企业所急，防控疫情与复工复产同步，以"共享经济"概念为核心，借鉴"灵活用工"模式，以工会组织和下属人力资源公司为平台，在线上发布共享需求，形成员工需求库。从2月10日启动，短短10天，共促成员工共享一百多人，实现短期借用，共享人力资源，达到资源共享最大化。

园区是我家，解难靠大家

复工复产后，首要考虑是公共卫生安全。疫情期间口罩、消毒液、酒精、手套等物资异常匮乏，而为了确保职工健康安全，这些又是企业复工复产的必备物资。为此，企业党建联盟本着"有力出力、取长补短、统筹调配"的原则，针对园区内部分企业复工后可能存在防疫物资短缺的情况，指定综管部搭建园区综合性物资平台，及时建立防疫物资"共享池"，有效促进区域内企业快速恢复生产。

首先，汇集各企业防疫物资，纳入"共享池"。党建联盟对园区企业展开摸底调查，掌握防控物资情况。他们了解到，园区内有的医药企业本身就储存有大量的医用酒精，有的企业立即转型量产防护口罩，还有个别企业从德国、日本辗转进口了一些防疫物资，使得集团在几乎不占用园区外防疫资源的情况下，通过园区企业捐赠或出让等方式就能汇集较为充足的物资，为园区企业复工复产提供了物资保障。

其次，同舟共济，解危急于燃眉。党员突击队及企业联络员线上线下时时关注企业动态信息。他们充分利用园区企业微信群，主动到企业调研等途径，第一时间掌握各个企业复工复产中防疫物资需求情况，以救急、必要为前提，通过赠予或事后结算成本的方式及时解决企业防疫物资短缺难题。功夫不负有心人，在党建联盟努力下，截止到2月底，"共享池"里有从十多个渠道汇集、购买的口罩3万多片、体温计300多个、一次性劳保手套5000余副、酒精消毒药水若干等防疫物资，已向100多家企业应急发放了口罩2万多片、温度计200个、一次性手套4000余副和相应的酒精消毒药水等。

企业党建联盟把为企业服务放在重要位置，以自身为平台构建"共享池"，进行物资统筹调度，打通园区与企业之间物资联动共享通道，实现防疫物资使用一盘棋，统筹利用最大化，帮助区域内企业共渡难关，共克时艰，确保企业安全有序复工复产。

当好"店小二"

2月中旬，莱士血液制品公司为保障抗疫加紧生产免疫球蛋白，但其生产必需的乙醇原料因防疫管控无法抵沪而即将断货。断货意味着停产！怎么办？紧急情况下，驻企"店小二"第一时间向区经委求助，并呈报市经信委后，由其向外省相关部门开具公函，最终赶在生产线被迫停产前解决了这一现实问题。

企业复工复产是一项综合性工作，在实际操作中涉及企业的上游材料是否充足，下游加工企业是否复工，物流运输是否顺畅，订单合同是否继续履行，当前市场需求是否旺盛，机器维护调试是否做好，人员和措施是否到位等一系列必备条件。为了尽力解决企业复工各环节问题，尽快复苏经济，企业党建联盟积极号召党员主动担当作为，发挥先锋模范作用，当好驻企"店小二"，努力打造园区复工复产共同体。

驻企"店小二"面对疫情下园区企业生存现状，坚持以人为本、服务至上的原则，通过集思广益、多方协调，全力解除园区职工的后顾之忧。如：协调并推介南郊宾馆套餐上门服务，为公司食堂关闭、回家用餐不便的职工解决就餐问题；主动对接汽车租赁公司，在帮助完善车内消毒、人员测温制度的同时，加速恢复园区各线路班车；对部分从疫情重点地区返沪、不敢在单位或家庭隔离观察的职工，通过提请区文旅局协调，妥善安排在相关商务酒店内住宿观察。疫情期间，驻企"店小二"迸发出了十二分的精气神，在抢救企业生命，保障运行发展的战斗中与时间赛跑，在疫情的寒冬里加倍释放光热，奋力用双腿跑出了园区经济指标的加速度。

三、经验启示

习近平总书记在 7 月 21 日主持召开的企业家座谈会上指出：新冠肺炎疫情发生以来，在各级党委和政府领导下，各类市场主体积极参与应对疫情的人民战争，团结协作、攻坚克难、奋力自救，同时为疫情防控提供了有力物质支撑。东方美谷企业旗下 200 多家企业在疫情防控和经济社会发展的大考面前，坚持党建引领，充分发挥基层党组织的战斗堡垒作用和党员干部的先锋模范作用，取得了疫情防控阻击战和经济发展保卫战的双胜利。

（一）强化党建引领，提升凝聚力

新时代企业党的建设，要强化党建引领，充分发挥党委的领导作用、党支部的战斗堡垒作用和党员的先锋模范作用，凝心聚力，引领到位、引领有力，把党建活力转化为动力，把党建优势转化为胜势。

在疫情面前，集团党委将疫情防控和实现经济社会发展作为最大的政治任务，不断强化组织领导，确保部署及时、执行有力、防控到位。及时成立领导小组，制定应急预案，明确主要工作内容及各部门职责分工，突出防控重点，凝聚疫情防控合力。紧急召集成立由集团班子领导带队的 10 支"疫情防控党员突击队"，实行责任包干，每日到企业现场开展防控检查，帮助企业做好防控工作、科学安排复工。

（二）强化统筹推进，提升执行力

党的十九届四中全会系统描绘了中国特色社会主义制度体系，而居于统领地位的是党的领导制度。各项工作都要在党的统一领导下，强化统筹性，切实把我们的制度优势转化为治理效能，把治理效能转化为发展势能。疫情面前，集团党委发挥党的领导作用，加强分析研判，坚持防控工作与全局工作相统筹、当前处置与长远发展相统一，把疫情防控放在发展全局中系统谋划、统筹推进，既抓好疫情防控工作又抓好发展工作，努力做到两手抓、两不误。党委制定落实"驻厂联络员"制度，为园区每家复工企业指派驻厂联络员，帮助和督促企业做好人员排查、厂区消毒、体温检测等工作。并根据企业生产的不同特点，采取"一企一策"，有序推进企业复工复产。同时，党委牵头搭建"共享池"，充分发挥"东方美谷"企业党建联盟平台优势，搭建园区综合性物资平台和共享员工平台，向复工企业应急发放防疫物资，牵头协调共享员工，缓解企业用工难题。

（三）强化使命担当，提升战斗力

"不忘初心　牢记使命"主题教育以一次新的整队、新的集结，推动全党上下心往一处想、劲往一处使，形成了守初心、担使命的浓厚氛围。疫情面前，集团党委巩固和拓展主题教育成果，动员推动广大党员干部增强信心、勠力同心，知重负重、攻坚克难，在行动中践行初心、勇担使命，以强烈的使命感和责任感，以坚忍不拔的意志和无私无畏的勇气，战胜一切艰难险阻，汇聚起战胜疫情的强大力量。集团党委号召企业党员带头加入复工服务队伍，在做好本职工作的同时，在企业出入口、生产第一线亮身份、作示范，帮助企业宣传防疫信息、跟踪管理返程员工、加强厂区消毒等方面贡献力量。企业管理层党员以上率下，为缓解人员到岗率不足等矛盾，主动请缨到生产一线，做到防疫复工两头兼顾。志愿服务显党性。充分发挥党员先锋模范作用，通过划定"党员责任区"、设置"党员先锋岗"，大力推动党员志愿服务活动，携手打赢疫情防控阻击战。

【思考题】

1. "东方美谷"企业在防疫抗疫和发展经济中有哪些创新举措？

2. 企业基层党组织如何发挥自身作用，服务企业发展？

3. "东方美谷"企业党建联盟的同心抗疫实践对做好企业党建引领工作有哪些启示？

（执笔人：中共上海市奉贤区委党校　康平　朱嘉梅　陈蓉）

践行初心和使命　守好"陆路北大门"
——铁路上海站的疫情防控实践

【摘要】铁路上海站地处上海中心城区的静安区，是上海重要的铁路客运枢纽。在市委、市政府和区委、区政府的领导下，上海站管委办紧紧围绕习近平总书记重要批示精神，加强统筹协调、整合各方力量，持续阻断输入性风险，努力守护上海"陆路北大门"的第一道防线。在疫情防控过程中，各级领导高度重视，纷纷亲自前往一线指导参与抗疫，强化党建引领，将支部建在抗疫一线，同时强化机制保障，加强条线条块联动协作，确保疫情防控工作有序推进。在此次疫情防控中，上海市与静安区各级党组织和广大党员干部在关键时刻冲得上去，危难关头豁得出来，以实际行动展现了共产党人的光辉形象。

【关键词】疫情防控　铁路上海站　党建引领

【引言】正逢新春佳节之际，新冠肺炎突如其来并迅速蔓延，使得全球人民都深陷苦难与恐慌之中。2020年1月27日，习近平总书记就各级党组织和广大党员、干部要在打赢疫情防控阻击战中发挥积极作用作出重要指示，强调各级党委（党组）、各级领导班子和领导干部、基层党组织和广大党员要不忘初心、牢记使命，挺身而出、英勇奋斗、扎实工作，团结带领广大人民群众坚定不移把党中央决策部署落到实处，坚决打赢疫情防控阻击战。随着春节后返程客流的到来，铁路上海站地区首当其冲，成为了全市加强疫情防控、阻断输入性风险的"桥头堡"。此次疫情防控工作在上海市委、市政府和静安区委、区政府的坚强有力领导下，铁路上海站地区管理委员会办公室紧密结合春运返程客流疏导工作，加强统筹协调、整合各方力量，努力为上海人民守好"陆路北大门"的第一道防线。

一、背景介绍

铁路上海站是上海市的第二大火车站，毗邻上海长途客运总站，与上海虹桥站、上海南站共同构成了中国东部沿海地区最大的铁路枢纽——上海铁路枢纽。铁路上海站地区地处上海中心城区的静安区，是上海重要的铁路客运枢纽。随着春节后返程客流的到来，铁路上海站地区首当其冲，成为了全市加强疫情防控、阻断输入性风险的"桥头堡"。此次疫情防控工作在上海市委、市政府和静安区委、区政府的坚强有力领导下，铁路上海站地区管理委员会办公室（以下简称"站管办"）坚决贯彻落实习近平总书记关于疫情防控工作的重要指示精神及《关于加强党的领导、为打赢疫情防控阻击战提供坚强政治保证的通知》要求，始终把人民群众生命安全和身体健康放在第一位，紧密结合春运返程客流疏导工作，加强统筹协调、整合各方力量，努力为上海人民守好"陆路北大门"的第一道防线。

面对来势汹汹的新冠肺炎疫情，站管办党组带领号召站区人迅速行动起来，科学统筹协调全站区、全区乃至全社会的力量，对所有来沪旅客实行健康信息登记核验工作。2020年1月至9月，铁路上海站地区取得了"双无一"的抗疫阶段性成果：防护措施到位，无一例参与防疫工作人员在岗时间感染；防控措施到位，无一例因漏检出站被确诊的人员。累计测温筛查进出站旅客103.6万人次，其中累计筛查197名发热旅客送医，重点地区7人。累计来沪旅客健康信息登记核验61.1676万人，其中重点地区9386人。3月初，在站管办积极协调下，站区987家单位全部复工复产，累计测温、核验旅客健康信息2500万人次，运送268名发热旅客送医就诊，安全护送14000余名少数民族学生进出车站。站区4家酒店承担境外人员隔离任务达3737人次。站管办党组书记、常务副主任黄翔荣获全国抗击新冠肺炎疫情先进个人、全国优秀共产党员；上海音速青年志愿服务中心理事长严洪荣获全国疫情防控最美志愿者；中共中国铁路上海局集团有限公司上海站委员会荣获上海市先进基层党组织和上海市抗击新冠肺炎疫情先进集体荣誉称号；静安区民防办公室四级调研员常延润获上海市抗击新冠肺炎疫情先进个人。

二、主要做法

（一）各级领导高度重视，迅速组织开展疫情防控工作

"疫情就是命令，防控就是责任。"面对当前严峻的疫情形势，上海市委市政府、静安区委区政府坚决贯彻落实习近平总书记关于疫情防控工作的重要指示精神及《关于加强党的领导、为打赢疫情防控阻击战提供坚强政治保证的通知》要求，坚决按照党中央决策部署，坚持以人民为中心，充分发挥临时党支部和党员在防控疫情中的先锋队、排头兵作用，做到党员干部亮身份、当先锋、树旗帜、作表率，

全力投入到铁路上海站地区疫情防控工作第一线。

上海市委、市政府和静安区委、区政府高度重视，在人力、物力、资金等方面都向站区作出了适当的倾斜，确保疫情防控工作方向正确、推进有力、责任落实。各级领导先后多次深入站区一线检查督导，现场部署指挥疫情防控工作，亲自参与抗疫工作。

上海市主要领导先后到上海站地区检查指导防疫工作，市委督查组到站区检查防疫工作。上海市委组织部、市交通委、市住建委、市绿化市容局、市总工会等部门领导亲自到铁路上海站地区检查疫情防控和客流疏导等工作，提出完善、改进建议，慰问奋战在抗疫一线的广大工作人员与志愿者。

静安区主要领导召集全区各部门、各街镇召开静安区应对疫情防控工作会议。静安区委第一时间成立铁路上海站地区疫情防控指挥部，区政府两位分管领导担任双指挥长；区委、区政府多次召开专题会议，研究部署相关工作。区四套班子主要领导，区委组织部部长、宣传部部长及政法委书记及相关分管保障领导先后多次深入站区一线检查督导，现场部署指挥疫情防控工作。

静安区以副区长作为现场总指挥，每日亲自坐镇站区，指挥协调各部门、各路人员各司其职、团结协作。他不顾个人安危，仅戴口罩就深入客流不息的火车站出口，带领现场工作人员科学设置各工作区，合理搭建留验大棚；根据防控形势变化，及时调整春运大客流疏导模式，不断完善登记核验流程，想方设法筹措物资，确保战"疫"工作有序推进。他也曾数次调研站区后勤保障工作，高度关心干部伙食情况，并前往就餐点体验工作餐。

（二）强化党建引领作用，支部建在疫情防控的第一线

1. 一个支部一个堡垒

为了更好地组织开展站区疫情防控工作，经区委组织部指导，站管办党组先后成立了三期9个防控口岸工作组临时党支部，由静安区抽调的处级干部担任支部书记和委员。各支部书记为第一责任人，要切实把临时党支部建设好、管理好，引导党员在防控工作中充分发挥先锋模范作用。各基层党支部和临时党支部书记动足脑筋，鼓励大家克服惧怕风险、疲劳作战等心理问题，大家都抢着最忙、风险最大的工位。如区司法局二级调研员先后担任第一期、第二期第三临时党支部书记，利用业余时间整理工作经验并分享给组员，带领同志们做好登记核验工作；区人大办副主任担任第二期第三临时党支部，根据党员干部的优势分配落实信息员、宣传员、联络员、后勤保障员等职务，让组员坚持做好日志，每天进行总结，注意收集相关案例，为后续工作奠定基础。基层党组织引导优秀青年在防疫一线向党组织靠拢，不断增强党组织的号召力、组织力和战斗力。33名机关干部志愿者向临时党支部递交入党申请书，向党组织表达了向先进党员学习及在此次防控战中积极作为的强烈愿望。

2. 一个党员一面旗帜

抽调的机关干部中80%都是党员，他们始终坚持人员排查走在前、应急处置冲在前、文明示范做在前。站管办组建6个工作组，组长全部由党员干部担任。在站区疫情防控工作中，每一位党员同志加班加点、冲锋陷阵、连续作战、夙夜在公已经成为疫情防控工作的常态。尤其是在遇到发热旅客、重点地区旅客等困难和危险时，党员同

志们总是主动冲在最前面。党员的先进事迹不胜枚举,有的党员连续作战很长时间未能与家人见面,有的党员家中老人生病住院也无暇顾及,有的党员忍着病痛奋战在一线,有的党员即将退岗不列编也主动请缨……如站管办党组书记、常务副主任黄翔安排好病重的父亲,舍小家为大家,每天睡在单位的沙发上,眯三四小时后又赶往一线;芷江西路街道社区卫生服务中心医务科科长刘瑜婕虽然家中老人年事已高、孩子还在幼儿园、丈夫罹患白血病,但她仍全身心投入长途客运总站、上海火车站点位的 24 小时医疗咨询及道口疫情监控工作。这些党员不忘共产党员的初心使命,用自己的大爱之举,为身后的千万上海人民筑起了防护的堡垒。

3. 凝聚群众温暖人心

人民幸福是中国共产党的不变初心与奋斗目标。"疫情无情人有情"。在站区疫情防控工作中,不仅要对测温筛查、信息填报、高温送医等环节做到严之又严,同时也要坚持以人为本、提供暖心服务。在出站口填表核对信息时,临时党支部组织发动党员干部主动关心有困难的旅客,帮助填报信息、联系家人、联系医院等;在遇到"双无"人员时,对于实在有困难的旅客快速启动民政救助;对于留沪人员,帮助协调站区旅馆给予"双无"人员优惠入住;对于重点地区来沪人员,积极协调区人社局、团区委等相关单位,帮助早日找到合适的工作岗位。站管办党组书记黄翔多次自费为旅客支付火车票、出租车路费,帮助来沪人员找到工作。就是这些暖心的举措,做到了防控不"冷心",真正体现站区温度,用实际行动践行了初心使命。

（三）建立健全机制保障，坚持多措并举提高落实效率

在疫情防控工作推进中，站管办在党委领导下不断磨合不断实践，建立健全工作制度，逐步形成了疫情防控机制化管理的模式。

其一，及时动员部署，建立联动防控体系。第一时间成立站管办肺炎疫情防控工作组，党组书记、常务副主任黄翔担任组长，下设综合协调组、后勤保障组、医疗救治组、环境整治组、信息宣传组和志愿支援组6个专项工作组，分别由站管办处级干部、党员干部担任小组长，加强对疫情防控的统筹协调，有序推进节后客流疏导、疫情防控等工作。

其二，实行最严流程，筑牢疫情防控防线。严格落实"逢车必检、逐人筛查"要求，对发热旅客一律送医核查，对湖北籍、途经湖北的非发热旅客一律送指定地点（闸北中心医院）集中隔离。引导旅客登录"来沪人员健康云"App，后台及时录入纸质信息，做到登记"全覆盖、无遗漏"。

其三，建立健全制度，完善疫情防控机制。将各项制度汇编为《铁路上海站地区口岸疫情防控工作手册》，逐步形成疫情防控机制化管理模式。建立现场统筹指挥制度，由全区抽调处级干部担任各出口分指挥长，统筹安排各方力量，现场协调解决问题；建立志愿者轮岗制度，加强上岗培训、跟班实习、经验总结，确保志愿者快速适应工作；建立防控物资保障制度，与区后勤保障组保持无缝对接，提前一周上报需求；建立防控物质保障制度，站管办物资保障组与区后勤保障组保持无缝对接，区商务委派员进驻站管办，随时了解掌握防控物资使用动态情况，提前一周向区物质保障组上报站区需求，确保防控

物资不断，同时站管办积极争取市交通委、社会各界的支持帮助，各类防控物资逐步筹措到位。

其四，畅通信息渠道，营造疫情防控氛围。通过联动指挥中心整合数据，统一调度相关工作并形成日报。通过口岸疫情防控工作组、医疗救治、物资保障等微信群，发布信息、沟通情况、研究问题，形成了较为完整的信息链、决策链、指令链。每日更新发布信息专报和站区公众号"上海站管"，弘扬正能量，达到激励先进、携手共进的良好效果。

（四）整合协调各方力量，形成疫情联防联控工作合力

在党委领导下，站管办坚持总揽全局、协调各方，加强统筹兼顾，注重整合站区、全区乃至社会的各方力量，确保形成站区疫情防控工作合力，积极推进站区抗击疫情工作。上海市委组织部、市委宣传部和静安区委组织部、区委宣传部对于站区干部调配、志愿者招募与调度等工作提供了巨大的支持力量。

其一，整合站区力量联防联控。加强与铁路上海站对接，在上海站出入口安装了11台红外线测温仪；协调上海铁路局落实苏浙沪路段高铁列车实行车上填写"来沪人员健康云App"。协调站区执法、管理部门加强联勤联动，保持严打整治态势，组织开展整治活动，加强站区消毒保洁，确保旅客出行环境安全、整洁、有序。

其二，整合区属单位联防联控。积极争取静安区属相关单位支持，统筹各方面资源和力量。区委组织部组织了两批共200余名机关干部志愿者，区公安分局组织200名公安干警，区卫健委在上海站进出口设立5个医疗服务点，先后派出168名医务工作者，实行24小

时测温检测。区商务委优先供应防护物资，区建交委协同搭建10座发热留置棚，区民政局、区民防办派出救助车和民防专用车供站区使用，区信访办、总工会、人武部增派人员等，为站区疫情防控提供有力支撑。

其三，整合全市力量联防联控。积极对接上海市级机关，先后有效整合市建设和交通工作党委、市民防办、市检察院、市发改委等单位派出的人员力量，合理安排市级机关干部顶岗轮班。市交通委深入指导站区做好春运返程工作，并在防控物资调配上给予支持。在市交通委支持下，在原16条夜宵线基础上，加开5部公交车，弥补夜宵线盲区，并根据旅客需求增开虹桥东、龙阳路地铁站地区方向2条夜宵线。协调出租车公司，落实到站区接送旅客车辆的补贴。在区文明办、团区委的组织协调下，依托专业社会公益组织向社会招募志愿者，每天24小时驻守在铁路上海站东南出口、西南出口、西北出口三个点。据悉，自1月29日以来，有1700位志愿者支援铁路上海站疫情防控工作，其中大部分为党员，提供志愿服务累计11660人次。通过对全市支援力量的有效整合，形成了分工合作、无缝对接的工作格局。

三、经验启示

（一）坚持党的集中统一领导是应对重大突发事件的政治保障

党的十九届四中全会鲜明指出了我国国家制度和国家治理体系的显著优势，其中第一个就是"坚持党的集中统一领导，坚持党的科学理论，保持政治稳定，确保国家始终沿着社会主义方向前进的显著优势"。习近平总书记在全国抗击新冠肺炎疫情表彰大会上的讲话中强调："抗疫斗争伟大实践再次证明，中国共产党所具有的无比坚强的领导力，是风雨来袭时中国人民最可靠的主心骨。"党的领导制度是我国的根本领导制度，在中国特色社会主义制度和国家治理体系中处于统领地位，坚持党的集中统一领导是应对重大突发事件的政治保障。

在抗击新冠病毒肺炎疫情的斗争中，尤其是在铁路上海站的防疫防控工作中，充分彰显了党的政治领导力、思想引领力、群众组织力、社会号召力。坚强的政治领导力，是打好疫情防控阻击战的政治保证；卓越的思想引领力，是打好疫情防控阻击战的精神动力；强大的群众组织力，是打好疫情防控阻击战的组织支撑；高效的社会号召力，是打好疫情防控阻击战的群众基础。

事实证明，只有坚持党的集中统一领导才能够在如此紧急、复杂与危险的情形下及时作出明智而有效的决断，迅速调配、集中全国各地各部门的一切可利用的资源与力量，众志成城，全国上下拧成一股绳、下好一盘棋。同时，在疫情的重压下，各项工作也正在紧锣密鼓地进行着，这离不开中国共产党的坚强有力领导。铁路上海站地区在党的坚强领导下顶住了春运大客流和疫情防控双重高压，统筹协调，进行精细化管理，完成了春运、疫情防控与复工复产工作。

（二）注重发挥基层党组织战斗堡垒作用是应对重大突发事件的重要法宝

党的基层组织就如同战斗堡垒一般，是党的全部工作和战斗力的基础。习近平总书记明确要求，基层党组织和广大党员要发挥战斗堡垒作用和先锋模范作用，让党旗在防控疫情斗争第一线高高飘扬。他强调，在这场严峻斗争中，各级党组织和广大党员、干部冲锋在前、顽强拼搏，充分发挥了战斗堡垒作用和先锋模范作用。无论是攻坚克难的关键时刻，还是建设中国特色社会主义，都要重视和不断加强和改进基层党组织建设，提升其组织力与战斗力，使其成为党的坚强战斗堡垒。

铁路上海站是上海重要的铁路客运枢纽，疫情暴发时正处于每年人流量最大的春运期间，巨大的人流量也带来了巨大的疫情防控压力与挑战。于是，来自不同岗位、不同地方的党员干部为抗击疫情齐聚一起，一个个临时党支部就是这些党员们的堡垒与归属。支部临时而党性却不临时，从临时党支部的设立到抗疫时期的运作，主心骨作用发挥得充分有力，凝心聚力体现得扎实有效。一个基层党组织就是一个坚实的战斗堡垒，一个党员就是一面鲜红的旗帜，千千万万个党组织和党员凝聚起来筑就抗击疫情、保护人民的坚强城墙，牢牢地守住上海"北大门"。

加强和优化基层党组织建设是党的建设中的重要工作。要发挥党的基层组织的战斗堡垒作用，就必须强调战斗性，没有战斗性，就难以保质保量完成上级党组织交办的任务，更成不了坚强的堡垒。基层党组织遍布于中国社会各个领域，与广大人民群众有着最直接、最广泛的联系，是将"以人民为中心"落实于工作实际的重要先锋队，对于党开展群众工作、服务群众具有重要作用。加强基层党组织建设有利于基层治理的联动联防联控，保障需求的精准投放与精准服务。基层党建必须坚持全面从严治党，做好思想政治工作，发挥组织群众的优势与力量，带领人民群众不断创造更美好的生活。

（三）在重大突发事件中守初心担使命是检验党员党性的试金石

疾风知劲草，板荡识诚臣。此次新冠肺炎疫情对于广大党员干部来说是一次能力与本领的重大考验，也是一次检验党性修养的试金石。习近平指出："在抗疫斗争中我们的干部队伍是好的，是经受住考验的，但也有少数干部表现不佳甚至很差。"

在遇到疫情等巨大考验时，中国广大党员干部充分发扬战斗精神和先锋模范作用，将国家与人民的利益放在首位，冲锋在前、顽强拼搏，为获得最终的胜利发挥着各自的能力和智慧，让党性的光辉照亮疫情的黑暗。没有人不敬畏生命，但作为一名共产党员应该不怕牺牲小我，勇于承担风险，把安全留给广大人民群众。广大的基层党员干部顶着严寒、冒着风险、担着职责，连续奋战多个日夜，为的就是守好自己的责任岗，让更多的人能够踏实入睡，给更多的群众以安心和信心。

疫情终将过去，然而挑战与重任却仍会接踵而至。党员干部问题是中国特色社会主义建设与党的建设的关键所在。无论是应对重大突发事件，还是实现中国特色社会主义长远目标与中华民族伟大复兴的中国梦，都需要一支信念坚、政治强、本领高、作风硬的党员干部队伍。当今世界正在经历百年未有之大变局，加之距离"两个一百年"奋斗目标已经越来越近，必须培养选拔一大批关键时刻冲得上去、危难关头豁得出来、勇于担当、敢于负责、具有较高政治素质和业务能力、清正廉洁的干部，同时把本位主义突出、不敢担当作为、能力平庸的干部清除出去。领导干部要经受严格的思想淬炼、政治历练、实践锻炼，在复杂严峻的斗争中经风雨、见世面、壮筋骨，真正锻造成为烈火真金。各级党组织要重视党员干部党性教育，利用好中华优秀传统文化与中华民族精神进行党性修养，铸成党员干部理想信念坚定、政治立场鲜明、作风清正廉洁的铮铮铁骨。

【思考题】

1. 在疫情防控中，为何要坚持党的集中统一领导？

2. 为应对此次疫情，基层党组织起到了哪些作用？

3. 面对重大突发事件，党员应如何用实际行动发扬模范带头作用？

（执笔人：中共上海市静安区委党校　赵伟成）

第二部分

基层治理筑牢社区防控线

信息聚起来　部门沉下来　群众动起来
——余姚市的疫情防控实践

【摘要】在社会治理转型的背景下，传统单一主体的治理模式已经无法适应时代的发展要求与人民群众的需求，加强和创新基层社会治理，是保障经济社会发展的重要举措，是建设平安城市的重要任务。近年来，余姚市委市政府始终以习近平新时代中国特色社会主义思想统揽社会治理工作，坚持共建共治共享理念，针对市域治理中存在的需求与供给的问题、成本与效率的问题、全能政府与有限能力的问题，打造"部门沉下来、群众动起来、信息聚起来"的"阿拉一起来"基层治理新模式。该模式以"治理型"动员代替"命令型"动员，形成了"大家的事情大家办、公共的事务共同管"的治理格局，实现了公共利益的最大化与治理效能的最优化，成为应对新冠肺炎防疫战的新路径。

【关键词】疫情防控　"阿来一起来"　基层治理模式

【引言】党的十八大以来，习近平总书记从党和国家事业发展全局和战略的高度，就加强和创新社会治理提出了一系列新理念新思想新战略。在党的十八届三中全会上，习近平总书记首次提出了"社会治理"这一新概念，取代了过去的"社会管理"的提法，并将创新社会治理体制提升到了国家发展战略的高度。2017年10月，在党的十九大报告中，习近平总书记从推进制度建设的高度就"打造共建共治共享的社会治理格局"进行专门部署。

2019年10月，习近平总书记在十九届四中全会上强调"要坚持和完善共建共治共享的社会治理制度。必须加强和创新社会治理，完善党委领导、政府负责、民主协商、社会协同、公众参与、法治保障、科技支撑的社会治理体系，建设人人有责、人人尽责、人人享有的社会治理共同体。"

一、背景情况

浙江省余姚市位于浙东宁波平原，东与宁波市江北区、鄞州区相邻，南枕四明山，与奉化、嵊州接壤，西连上虞市，北毗慈溪市，西北于钱塘江、杭州湾中心线与海盐县交界，总面积1526.86平方公里，下辖6个街道、14个镇、1个乡。近五年来余姚市社会经济综合发展指数和县域经济基本竞争力分别位居全国县域城市前列。伴随着经济社会发展，当前余姚市社会治理面临一定的挑战，一是社会结构深刻变化带来的挑战。比如当前社会流动加快，目前余姚市的流动人口已经超过60万，近五年来全市2/3的刑事案件涉及流动人口。二是人民日益增长的美好生活需要带来的挑战。群众对食品安全、医疗保障、环境保护等的关注度越来越高，经常在余姚论坛上看到相关的群众反映。三是网络社会的兴起带来的挑战。比如近年来的互联网金融平台暴雷潮，涉及余姚市人员近万人、资金超7亿元，给余姚基层治理带来了很大压力。四是新型社会风险带来的挑战。比如心理健康问题增多带来的潜在风险，近3年来，余姚市心理疾病年均门诊数增长24%，无论是增幅还是绝对值，都是比较大的。

通过客观分析社会治理面临的挑战，余姚市委市政府切实加强和创新社会治理，主动转变政府在社会治理中包揽一切的理念，积极探索新形势下动员组织群众的新机制新办法——基层社会"阿拉一起来"治理模式，充分发挥人民群众在社会治理中的主体作用，形成了"大家的事情大家办、公共的事务共同管"的治理格局，这也是在今后的基层社会治理中，余姚始终坚持并不断加以创新完善的基本原则。基层社会"阿拉一起来"治理模式，既是贯彻落实习近平总书记关于社会治理系列指示要求的余姚行动，也是加快实现社会治理共建共治共享的余姚实践，还是打造新时代"枫桥经验"的余姚方案。成功运用"阿拉一起来"的理念，加快补齐补上社会治理领域中的现实短板，就能更好适应社会形势的变化、应对各类风险的挑战。在此基础上，"阿拉一起来"的治理模式也成为 2020 年新冠肺炎防疫战的重要路径。

二、主要做法

2017 年 8 月，余姚市成立宁波首家市级社会治理综合指挥中心，整合基层治理职能，全力打造非紧急非警务事务综合指挥的新体系，探索培育"阿拉一起来"基层社会治理新品牌。"阿拉一起来"以群众需求为导向，以信息技术为手段，以网格管理为载体，以协调整合为机制，打造信息共享平台，跨越组织功能边界，推动多元主体互动，使网格、人员、信息、平台、资金等各种资源深度融合，以实现社会治理的全民性、共建性、共治性和共享性。在这次新冠肺炎疫情阻击战中取得了良好的防控效果，余姚市新冠肺炎疫情已得到完全控制，确诊病例已经 100% 治愈。

（一）建立"多位一体"的研判机制，决策"阿拉一起来"

"办好中国的事情，关键在党"。"阿拉一起来"在治理主体上呈现"一核多元"。习近平总书记指出要"把加强基层党的建设、巩固党的执政基础作为贯穿社会治理和基层建设的一条红线"。近年来余姚在实现村（社区）基层党组织、党员有形覆盖的基础上，十分注重在推动量大面广的基层党组织和党员真正发挥应有作用上下功夫，把抓基层、打基础作为长远之计和固本之策，让每一个支部、每一个党员都成为党在基层的坚强战斗堡垒。一是强化前哨先锋。以保持党的先进性和战斗力为前沿关口，创新优化基层党组织设置，将村（社区）下属的党支部前移建立在村民小组、居民楼道、片区网格上，形成"前哨支部"，并探索"党建＋治理"模式，构建"村社干部—前哨支部—党员—普通群众"的联系服务网络，通过"前哨支部"引导片区党员全面参与基层治理，织密基层治理一张网。二是壮大领头雁阵。实施"领雁工程"，抓好基层党组织带头人队伍建设，把善治理、治理善作为一个重要标准，选拔培育一支讲政治、敢担当、会服务的带头人队伍，并推进优秀村党组织书记工作室建设，完善导师带徒机制，打造基层治理主心骨。三是巩固基层堡垒。落实党员包片联户制度，实行党员先锋指数考评管理，让每个基层党员都成为社情民意信息员、政策宣传讲解员、邻里纠纷调解员、突发事件处置员，打造出一支靠得住、有本事、肯干事的基层治理优秀党员干部队伍。"阿拉一起来"在牢牢抓住基层党建这个"牛鼻子"的同时，让政府、企业、社会组织、群众等主体在党的领导下更加广泛地、有序地参与社会治理，吸纳更多力量、汇聚更多智慧协同发力，推动实现领导有力、参与有序、治理有效。所以，"阿拉一起来"在主体构成上的特征就是"一核多元"，党的领导是关键核心，以党建引领政社合作是主要抓手，培育多元积极理性的参与主体是重要基础。

在新冠肺炎疫情发生后，余姚市委市政府坚持群策群力，通过专家深度介入的方式，第一时间组织医疗、疾控、畜牧、数据分析等多条战线的专家学者，建立"多位一体"综合分析研判机制，会商研判疫情发展趋势，商定防控政策、应对预案和重大措施，确保疫情防控决策部署的科学性与精准性，并迅速组建"市—镇（街道）—村（社区）"三级疫情联防联控工作领导小组和11个专业协调小组，从市级到村社全体动员，层层签订疫情责任管控军令状，压实工作责任，形成了"1+11"的工作格局，确保了决策职权与责任的有机统一。

（二）建立"纵横贯通"的联动机制，防控"阿拉一起来"

不同领域的要素之间的联动是推进社会治理现代化的关键，扩展性、贯通性、跨越性的联动机制的构建形成了治理的合力。"阿拉一起来"在治理架构中突出"纵横贯通"，当前很多关系群众切身利益的事情、很多具体的社会问题和社会矛盾，往往涉及多个单位，仅靠一家单打独斗往往难以很好满足和解决群众的合理诉求。因此，在推进基层社会治理"阿拉一起来"过程中，余姚市更加注重构建"纵横贯通"的架构。

一是夯实部门职责。针对部门职责职能越位缺位、交叉错位等问题，探索设立部门职责分工裁决委员会，对住宅小区破墙开门车库住人、餐饮行业油烟污染等涉及多个部门的社会治理事项进行裁决，厘清管理职责，消除监管盲区，构建起各负其责、齐抓共管的社会治理新格局。

二是凝聚乡镇合力。坚持职权下放、重心下移、力量下沉，建立"6+X"联合执法管理平台，加强乡镇街道对派驻部门的协调指挥、属地管理、捆绑考核，打破乡镇信息壁垒，打通资源共享通道，实现了对交通乱象、跨区域排污、无证经营等一大批治理"痛点"的单向治理到合力攻坚转变。

三是提升村社能力。坚持"自治、法治、德治"一起抓，推动治理重心和配套资源向村社区延伸，注重管好农村小微权力，推进村规民约、社区公约上墙入户，全面推广"小板凳"群众工作法、阳光村务八步法、"村民说事"制度等一批补短板强基础、可复制可推广的基层治理创新举措，打通了服务群众的"最后一米"，全力实现了"小事不出村、大事不出镇、矛盾不上交"。

在疫情防控过程中，余姚市委市政府打造"市—乡镇（街道）—村（社区）—网格"疫情防控层级联动体系，以"党建＋疫情防控"的工作模式，全面建立乡镇包村社、村社包网格、网格包片区、党员包住户"四包"工作机制，发动全市305个村（社区）党组织、4.1万广大党员参与疫情防控工作中来；推行"全科网格团队"模式，以打破政府内部壁垒，打通村社合作通道为归宿，成立由公安民警、医务人员、市直干部组成的30支小分队奔赴疫情一线，在村社对居家隔离医学观察人员实行"一对一"管控模式，形成了纵到底、横到边、全覆盖、无死角的疫情防控体。

（三）建立"智慧城乡"的技术平台，支撑"阿拉一起来"

"阿拉一起来"以"智能互联"为支撑，打造"三个一"数据集成平台。"一号受理"，就是余姚市除110、119、120等应急热线除外，涉及社会管理、便民服务的热线，统一归并整合至12345政务热线，实现全城非警务非紧急事务"一号受理"；并加快推进12345政务热线中警务信息与公安110中非警务信息的实时交互，实现双向互通、实时流转、即时处置。"一仓数据"，就是以城市大数据平台为基础，以智慧城管三期项目为契机，进行数据的整合完善，打造一个实时交互、即时共享的"数据仓"，真正实现数据"全域归集""全域共享"。"一体感知"，就是打造集人工采集、智能感知、公众参与等多渠道、多来源的线上线下信息感知体系，强化感知数据的挖掘与分析，提升日常运行监控预警能力、突发事件快速响应能力、应急事件处置能力和科学决策支撑能力。

在疫情防控工作中，余姚市委市政府充分运用互联网、人工智能、大数据等技术，并通过城乡村视频监控系统、公安局天眼系统，形成了集疫情监测、排查和预警的全方位疫情防控治理新模式。依托大数据共排查湖北籍在姚人员、湖北来返姚人员25482人，温州和台州人员4745人，为重点人员精准排查提供了坚实的支持和保障。

（四）建立"多元协同"的参与机制，保障"阿拉一起来"

保证人民广泛参加国家治理和社会治理，形成"生动活泼、安定团结的政治局面"是习近平总书记对社会共治的殷切要求。"阿拉一起来"在治理格局上强化"开放协同"。坚持走群众路线，坚持紧紧依靠人民群众的力量，是我们取得革命、建设和改革一系列胜利的重要"法宝"，也是基层社会治理必须始终遵循的一条重要原则，如对车窗抛物的治理，虽然"电子警察"能抓拍"车窗抛物"行为，但都是定点抓拍取证，无法实现全路段和全域覆盖，现在很多车主都安装了行车记录仪，都是移动的"电子警察"，如果能借助"阿拉一起来"微信小程序等平台，让更多的热心群众"一起来"举报车窗抛物等不文明现象，那肯定就会事半功倍。在社会治理的具体过程中，"阿拉一起来"就是要撬动多元主体协同参与、合力共治，就是要推进"人人要尽责、能尽责、尽好责"，这也正是我们"阿拉一起来"改革坚持以人民为中心发展理念的具体体现。

一是群团组织搭台。依托总工会、妇联、共青团、科协等基层群团组织广泛联系群众、贴近群众、服务群众的独特优势，积极搭台筑桥，健全其参与社会事务、维护公共利益、救助困难群众等的制度化渠道，把群团组织打造为融合资源手段的"共享平台"、推动民生改善的"惠民平台"、保障群众权益的"维权平台"。

二是社会组织协同。注重社会力量参与，建立全市社会组织综合性服务"公益场"，充分发挥民间组织、志愿团队、行业协会在纠纷调解、公益慈善、救援救助、文化培训等方面作用，形成"基础网格＋专业队伍＋协同力量"叠加治理模式，实现自我管理、自我服务、自我教育、自我监督相结合，为基层治理精细化提供了有益的协同补充。

三是人民群众唱戏。引导全社会树立"大家的事情大家办"的理念，聚焦"两代表一委员"、离退休人员等重点群体和热心群众，激发群众参与和自主能动力量，畅通12345、e政厅等民意表达平台，让群众成为基层社会治理的决策主体、执行主体、监督主体，切实实现政府治理和社会各方广泛参与的良性互动。

"疫情期间，市委市政府积极创新载体，搭建平台，协调各方，运用网络技术和基层"零距离"工作法，依托总工会、妇联、共青团、科协等基层群团组织，调动政府部门、医疗机构、社团组织、海内外企业、村社、志愿者等多方力量积极参与到疫情防控、民生保障、复工复产工作中，有效组织和汇聚了社会资源和力量。截至目前，通过海外力量购入医用口罩 10 万只、3M 防护服 4000 件，缓解了医疗物资供应压力；全市共开工或已提前复工企业 25943 家、复工率为 95.6%，工业生产秩序基本得到恢复。

（五）建立"立体交叉"的监督机制，督促"阿拉一起来"

推进社会治理现代化是一项系统工程，必须以改革的思路、务实的举措推动社会治理质量变革、效率变革、动力变革，着力在破解城市治理的难点处、细微处下功夫、见成效，努力把"绣花功夫"做精做细，推动制度优势更好转化为国家治理效能，不断提高基层治理科学化、精细化、智能化、法治化水平。"阿拉一起来"以"资源整合"为抓手。推动重心下移、资源下沉、政策下调、人员下行，整合公安、城管、民政、市场监管等各方资源，全力推进"全科网格"建设，构建了"一中心四平台"基层社会治理网格新体系，因地制宜开展综合执法、联合执法，实现隐患实时掌握、事件快速处置、结果准确反馈，形成专项治理与系统治理、综合治理、依法治理、源头治理的良性互动。同时，建立协调督办考核问责机制，一是完善考核指标体系。按照逐级考核原则，健全市、乡镇（街道）、村（社区）、网格四层三级社会治理考核指标体系，增加网格化管理和基层社会治理工作考核分值权重，健全完善派驻机构和工作人员属地化考核管理办法。二是完善协调督办机制。健全完善社会治理联席会议和民生事项交办督办制度。涉及面较广、社会影响较大的疑难复杂案件应专报余姚市委市政府相关领导，明确主协办部门或专题协调解决，市委、市政府督查室跟踪督办。三是完善监察问责机制。凡属乡镇（街道）、部门法定职责，无正当理由履职不到位，造成不良影响或损失，经催办督办仍逾期未改正的，报市纪检监察部门视情节轻重程度，责令限期改正或启动问责。

在疫情期间，按照"数据归类与地面排查、市际管理与网格管理、码证管理与实际核查、自主申报与群众举报"四个相结合的原则，余姚市着力构建人人都是参与者、人人都是监督员、人人都是受益者的"立体交叉"式全员监管机制。市纪委监委组建 21 个防控工作帮扶指导组，对全市 305 个村（社区）实行分级分类"地毯式""全覆盖"督查，共发现并推动解决有关居家医学观察、村（小区）管控、公共场所管理等问题 587 个；市委组织部通过钉钉打卡方式有效监督"下沉一线"机关干部到岗履职情况；还通过设立乡镇（街道）疫情防控 24 小时咨询举报电话和微信监督平台，引导群众参与疫情防控实时监督，疫情防控实时解决。

三、经验启示

（一）信息聚起来，实现了社会治理从聚合走向协同

中国进入信息化时代，社会治理也从传统科层制转变为网络治理电子政务时代，并且向人工智能的智慧治理进发。传统治理模式下，政府职能的扩大必将导致人员和机构的不断扩充，只有充分利用好网络时代的信息化优势，优化行政运行流程。传统依赖于人的传递实现行政流程

的协同，在面对越来越复杂的行政过程时，会形成严重的效率滞后。余姚"阿拉一起来"治理模式通过信息汇聚后的专项处理，可以有效识别行政流程中的冗余环节，并以远超人力的形式形成公文流转过程，从而提高整个政府内部的行政流程效率。同时利用智能手机的普及，将信息终端直接接入百姓家中，让群众发现问题，群众参与治理，能够让政府在低成本下有效识别公众的个性化需求，实现政府治理的精细化。政府、社会、群众信息汇聚并有效处理，将过去社会治理中不同治理主体简单的组合变为能够同频共振，同心共源的协同合作，极大地增进政府与公众的互动，提高公众满意度和政府公信力。

在推进国家治理体系与治理能力现代化的进程中，协同治理强调以信息互通、数据共享促进部门力量整合、业务流程优化，推动网格化、静态化、精细化的管理不断向网络化、动态化、精准化的治理转变，从简单组合走向整体协同，最大限度地发挥信息技术在政府决策、社会治理中的作用。在新冠肺炎防疫战中，"阿拉一起来"治理体系有效实现了"信息聚起来"：通过直接吸纳专家指导组的专业意见、部门协调组的政务协同意见，即时获取余姚市疾病预防控制中心和社会治理综合指挥中心等平台汇集的疫情一手信息，以及"市—镇（街道）—村（社区）"三级领导小组和"1+11"工作专班等部门汇总的防控工作信息，立足于"六个一"的治理架构有效克服了疫情治理中各自为政、自成一体、不联不通的困境，因此，以信息互通和共享为基础的技术支撑大大推动了基层政府整体性与协同性。

（二）部门沉下来，实现了社会治理从失偏走向精准

传统科层制的管理体系，虽然实现了"权力依职能和职位分工、

分层上的精细化"，但是存在"能看到问题的层级没能力解决、能解决问题的层级看不到问题"的中梗阻，既浪费行政资源，又增加行政成本。针对该问题，"阿拉一起来"基层治理模式倡导让部门沉下来，建构起了"区域一体、功能集成、运行协同"的工作机制，通过"信息化、网格化和智能化"路径实现了基层执法权和执法主体的权责对应，增强了当地综合管理能力，有效解决了基层执法主体地位缺失和执法力量薄弱的现实难题，实现部门权责能和"真问题"的精准对接。

在新冠肺炎防疫战中，"阿拉一起来"治理体系高效实现了"部门沉下来"：通过"部门下沉到社区、干部下沉到一线，党员下沉到实战，信息下沉到乡村"的横纵到边基层网格管理体系，实现了"资源沉下去、问题捞上来、服务提上去、效能干出来"的精准治理，大大缩减了问题处理的时间成本和行政成本，而且通过沉下去的"政府监督、网络监督、人民监督"等立体交叉监督体系，又实现了治理"实绩"的动态评估，整个社会治理的"精准度"得到较大幅度的提升。

（三）群众动起来，实现了社会治理从个体走向全体

习近平总书记指出："坚持人民主体地位，发挥人民首创精神，充分调动人民群众的积极性、主动性、创造性"。群众是"阿拉一起来"的服务对象，也是受益对象，更是重要的参与者，实现群众有序、有效、规范、主动参与是"阿拉一起来"治理体系的生命力所在。在社会治理整体转型的背景下，以"人民为中心"的"阿拉一起来"的治理格局打破了政府"单兵作战"的治理方式。它强调政

府、社会和公民对公共事务的合作管理，着力发挥人民群众在社会治理中的主体作用，打破参与主体的纵向和横向双向壁垒，打通村社两委、民间团体、社会组织等主体间的合作通道，形成市域治理的多元化、协同化。它既表达了对多元主体的合作、协同和吸纳，又是人民当家作主的现实体现，推进了市域治理从"单一主体"依赖向"多元主体"协同的转型，是政府治理现代化的重要路径之一，从而达到以"共治"促"善治"，实现最优效能的价值追求。

在新冠肺炎防疫战中，"阿拉一起来"治理体系高效实现了"群众动起来"：通过建立"市—镇（街道）—村（社区）"三级疫情联防联控机制、乡镇包村社、村社包网格、网格包片区、党员包住户"四包"工作机制、基层"零距离"工作法、"立体交叉"式监督机制等，充分调动了包括专家学者、党员干部、社团组织、海内外企业、姚籍乡贤、海外侨胞、海内外商协会、居民群众等共同参与群防群控，变政府独自抗疫为全民团结抗疫，是战胜疫情的重要法宝。

【思考题】

1. 在此次抗疫过程中，"阿拉一起来"治理模式是如何发挥好"信息聚起来 部门沉下来 群众动起来"重要作用的？

2. 如何进一步完善好"阿拉一起来"治理模式中"部门沉下来"的运作机制？

3. 如何深化构建具有中国特色的基层"阿拉一起来"治理模式？

（执笔人：中共浙江省余姚市委党校 赵瑞林 陆银辉

夏建玲 江一舟 郭于晋）

党员竖起先锋旗帜　村民自治齐心抗疫
——横沙岛的疫情防控实践

【摘要】2020 年新年伊始，一场新冠肺炎疫情突如其来，全国人民在党中央的领导下同病毒展开了一场人民战争。2 月 12 日和 16 日，位于长江入海口最东端的横沙岛，相继出现两例确诊病例，横沙乡党委政府高度重视，第一时间启动应急响应预案，彻底阻断疫源，严把"道口关""医疗关""民生关"等三道关口，采取"1+3+N"模式做实网格作战单元，充分发挥党组织战斗堡垒作用和党员干部先锋模范作用，经过日夜奋战、艰苦努力，最终实现了"无扩散、无输出"的"清零"目标，并平稳有序推进复工复产。

【关键词】新冠肺炎　疫情防控　党的建设　村民自治

【引言】习近平总书记 2020 年 1 月 27 日作出重要指示，强调在当前防控新型冠状病毒感染肺炎的严峻斗争中，基层党组织和广大党员要发挥战斗堡垒作用和先锋模范作用，广泛动员群众、组织群众、凝聚群众，全面落实联防联控措施，构筑群防群治的严密防线。各级党委要在这场严峻斗争的实践中考察识别干部，激励引导广大党员、干部在危难时刻挺身而出、英勇奋斗、扎实工作，经受住考验，紧紧依靠人民群众坚决打赢疫情防控阻击战。

一、背景情况

农历庚子年伊始，一场来势汹汹的新冠肺炎疫情席卷了中国大地，严重威胁到人民群众的生命安全和身体健康。上海市新型冠状病毒感染肺炎疫情防控工作领导小组研究部署疫情防控重点工作和举措，并于1月24日启动重大突发公共卫生事件一级响应。崇明区全力以赴落实疫情防控任务，加强各部门、各条线的协调配合，坚持科学防控，强化社区防控，推动疫情防控工作不断向实处发力、向纵深推进。

横沙岛，位于长江口的最东端，崇明岛南侧、长兴岛东侧、浦东新区北侧，占地面积52平方公里，属崇明三岛之一。1月22日，横沙乡召开新冠肺炎疫情防控工作会议，坚决贯彻落实党中央、市委和区委的防控要求和部署，把全乡疫情防控工作落实落细。一是第一时间搭建工作班底。按照疫情防控工作的具体要求，乡级层面成立以乡党委书记、乡长为双组长的防控工作领导小组；村级层面成立了以村党支部书记为组长的防控工作领导小组，及时对疫情防控工作进行领导和指挥。二是周密安排全乡防控工作。先后召开多次党委（扩大）会议、领导小组会议，调整、优化疫情防控领导小组专项工作组成员；制定下发《关于成立本乡新型冠状病毒感染肺炎防控工作领导小组的通知》等文件10余份，明确疫情防控的各项措施和要求。三是加大疫情防控宣传力度。发放关于新冠病毒肺炎的宣传书籍1000册，倡议书、承诺书及告知书14000份等。通过小喇叭、微信公众号、户外电子屏等媒体，对全乡群众开展疫情防控知识的宣传教育，提高自我防护能力；加强舆论引导，坚决做到不造谣、不信谣、不传谣。

横沙乡是崇明清水蟹的主要养殖区域之一，每年都有全国各地的收蟹人来到横沙从事蟹生意。村民徐某某于1月13日至18日被雇佣为来自湖北省孝感市、荆州市、洪湖市的收蟹人烧饭，出现乏力、无胃口的症状，2月12日晚，徐某某确诊为新冠肺炎病例。2月15日下午，正在实行居家医学观察的第一位病例徐某某的妹妹主动联系民生村村委会，2月16日下午被确诊为新型冠状病毒肺炎病例。横沙乡党委政府高度重视，第一时间启动应急响应预案彻底阻断疫源，严把"道口关""医疗关""民生关"等三道关口，采取"1+3+N"模式做实网格作战单元，充分发挥党组织战斗堡垒作用和党员干部先锋模范作用，经过日夜奋战、艰苦努力，最终实现了"无扩散、无输出"的"清零"目标。

二、主要做法

（一）区、乡、村三级联动阻断疫源，以村民自治为抓手防止病毒扩散

出现确诊病例后，区委第一时间派出以区人大常委会副主任邢建良同志为组长的指导组，同区纪委、区卫健委等63名支援力量来横参战。横沙乡依据区委指导组工作意见和建议，进一步加强组织领导、强化责任落实、突出问题导向，确保疫情防控各项措施落地见效。

乡党委书记担任乡应急指挥部指挥长，积极协调各职能部门，专设信息排摸组、隔离管控组和医疗保障组，明确分工迅速行动。乡长担任信息排摸组组长，全面开展排查工作，以两小时为限锁定核心密

接者；以六小时为限确定应隔离尽隔离人员；以十二小时为限确保先隔离、再分类隔离，使风险得到有效控制。隔离管控组负责第一时间隔离疑似对象，确保阻断风险。医疗保障组进入疫区，确保隔离参与人员安全、隔离过程安全，并落实专用车辆及应急防控物资。横沙乡还组织了一支 50 多人的应急预备队作为第二梯队，将原应急值守人员的骨干力量作为应急管理和疫情防控的第一梯队。

在出现确诊病例的两个行政村，疫情防控领导小组也做出了相应的工作调整。根据新春村两委全员居家医学观察的特殊情况，由乡联系该村的班子成员会同两名老村干部组建临时党支部，全面接管新春村的疫情防控工作。根据民生村的实际情况，由乡联系该村的班子成员带队入驻，组团式开展疫情防控工作。

为有效遏制疫情扩散蔓延，横沙乡实施"排摸发现—研判风险源—隔离管控—指导监督"的闭环式管理，落实落细各项防控措施。对患者生活工作轨迹进行地毯式排查，查找风险源。出现第一例疑似病例后，乡领导班子成员连夜分组行动，全面排摸涉及的人员及场所。对密接者、间接者开展归类排查，包括就医过程中的接触者、病例帮厨的蟹商、蟹农及帮工、密接者丈夫菜场摊位旁的密接者，以及其女儿、女婿的接触者等，全面厘清了接触人群及场所。

将天使海滩度假村确定为集中隔离点，并在隔离点组建 6 人工作专班，配备专职医疗人员 2 名，专职消毒人员 2 名，服务人员 12 名，安保人员 6 名。同时，由乡人大主席任组长的社区管理指导组，负责各村居防疫工作的指导和监督。进一步强化村居社区封闭管理，以"路条制"管理为抓手，所有村组、小区、居民点实行 24 小时封闭式管理。强化车辆通行管控，严控辖区内道口交通管制。强化重点区域管理，关闭所有非必须公共场所，并做好人员导流及体温测量等。

自横沙出现确诊案例后，横沙乡各村居党组织结合实际，因地制宜地开展各具特色的疫情防控工作。新春村作为横沙岛第一个出现病例的行政村，村两委工作人员全部为间接接触者被居家医学观察，全村疫情防控架构几近瘫痪。针对这一突发情况，乡党委全面接管，组建临时党支部。同时，采取全村封闭式管理。对确诊病例的接触者采取隔离措施，对全村的车辆通行进行严格管控。党员志愿者则主动担负起"快递员"和"外卖员"的职责，逐户上门宣传"线上订购"、"无接触式配送"等点单服务，实行集中购买、统一配送，为村民"代购""团购"生活物品，进一步减少人员流动，积极帮助隔离人员解决生活难题，提供力所能及的暖心服务。

民生村是第二例确诊病例所在村，村支部书记顾春荣等三名村干部与患者有接触，根据规定应进行居家医学观察。但他们主动要求在村委会安营扎寨，吃住在办公室，一边进行医学观察一边开展疫情防控。同时，由乡领导带领两位老村支部书记一同进驻民生村，指导疫情防控工作，实现"老中青"三代村书记齐上阵，确保疫情防控工作的各项职责、任务落实到位。

民永村以村民自治为切入点，建立疫情防控挂钩自治金发放的奖励约束机制，形成新的防疫期间村民自治制度与管控办法。对于遵守防控制度的村民，通过营养费形式统一发放一次性营养补贴10元/人/天（在岛户籍），非户籍人员减半。对于疫情管控期间不配合防控工作的，每发现一次都在村民记录卡进行记录，并从年终村民自治金的发放中作相应扣减。村民个人从该户600元的自治金总奖励中扣减一次50元，同时从该组每户600元的奖励中扣减一次100元。通过促进村民自我管理和自我约束，在"停摆"的14天里，实现了全村全员"静止"，"宅"在家中共抗疫情。

新北村作为横沙岛上人口最为密集的"中心地带"，村党支部则更加注重发动干部深入疫情一线，构建"四级联动、邻里联防"的防疫体系，协调运用"乡村组户"联防力量，推动乡级驰援队伍、村委会工作人员、村民小组长、群众形成疫情防控的强大合力。同时，还得到了横沙派出所、市场监管所、城管中队等部门的协同配合。

（二）联防联控把好"三道关口"，"1+3+N"模式做实网格作战单元

在区指导小组和乡领导小组的正确领导和部署下，各村居基层党组织积极响应，联防联控把好三道关口。

严把"道口关"，内防扩散，外防输入。成立稳控交通保障组，统一对道口进行管控。在保障民生及应急通道畅通的前提下，将交通管制措施压到最严，长横对江渡双向减少约40班次；沪航客轮双向减少10班次；申崇七线双向减少12班次；长横线、横沙二路、三路均暂停运营。在双向渡口设卡立哨，严格检查，实行入岛关"两个"一律的同时，出岛统一以卫生服务中心出具的就医证明、各村（居）和单位出具的工作证明作为购票唯一凭证；各村道口实施封闭式管理，各道口均配备由党员、群众组成的志愿者队伍进行24小时道口管控，并落实"路条制"，切实做到逢车必检、逢人必测、出入有证、有人必登，全岛做到非必须不出岛，非必要不出门。持续压缩街面、集贸市场经营规模，制定出台《关于菜场营业应对疫情的临时管理办法》，对经营非生活必需品商户和摊位劝导闭市。对新岛集贸市场，

实行单双日分流购物、凭票购物制度。

严把"医疗关"，科学防疫，精准确诊。自确诊病例出现后，横沙乡进一步畅通医疗保障机制，加强村卫生室、社区卫生服务中心和乡防控办三级沟通联系和资源共享。在进驻横沙乡的区疾控中心医护人员团队及区卫健委的指导下，乡社区卫生服务中心的党员干部全力投身防控和疫情研判，合理统筹人员分配、严格管理防疫物资。对前来就诊的病人进行科学严格的病情筛选，落实分级分类就医制度，避免患者无序流动，减少医院内交叉感染，发现疑似病例经发热门诊确诊后立即送往指定医疗点治疗。临时关闭 12 个卫生室就诊点，最大程度地减少人群聚集和接触机会。在疫情有所缓解之后，为保障村民群众的基础就医需要，在采取降低感染风险措施的基础上，整合开放 5 个卫生室就诊点，各卫生室医护人员轮岗执行日常接诊工作，接诊医生做好信息登记，并组织患者分流就诊。此外，对辖区内的外来人员、返乡人员、居家医学观察人员及居家健康观察人员进行全覆盖健康登记和体温测量，做好留验观察工作，并及时反馈至卫生服务中心。

严把"民生关"，精细管理，保障民生。疫情期间，为让集中隔离、居家医学观察及居家健康观察人员安心、舒心，各部门联勤联动，为其提供全方位的保障服务，尽全力满足隔离人员的生活需求。组织医疗救治、防疫消杀、后勤保障、安全保卫等工作人员入驻集中隔离点，实施 24 小时看护及健康监测，根据隔离对象的不同需求提供针对性服务，如为有饮食忌口的人员烹制特定菜系等。针对居家医学观察和健康观察人员，各村居党组织召集志愿者，为其提供生活代购和心理辅导等服务，满足隔离人员的基本生活和精神需求。

在社区疫情防控方面，横沙乡在各村社区采取"1+3+N"模式，建立疫情防控网格架构，即指定1名网格负责人，成立"排查队"、"宣传队"和"服务队"3个网格团队，由"N"名党员志愿者开展防疫防控工作。全乡1754名党员、57个党群服务站点全部编入防疫防控网。"排查队"负责网格内巡查，发动党员群众参与网格化管理、地毯式筛查，及时了解掌握全部村民，尤其是外来人口和返乡人员的健康状况，做好防疫排查、监测整治、群众帮扶等工作。"宣传队"负责防疫宣传和舆论引导，"服务队"负责为隔离人员代购生活物资、代配药品、换液化气等工作。通过网格化管理，落实落细党员干部带头、村居包干制度，切实做到群众发动到位、出入严管到位、重点排摸到位、隔离观察到位、关心关爱到位、居民防护到位。

（三）发挥党员先锋模范作用，疫情防控任务全面落实到位

一名党员就是一面旗帜，一个支部就是一个战斗堡垒。疫情防控期间，各村居基层党组织依托党建叶脉工程，充分发挥党建微网格的作用，采取端口向下，服务前置的方式，将基层党组织的服务职能与村委会的治理职能结合在一起。全乡25个村居不断强化党建引领，积极加强村民自治共治，形成了本区域疫情防控的铜墙铁壁。在此期间，涌现出许多普通党员、群众的感人事迹。

"防疫工作要精细精细再精细，尤其是关乎生命财产安全问题，一点都马虎不得。"新春村老干部倪春燕这样说道。作为一名退休的村干部，她没有因为自己离岗而卸下责任。相反，在出现横沙第一例病例，村防疫架构出现瘫痪风险的情况下，她毫不犹豫加入临时党支部，参与到社区防疫工作中来。她每天都辛苦地奔波在村组间做排

摸、宣传等工作。2 月 21 日凌晨，她忙完工作刚回到家还没坐下，就接到村民陈阿姨突发癌症疼痛难忍的消息，没来得及和家人交代一下，她立刻起身来到陈阿姨家中。由于陈阿姨的丈夫患病在身，无法将她送到医院。倪春燕二话不说，搀起陈阿姨直接赶往医院。几天后，又有一村民突发脑梗，倪春燕又马上赶到村民家，及时拨打 120 救护车，赢得了宝贵的抢救时间。

已经 71 岁的叶遇春，是民生村党支部的老书记。听说横沙第二例病例出现在民生村，而村里的工作人员与该病例有间接接触需居家医学观察的消息后，叶老"遣散"了家中的子女，跑到村委会主动请缨抗疫。一大早，叶老就深入重点区域，带领党员们开展排摸工作。凭借几十年的乡村工作经验，叶老一边做群众的思想工作、安抚"隔离户"的焦虑情绪，一边挨家挨户排摸调查、发放防疫宣传告知单。他忙碌的身影，一次次出现在通往村委会和重点区域之间的小路上。

在疫情期间，不仅有老党员勇挑重担，发挥"晚晴"作用，还有一批青年党员、在职党员也在自己的岗位上拼搏和奉献。朱柳婷是横沙党群办主任，是一名青年在职党员，在区交通委挂职工作。当得知横沙出现确诊病例急需支援时；她非常着急，向组织提出回到横沙抗疫第一线。"这个时候，没来得及考虑那么多，形势更容不得我考虑那么多。抢时间，和病毒赛跑，才能打赢这场仗。"连行李都没来得及收拾，朱柳婷就驱车 70 多公里回到横沙，投入到抗击疫情的战斗之中。让她逆风而行的，是党员对初心使命的坚守和践行，更是青年干部心底的责任与担当。

横沙战"疫"的感人故事不止于此。还有于海泳、顾伟达、沈建荣、施海萍等支部书记，他们一手抓人员管控，一手抓方法创新，将社会治理与疫情防控责任牢牢扛在肩上；也有新北村的袁诚、海鸿村的李晓冰等普通党员，他们在疫情发生后的第一时间，自掏腰包、想方设法采购医用口罩捐赠给村委会；还有永胜村老党员倪亚英，带伤坚守在防疫宣传岗位上……

全乡178名村干部累计加班3059天，正是有了他们的日夜坚守，才有了疫情防控的强大能量。广大党员、群众还积极响应乡党委政府的倡议，慷慨解囊，纷纷为疫情防控奉献自己的一份爱心。2月28日前，向湖北武汉等地自愿捐款6.15万元；28日后，党员自愿捐款21.5733万元，覆盖率达95.3%；疫情期间，全乡党员交纳大额特殊党费3.89万元，小额党费9.2668万元。

疫情防控既是"战场"，更是党员干部的"考场"。防疫期间，乡党委制定下发了《关于在疫情防控工作中开展整治素质考察的实施办法》，树立在疫情防控第一线考察、识别、评价、使用干部的鲜明导向。同时，乡防疫工作领导小组与乡人大、乡纪委共同组成督查组，在区纪委指导小组的指导下，对疫情防控期间可能出现的违法违纪行为进行执法监督，对疫情防控物资规范发放台账进行检查，深入一线考察、了解干部的政治意识、担当精神、驾驭能力和履职表现。通过实地暗访、督查全乡各道口、各单位、各村居疫情防控工作实效，客观公正评价干部，让政治过硬、堪当重任的党员干部脱颖而出。

三、经验启示

面对突如其来的新冠肺炎确诊病例，横沙乡迅速反应、全面动员、积极应对，在最短时间内果断做出决策、压实责任担当，有效调配资源，最终将病例数清零，同时稳步推动复工复产，在多方面提供了有益的启示。

（一）基层党组织建设和党员的责任担当，是形成抗疫合力的根本所在

基层党组织建设是我们党力量增长的主要源泉，是党重要的历史经验和特有的政治优势。面对突如其来的新冠疫情，横沙乡把疫情防控作为头等政治任务，第一时间学习传达并迅速落实上级要求和部署，全乡1754名党员、57个党群服务站点全部编入防疫防控网，全力当好小岛"守门人"。横沙乡以"党旗飘起来、党徽亮起来、党员动起来"为抓手，充分发挥党员干部先锋模范作用，涌现出许多普通党员、群众的感人事迹，让党旗在防控疫情斗争第一线高高飘扬。群众看到挂在"火线"上的党旗，一下子吃了"定心丸"，有了"主心骨"。

实践再一次证明，党组织在关键时刻的作用不可替代。党组织在向广大乡村、农家院延伸的过程中，应选用政治意识强、有威信、有能力的党员担任党组织的带头人，更好地发挥"头雁作用"，将广大党员组织和凝聚起来，夯实基层党组织的战斗堡垒。

（二）应急管理及时有效，是取得抗疫成果的体制机制保障

这次新冠肺炎疫情是对我国治理体系和治理能力的一次大考。面对爆发的疫情和确诊的病例，区委高度重视区、乡两级应急管理力量的整合，第一时间成立指导组到一线指挥，下派防疫力量，相关领导和职能部门多次上岛会商防疫工作。横沙乡第一时间启动应急预案，乡党委一把手担任应急指挥部指挥长，同时设立三个专业工作组，组

织 50 多人的应急预备队，以两小时、六小时、十二小时为重要时间节点，迅速开展排查、隔离、医疗等各项工作。通过疫情防控工作中的高强度磨炼，横沙乡在应对突发状况的组织能力、调动能力、协调能力等多个方面都得到了进一步提升。

应急管理工作是一项科学化、专业化、综合性非常强的工作，包括加强风险分析、研判和响应能力、从常态管理到非常态指挥应对的快速转化、对突发事件应对全过程的动态评估、基层干部应急管理能力的强化等多项内容，需要结合本次疫情防控中出现的突出问题，进一步优化应急管理体系、提高应急管理能力。

（三）村民自治的"钢铁长城"，是开展抗疫行动的广泛力量

疫情期间，按照"联防联控、群防群控、自防自控"要求，横沙乡将疫情联防联控与推进乡村治理工作结合起来，各村积极推进村民自治和群防群控举措，群策群力筑牢疫情防控的"钢铁长城"。出现第一例病例的新春村依托村民自治，由党员志愿者当起了"快递员""外卖员"，为村民"代购""团购"生活物品。民永村建立疫情防控与自治金发放挂钩的奖励约束机制，进行了疫情防控期间村民自治创新的有益尝试。

村民自治是从我国农村社会的泥土中生长出来的民主制度，是我国广大农村开展抗疫行动的最广泛力量。习近平总书记强调，要夯实乡村治理这个根基，健全自治、法治和德治相结合的乡村治理体系。村民自治作为我国民主政治建设的重要组成部分，必须坚持让村民自治与广大基层群众的生活息息相关，形成"自己家园自己爱、自己家园自己建、自己家园自己管、自己家园自己护"的普遍价值认同，最

终实现村民自我管理、自我服务、自我教育和自我监督的良性循环。

【思考题】

1. 横沙乡在出现确诊病例后，是如何进行应急管理和疫情防控的？除案例提到的之外，还可以采取哪些行之有效的措施？

2. 横沙乡在疫情防控过程中，党员干部是如何发挥作用的？如何更好地激发广大党员的责任意识和担当精神？

3. 横沙乡的村民自治是如何与疫情防控相结合的？如何让村民自治在重大突发公共卫生事件中发挥更大作用？

（执笔人：中共上海市崇明区委党校 万春利 沙刘勇

陆晓菁 陈思源 施倩倩）

筑牢社区"安全屏障" 下好防疫"一盘棋"

——合肥方兴社区的疫情防控实践

【摘要】疫情就是命令，防控就是责任。疫情期间方兴社区党委以全域党建引领，筑牢社区"安全屏障"，下好防疫"一盘棋"。积极探索"12345"工作法，创新"349"工作机制，通过强化"线上＋线下"宣传、大规模地毯式排查、实时追踪监测等举措，筑牢基层"防疫墙"；汇聚辖区"N"种力量，以"居民自治"的方式，建立起横到边、纵到底的疫情防控网络体系，筑起了楼院管控的"温暖"防线，确保疫情防控工作达到最佳效果。

方兴社区的防疫经验突出地体现了以党建引领推动方兴社区治理体系与治理能力现代化，把方兴社区治理优势转化为疫情防控的实际效能，形成宣传常态化、抗疫专业化、服务暖心化、参与多元化的疫情防控和经济社会发展新格局。

【关键词】社区　疫情　防控　自治　服务

【引言】2020年伊始，新冠肺炎疫情在全国各地蔓延，严重危害人民群众的生命健康。习近平总书记在统筹推进新冠肺炎疫情防控和经济社会发展工作部署会议上强调，社区是疫情联防联控、群防群控的关键防线，要推动防控资源和力量下沉，把社区这道防线守严守牢。

社区防控工作事关国家疫情防控大局，事关人民群众切身利益，需要人人参与、人人尽力。当大多数人因为阻隔疫情滞留家中时，社区工作人员、物业人员、楼栋党小组长、社区志愿者却坚守在各自的岗位，坚守在城市的最基层，守护着星光下的万家灯火。他们同白衣天使、官兵战士一样是这场疫情中最美的逆行者，为遏制疫情扩散蔓延作出了重要贡献。

疫情大考，重在基层，难在基层。方兴社区党委闻令而动、周密部署、精准施策，全域党建引领，激发群防群控抗击疫情的整体合力，筑起一条坚实的遏制疫情扩散蔓延的社区防线，为打赢疫情防控阻击战发挥了积极作用。

一、背景情况

方兴社区位于合肥市滨湖新区，于2015年5月正式挂牌成立，作为合肥市基层治理体制改革的试点单位、全省最年轻的街道级大社区，肩负着服务省级中心、引领治理创新、打造首善社区的历史重任。辖区面积11.8平方公里，规划人口22.5万。现有常住人口7.14万人，拥有2个菜场、4个商业综合体、9所学校，23条公交线路，34个公交站点，3个地铁出入口，17个居民小区，146家商户，86家驻地单位，63家专业社会组织。面对来势汹汹的疫情和如此庞大复杂的区域，方兴社区在疫情防控伊始，面临人手不足、信息沟通不畅、防控手段单一、居民情绪疏导方法乏力等诸多难题。为解决这一系列难题，方兴社区党委以全域党建引领，加强社区治理，凝聚社区多方力量，完善社区联防联控体系，积极找准症结，筑起社区抵御疫情的坚实防线，取得辖区内无疑似病例、无确诊病例的优异战绩，为最终打赢疫情防控的人民战争、总体战、阻击战奠定坚实的基础。

二、主要做法

（一）全域党建引领，下好防疫"一盘棋"

第一，全域党建统领社区疫情防控工作。社区是外防输入、内防反弹的重要战场，自疫情防控工作开展以来，方兴社区党委以"全域党建统领社区疫情防控工作"，推动一强化三提升，即强化自身建设，突出政治功能；提升组织力、提升网格化管理能力和提升物业工作档次，整合区域各类资源，以疫情防控为试金石，实现了"化危为机"，即推动辖区居民摸清人员底数，全面更新了人口户况信息；深入推动爱国卫生运动，全面清理住宅小区的僵尸车辆、楼栋杂物和流浪猫狗，破解了日常的社会治理难题；全面夯实了各楼栋的"两长四员"（党小组长、楼栋长，治安员、物管员、调解员、监督员等），形成了做好社区防控工作的整体合力，把各项防控措施覆盖到户，落实到人，为战"疫"助力。

第二，发挥基层党组织的战斗堡垒作用。在各小区党支部中强化守土有责、守土尽责意识，团结带领党员群众积极投身疫情防控主战场，第一时间包联小区主要出入口，开展询问人员来地和去向、健康登记、体温测量等工作，大力推广使用"安康码"活动，实行全员扫码登记，执行"红码停、绿码行"的标准。做到看好门管好人，在保留绿色应急通道的基础上严实"封锁战术"，为社区筑牢第一道"安全屏障"，全力下好防疫"一盘棋"，党组织的战斗堡垒作用成为打赢战"疫"的"制胜法宝"。

第三，发挥党员的先锋模范作用。在疫情防控中，方兴社区党委要求每名党员干部亮明身份、争当表率，汇聚社区各方面的力量，建立包联责任制，使党员、网格员、志愿者、楼栋、党小组长、物业等人员并肩作战，做到一个党员就是一面旗帜，一个支部就是一座堡垒。同时根据实际情况设置了党员政策宣传岗、门岗执勤岗、人员劝导岗等岗位，全体党员认真做好宣传员、监督员、战斗员的角色，以实际行动践行入党的铿锵誓言。在疫情防控的关键时刻，社区共发动在职、在册、在地的"三在"党员786人，在信息登记、人员摸排、防控指导等方面发挥积极作用，让党旗在防控疫情斗争的第一线高高飘扬。

（二）采取三项举措，筑牢基层"防疫墙"

一是强化"线上＋线下"宣传，引导群众积极防控。方兴社区党委针对小区范围大、人员多，管控难度大等实际问题，积极发动各小区党支部、楼栋党小组长、网格信息员、居民志愿者等骨干力量通过"线上＋线下"全面开展宣传工作。依托楼栋微信群、微信公众号等线上平台，开展疫情宣传、政策咨询、人员信息登记，加强对各楼栋的日常管理。在辖区内，利用播放"一个"小喇叭、张贴"一封"公开信、下发"一条"提示单，发放"一份"倡议书、播放"一块"电子屏等"五个一"的疫情防控工作，积极进行社会宣传，营造浓厚的宣传氛围。在小区出入口、各楼栋等墙面醒目位置张贴方兴社区疫情防控公告，确保全小区疫情防控工作措施家喻户晓，劝导群众自觉居家隔离，不信谣、不传谣，消除恐慌。在疫情期间，方兴社区共计建立楼栋微信群214个，张贴宣传海报6000多张，发放各类公开信、倡议书、提示单等通知近2万份，播放电子屏211处、音频476处。

通过点多面广的宣传形式，做好中央省市区各级有关疫情防控政策措施的宣传解释引导工作，倡导科学佩戴口罩、勤洗手、常通风，保持安全社交距离，不扎堆不聚会，养成分餐制等良好卫生习惯和饮食习惯，使广大居民增强防范意识、提高防护能力，有效做到居民区防控宣传全覆盖。

二是大规模地毯式排查，筑起健康的坚固屏障。疫情防控工作最重要的就是要排查到位，方兴社区党委努力做好社区防控工作的坚决执行者、社区居民共抗疫情的积极引领者和健康安全的有力守护者，发动辖区居民、辖区单位共同参与疫情防控，形成了"党委＋居委＋支部＋楼栋党小组长＋辖区单位＋居民志愿者"的疫情联防联控机制，群策群力，实行包片包户，各楼栋包联人员先后通过电话或上门问询等方式，对各楼栋进行全面摸排，精确联系，精准推送。先后逐门逐户开展重点人员排查，摸清省内外返程、探亲人员信息，重点摸排湖北方向返回人员信息，努力做到底子清、情况明，并每天按要求实时报送疫情信息，确保无遗漏、无死角。疫情期间方兴社区利用多种方式摸排核实辖区 39743 户合计 7 万余人，摸排空置房屋 5904 户。

三是强化实时追踪监测，为特殊群体送关爱。方兴社区党委组织党员每周对辖区特困群体进行电话慰问，及时了解需求，疏解焦虑等负面情绪，为特困群体提供全方位服务和全面关怀。结合地毯式摸排活动，由各小区党支部安排专人上门，用额温枪为孤寡老人、重病残疾人等测量体温，并对其居所进行消毒，志愿者甘当"快递员"，为特殊人群和困难家庭代买代购代送各类物资，通过线上线下联动为其解决困难，让其少跑腿少出门，降低受到感染的风险，全力保障特殊群体防疫工作落实落地。社区还组织 20 名心理咨询师分片包联辖区内 17 个居民小区，为居民提供心理咨询专业服务，针对空巢老人、孤儿、特扶家庭等特殊群体，开展 8 轮上门访视，做好帮扶工作，让他们充分感受到党和政府的亲切关怀，社会各界的友爱和温暖。

（三）凝聚"N"种力量，画好群防"同心圆"

一是联动辖区企业、商户，万众一心共克时艰。在方兴社区各级党员干部精神的感召下，广大企业、超市、商户等志愿者踊跃参与疫情防控工作，或做好宣传引导，或为卡点值班人员送饭送水，或捐钱捐物，汇聚起万众一心、共克时艰的强大正能量。辖区企业和商户捐献物资共计 28 万余元，他们表示，当前正是疫情防控的紧要关头，作为辖区企业和商户，在非常时期积极投身社会，回馈社会，一直是他们努力的方向，他们时刻准备着，只要人民和政府需要，保证一声令下，拉得出，连得上，打得赢，为社会的稳定，取得抗疫的胜利，全力以赴做出应有的贡献！

二是动员社会多方力量，助力社区疫情防控。动员社工组织积极参与疫情防控工作，壮大方兴防控疫情的队伍。在社区居民们因为疫情原因节庆也无法出门，情绪低落时，社工们发挥自身专业优势，设计了丰富多彩的线上活动，及时为社区居民提供了线上的节庆盛宴，让曾经彼此并不熟悉的居民们也都在线上畅所欲言，互相熟悉，和谐友善起来。社区邻里关爱团、超越艺术团、花船队等社会组织里的阿姨们各自在家里进行线上表演节目，帮助许多居家隔离的居民排解寂寞，劝导很多疫情期间依旧出门散步的居民，减轻了社区一线其他战斗岗位的工作人员的压力，坚定了大家战胜疫情的信心。方兴社区组织辖区内各物业公司，积极履行抗疫职责，确保公共区域每日消毒并且记录公布，在小区所有出入口都制定了严密的出入管理方案，对于外地返程人员做好测温、登记、信息上报的工作，对于本小区居民制作发放了出入登记卡，严格把控，确保小区居民的安全与健康。物业人员在自身做好防护消杀的同时，上门进行无接触物资配送与垃圾收集，解决居民生活问题，阻断病毒传播路径。

三是用好居民志愿组织，筑牢疫情防控网络。在疫情防控攻坚战全面打响的时刻，方兴社区党委为营造全社会关心支持参与社区防控工作的良好氛围，用好居民志愿者力量，为每一位社区志愿者颁发"义粉护照"，记录其服务的内容、时间和时长，对社区抗疫中发生的好人好事进行宣传表彰。广大居民积极响应，纷纷来社区登记信息，进入志愿者岗位，积极了解居民需求，利用线上线下联动为居民解决困难。通过"居民自治"的方式，牢牢把好楼院进出关，建立起横到边、纵到底的疫情防控网络，筑起楼院管控的"温暖"防线，确保疫情防控工作达到最佳效果。

疫情期间，整个方兴社区共发动 2700 余人共同抗疫，其中居民区"两委"成员 40 人、党小组长与楼栋长 520 人、党员志愿者 287 人、居民志愿者 309 人、网格管理员（信息员）47 人、物业人员 938 人，237 名省市区志愿者下沉基层一线，形成联防联控、群防群控格局。

（四）12345 工作法，暖心服务居家观察人员

在疾控中心等机构的指导下，由方兴社区卫生服务中心对来自中高风险地区的人员、外地返肥人员进行有效管理，加强发热和症状监测，追踪督促其居家医学观察 14 天。创新"12345 工作法"，在各小

区内部广做宣传，跟踪服务，做到防范疫情不减少亲情，隔离病毒不隔离友爱。具体内容为："1"是一张跟踪服务表，针对居家观察居民，方兴社区要求各小区"两委"班子包联到人，通过电话、短信、微信等方式，每日动态更新居家观察人员服务情况；"2"即两个"大礼包"，一个是发放给居家观察人员的，内有防疫提示单、致居民一封信、84消毒液、口罩等的暖心包，另一个是发放给解除居家观察人员的安心包，并定点定时送到他们的家门口，做到闭环服务；"3"即关注三件事，各小区党总支运用各种方式掌握隔离人员思想情况、身体状况和生活需求，每日梳理关注事项提醒表。对出现发热的居民第一时间联系社区卫生服务中心人员上门诊疗，对心理问题及时疏导，对生活上的需求及时服务到位；"4"即整合四方力量。对每个居家观察人员安排社区工作人员、楼栋长、网格员、物业人员提供线上线下不打烊的服务；"5"即做细五项服务：对居民开展心理疏导，定时监测体温情况，对居家隔离人员及时推送隔离措施、统计体温，做好生活必需品配送和生活垃圾每日清运，送达社区温暖。

（五）聚焦疫情防控，创新"349"工作机制

一是建立完备"三级网格"。方兴社区党委按照平时入户采集的信息，设立社区、居民区、楼栋"三级网格"，将辖区每个楼栋与商户细化为一个个小网格，制定网格包联明细表，建立包联责任制，实行"1格4员"，将疫情防控的力量布控到每一栋楼，做到楼楼有包联，户户有跟踪，困难有人帮、服务有人办。同时变被动管理为主动服务，及时为群众解疑释惑，有针对性地预测、预防各类安全隐患，真正实现对网格的无缝化管理、精细化服务，实现组团服务综合化。

遵循"以人为本，便利公众"的原则，最大限度地满足网格内群众疫情期间的需求。疫情期间方兴社区共设立"三级网格"311个，做到一网打尽、一网到底、一网兜底。方兴社区的"三级网格地毯式管理"模式得到安徽省有关领导的充分肯定。

二是构建疫情防控四项工作机制。全面建立领导包联包保制、联防联控制、工作清单制、全域发动制等制度，每日召开疫情防控视频调度工作会议，定期召开辖区重点行业调度会，第一时间传达最新文件精神，确保政策连贯性。对建立的清单逐条梳理，逐项落实，根据事业单位、托育机构、养老机构、医疗机构、餐饮企业、商管楼宇、工地、大型商超、文旅场所等不同场地落实更具针对性的疫情防控指南。全面做好防控物资储备，充分备足体温计、酒精、84消毒液、一次性医用口罩、手套和防护服等防疫物资。

三是梳理疫情防控"九项重点工作任务清单"。设计方兴社区疫情防控重点工作任务一览表，将宣传、网格化地毯式巡查、小区封闭管理、居家隔离保障、疫情应急防控、路面巡查、大型商超及街区疫情防治、驻地单位疫情防疫对接、辖区在建工地防疫等九项工作职责、包联领导、责任人列示其中，做到防控工作清单化、流程化、易操作。方兴社区的"九项重点工作清单"由合肥市包河区政府在全区广泛推广。

（六）精准施策服务，稳生产保民生

首先，助力企业复工复产。方兴社区积极稳妥有序推进企业复产复工、复业复市工作，千方百计用好用活政策，对符合激励、优惠、奖补、减免等政策扶持的企业进行深入摸排，全力推进"四重一小"

复工复产，大力实施"四送一服"专项行动，精准帮扶企业，着力解决中小企业、个体工商户面临的融资困难问题。及时开通线上申请与审核，大大提高了复工复产进度，疫情期间共受理近500多户企业的复工复产申请，共有164家企业和个体户享受到房租减免、政策补助等资金460万元左右。积极向辖区商业企业宣传、动员给予商户疫情期间房租减免，四大商业综合体共减免商户租金1804.1万元。

其次，有序推动民生工程。疫情期间，有序组织实施社区11项民生工程，依据"线上不打烊"的民生平台，实行各项民生业务线上办理，截至2020年5月底，累计受理23288例，办结率达100%。依托就业创业一体化服务平台稳步推进就业创业工作，累计提供就业岗位2320个。积极承办第十六届滨湖新区大型招聘会和2020包河区"四送一服"公益性招聘会，提供就业岗位上万个。围绕"聚焦发动社会资源强治理，聚焦特殊群体困难谋福利，聚焦社区居民关切优服务"的目标，大力实施"暖兴工程"，与安徽乐邦慈善基金会共同发起成立方兴"暖兴"基金，募集社会资本45万元，为辖区有困难的居民提供助教、助医等12项服务，先后救助特殊群体600余人次。

最后，积极化解劳务纠纷。联合社区法律顾问，在方兴社区为民服务中心设立复产复工劳动纠纷咨询点，切实维护劳动关系的和谐稳定、保障企业用工需求，及时化解合同履约、企业债务等纠纷。疫情期间为辖区单位提供近百次法律指导与服务，为企业顺利复工复产扫清障碍。

三、经验启示

党的十九届四中全会提出，"完善党委领导、政府负责、民主协商、社会协同、公众参与、法治保障、科技支撑的社会治理体系"。方兴社区在社区治理中以智慧社区建设为契机,坚持党建引领,突出资源整合,按照"提质、提速、提品、提效"要求,走出了一条以全域党建为引领、以信息技术为支撑、以力量整合为保障,融城市管理与社区治理于一体的"大共治"新路。在疫情防控工作中,方兴社区扁平化体制确保了动员迅速、落实坚决;数字化体系确保了底数清晰、防控精准;网格化管理确保了任务到岗、责任到人;充分彰显智慧社区的治理效能,为取得疫情防控的最终胜利提供了良好的经验借鉴。

(一)全域党建引领,筑牢"红色防线"

党建引领是创新社会治理的关键,方兴社区将全域划分为居民区、街面、拓展三个网格区域,将区域化党建进小区,实现党建引领自治共治。在街面成立大共治党支部,发挥党小组建在责任片区上的优势,开展街面巡查巡控,工地管理。组建商户自律委员会,实现自我管理、自我巡查。与驻地单位共建社区党建联席会,将省直及其他驻地单位联系起来,实现共建共治共享。在楼宇、街区、商圈成立功能性党委,建设组织共同体、经济共同体、社区共同体。最终通过织密党组织"一张网"、选育小区自治"一群雁"、下好协商共治"一盘棋"、共建和美小区"一个家",实现了全域党建引领。面对疫情大考,方兴社区全域党建引领的作用凸显,使基层党组织的政治功能得到充分发挥,基层党组织的组织能力进一步强化,凝聚多方力量,共同筑牢社区抗击疫情的"红色防线",守护居民的平安,为打赢疫情防控阻击战提供了坚强的组织保障。

（二）创新体制机制，维护社会稳定

创新管理体制，构建扁平化治理架构。方兴社区在全省率先启动社区治理体制改革，建立了"一委一会一中心"组织构架，即以社区党委为统领，以社区服务中心为支撑，激活社区共治理事会。按照居政分离原则，将行政服务事项全部收至社区。社区服务中心实行前台受理、后台办理"一站式"服务模式。在居民区设置不含行政事务的居委会，渐进式推进居民自治工作，回归居委会的自治属性，形成"党委领导、居政分离、多元共治、居民自治"的治理体系，实现共驻共建共治共享。

创新工作机制，构建高效运转模式。首先，推动去层级去行政化，将原有的街道—社区—居民两级模式改为社区—居民一级模式。其次，推行"大综管"改革，社区通过"对外"统筹协调、"对内"优化重组的方式整合综管力量，以较低成本实现管理效率、标准和水平大幅提升。与传统街镇相比，方兴社区部门精简80%、人员精简70%。最后，坚持市场化运作，推行"养事不养人"，将基层党建、社区治理相关内容打包成项目，以市场化运作及政府购买服务的方式，为辖区广大居民提供专业化、精细化的服务。有效解决因群众服务需求增加、服务内容拓展、服务标准提高，与政府精简机构、减少人员而带来的矛盾。

（三）借助智慧社区，实施精准抗疫

2015 年，方兴社区被确定为合肥市智慧社区建设试点单位，方兴社区紧扣"智慧方兴、首善社区"的总定位，全力推动大数据在基层社区治理中的应用，整合数据资源，线上建设一体化信息平台，线下夯实网格化治理基础，实现线上线下互融互动。在协调管理层面，做强社区综合指挥调度平台，整合综治维稳信访、安全监管、市场监管、小区管理等十个模块。通过社区一张图，对人、事、地、物、情等实行精准定位、精准管理，一张图网尽社区管理各类信息，运用后台数据库的完善和云端分析，实现信息化与网格化有机融合。在共享服务层面，依托楼栋二维码，搭载社区服务"微平台"，打造"线上不打烊"的"十服务"平台，根据群众的需求，开展贴心服务。二维码的广泛应用，已成为方兴社区工作的对标点，综管队员的约束点，群众参与的联系点，为社区努力实现"十分钟管理全覆盖，零距离服务全方位"提供了载体，为疫情防控中"大数据＋网格化"防疫实战机制的推行奠定了良好的基础。

【思考题】

1. 党建引领社区抗击疫情的着力点主要在哪些方面？

2. 社区应从哪些方面着手精准施策，帮助企业复工复产？

3. 方兴社区有哪些值得借鉴的社区治理经验？

［执笔人：中共安徽省委党校（安徽行政学院）尹合伶

安徽省合肥市包河区方兴社区　王素娟］

激活组织"神经末梢" 织密疫情防控网络

——浦东新区的疫情防控实践

【摘要】浦东新区探索疫情防控楼组包干责任制,通过织密社区疫情防控"组织之网",建立多层级楼组疫情防控包干责任体系,凸显党员示范引领作用,运用现代化精细化工作方法,分层分类做好楼组服务保障等措施,有效切断疫情在社区的蔓延。浦东新区的社区防疫实践彰显了党的基层组织在基层社区治理中的重要引领作用,为进一步坚持和完善的党对基层社会的集中统一领导,增强基层党组织的组织力、动员力、创造力、凝聚力和领导力,推进基层党组织高质量发展提供了有益的借鉴和启示。

【关键词】楼组党建 楼组包干责任制 社区疫情防控

【引言】2020年1月27日,习近平总书记就新冠肺炎疫情防控作出重要指示:"社区是疫情联防联控的第一线,要发挥社区基层党组织的政治引领作用和党员先锋模范作用,把居民发动起来,使所有社区基层党组织成为疫情防控的坚强堡垒,让党旗在防控疫情斗争第一线高高飘扬。"浦东新区将村居社区中的"楼组"作为社区抗疫的最基本单元,通过设立楼组党小组,落实疫情防控楼组包干责任制,将党的政治优势和组织优势转化为疫情防控的工作优势,全面打赢疫情防控阻击战。

一、背景情况

浦东新区村居社区面广量多、构成复杂。全区区域面积为 1210 平方公里，辖 12 个街道、24 个镇，村居社区总量达 1300 余个，常住人口约为 550 万，流动人口约为 250 万。如何立足浦东新区村居社区的实际，在最短的时间内精准地"管住每一个人"？诸多难点问题亟待破解。

（一）如何破解工作力量不足与工作总量庞杂、时间紧迫之间的矛盾？

"管住人"的前提是做到"底数清"，这就要求社区干部必须在最短时间内排摸清楚社区内每幢房屋中每户家庭、每位居民的信息，包括房屋产权基本信息、居民的户籍信息、居民的居住信息、房屋出租情况和租户信息，等等。浦东新区居民区的平均户数超过 2000 户，社区干部平均力量为 5—7 人，且所有居民区内均有房屋出租，有的出租比率超过 60%。依靠有限的工作力量要在 2—3 天内排摸清楚以上基本信息，其难度可想而知。

（二）如何破解"静态管理"与"动态管理"之间的矛盾？

社区疫情防控的空间是"静态且边界清晰的居民区"，核心是管住居住在其中的每一个人，而居民则是"动态的、变化的"，且疫情发生正值春节，大量居民处于"动态迁徙"的状态。社区干部如何能够跨越时空限制及时准确地掌握每个居民的动态信息，要在短时间内准确掌握每位居民的动态信息，包括是否居住在上海、是否即将从外地返沪、是否来自湖北武汉等重点地区，做到"情况明"，面临的挑战同样不容小觑。

（三）如何破解"非常态管理"与保障居民生活"常态运行"之间的矛盾？

这指的是，社区如何在因疫情需要实行封闭式管理的条件下保障居民生活正常有序，实现疫情防控和居民生活保障"两不误"。主要问题有：一是共性问题的服务保障。如，如何做到无接触或少接触的条件下确保所有居民家庭的生活物资供应、日常必要出行等；如何及时化解因出现重点地区返沪居民、居家隔离人员而引发的心理恐慌等等。二是个性问题的服务保障，主要是居家隔离人员、独居孤寡老人、困难家庭以及身患重疾和需要长期吃药维持的慢性病患者的生活、就医服务保障等。

（四）如何破解资源的"短缺"与"急需"之间的矛盾？

疫情暴发之初，社区和居民的抗疫物资储备均处于匮乏的状态。一方面，工作人员是"直接暴露在潜在病毒面前的人"，如果没有必备的防护措施的其心理压力可想而知。同时，口罩、额温枪、消杀用品等防疫物品不足，依靠社区干部自身力量很难解决资源难题，而抗疫工作则是分秒必争，稍有延误就会影响全局，问题的破解迫在眉睫。

基于以上问题，浦东新区区委于2月13日颁布了《关于深入开展楼组党建工作落实落细疫情防控楼组包干责任制的若干意见》（以下简称《意见》），将以楼组党建为抓手实行疫情防控楼组包干责任制，作为浦东新区做好社区疫情防控工作的重要举措。明确将"楼组"作为疫情防控的最基本单元，通过在各村、居社区楼组中建立楼组党小组，以楼组党建为抓手实行"疫情防控楼组包干责任制"，守住"楼组门、自家门和邻里门"，将党的政治优势和组织优势转化为疫情防控的工作优势，以此打赢社区疫情防控的阻击战。

二、主要做法

"疫情防控楼组包干责任制"的本质是充分发挥街镇党委、居民党组织和楼组党小组在疫情防控中的集中统一领导，将量大面广的社区以"楼组"为单元进行"具体分割"，将各种问题化模糊为具体、化流动为固定，实现网格化、精细化管理。

（一）优化组织设置，织密社区疫情防控"组织之网"

1. 建立"三级架构"，形成社区疫情防控组织体系

全区各街镇村居社区将所在小区划分为若干片区，成立片区党支部，在片区内一般以自然楼组为单位建立楼组党小组，形成了社区抗疫的"三级组织架构"：居民区党组织（总支或支部）—片区党支部—楼组党小组，进而把党组织的"神经末梢""嵌入"每一个楼组之中。基于此，全区所有村居社区基本建构起了"横向到边、纵向到底"的社区疫情防控组织网络体系，为楼组党小组落实楼组疫情防控包干责任制夯实组织基础。

2. 打破组织隶属和体制界限，实现楼组党小组"全面覆盖和有效覆盖"

"请在职党员们亮出身份"、"期待党员们在各楼道内的党员承诺

牌上签字哦"。2月13日，在《意见》发布的当日，浦东新区的各社区业主群中先后出现了这样的"召集令"，大量的在职党员从"沉默"状态转变为主动"承诺"状态，为楼组党小组的组建奠定基础。如，祝桥镇在《意见》发布的第二天，就成立了1097个楼组党小组，包干全镇34个居民区1492个栋楼、40个村424个队组的疫情防控工作。

"34号楼内没有党员，65、69号楼内的7位党员中有5位是75岁的老党员，行动不便，怎么办？"洋泾街道羽洋居民区的社工提出了这样的问题。面对部分楼组内骨干党员数量不足的问题，各村居社区重新"排列组合"，确保楼组党小组既要"全面覆盖"更要"有效覆盖"。如，洋泾街道针对现任楼组长不是党员的或没有党员的楼组，由居民区党组织将该楼组编入相邻楼组的党小组，每个党小组负责一个或多个楼组，由党小组长和现任楼长共同担任楼长，形成"双楼长"制。洋泾街道40个居民区共组建了1693个楼组党小组，包干2393个楼栋的疫情防控工作。

（二）建立多层级体系，压实楼组疫情防控包干责任

1. 建构多层级工作机制，形成楼组包干责任传导路径

与"三级组织架构"相对应，《意见》明确了"总支抓总、支部包片、楼组包楼、工作到户"包干责任制总要求。按照这一要求，全区各村居社区普遍设立了"三长制"，即：社区党总支书记为总长、片区党支部书记为片长、楼组党小组长为楼长，明确"三长"分别为组织覆盖区域疫情防控的第一责任人，做到了组织架构清、隶属区域清、牵头抓总责任清。如，塘桥街道形成了"1+23+155+1413"

的楼组包干工作机制，即：1个街道疫情防控楼组包干专项工作小组，23个居民区党总支，155个片区党支部，1413楼组党小组。通过四级工作机制，依托1413个楼组党小组将疫情防控工作做到每户居民的"家门口"。又如，洋泾街道的尚海郦景居民区党支部形成了"1个党支部+6个党小组+41个楼栋+1772户居民"的楼组包干工作机制，依托6个楼组党小组，实现对1772户居民的全覆盖。

2．明确工作任务和工作流程，落实落细楼组包干责任

在落实楼组包干责任制中，党组织充分发挥群众智慧，探索了楼组抗疫"1243"工作内容和"7步法"工作流程，建立了"楼门"到"家门"之间的防疫工作闭环。

"1243"抗疫工作内容指的是：建立一个"楼组家园微信群"，形成楼组抗疫共同体；重点选好楼组党小组长和党员骨干两类人；做到"四个清"，建立实时循环排摸系统，做到房屋信息清、户籍信息清、居住地信息清、返沪信息清，登记造册并及时更新；守住"三扇门"，发动楼组内的居民群众共同行动，守在楼组门、自家门和邻里门。"7步法"社区抗疫工作流程指的是：第一步，建群，建立"楼组家园群"；第二步，动员，号召居民做好防疫；第三步，排查，实时循环排摸居民动态；第四步，提示，对即将返沪的重点地区居民进行提示，向楼栋内居民告知相关返沪信息；第五步，管理，对居家隔离人员启动全流程管理；第六步，服务，依托"家园群"开展邻里互助和服务保障；第七步，监督，号召楼组内全体居民对居家隔离家庭及防疫工作进行监督。

（三）凸显党员示范引领，建强楼组疫情防控工作队伍

1. 党员成为楼组疫情防控的"指战员"

"你参加了吗？你努力了吗？你尽力了吗？"这是党员微信群中经常出现的"灵魂叩问"。随之而来的是，"我是党员，先安排我"，"我孩子老婆在丈母娘家，一定要叫我！"等各种主动请缨。自2月份以来，在职党员"亮身份、作承诺、当模范、起作用"，成为疫情防控楼组包干制责任的中坚力量。"我是党员家属，我报名"、"共产党员们日夜值守，太累了，我也报名。"党员的主动示范，大大激发了居民加入抗疫志愿队伍的热情，形成了居民共同抗疫的良好态势。洋泾街道尚海郦景居民区居民自发开展众筹活动，向居委会和物业捐赠1867只口罩、1170片暖宝宝以及若干红外测温仪、额温枪、消毒水等防护物资；塘桥街道峨海居民区居民众筹近1万余元购买自动测温仪，用智能设备取代小区大门的人工测温，减少人员投入提高抗疫效率。

2. 党小组长（楼组长）成为楼组疫情防控的"总指挥"

自2月10日以来的每周一上午8点，塘桥街道蓝东居民区17号楼的党小组长孙阿姨均会在楼组群内发布《17号楼疫情防控工作提示、工作安排表》，发布最新疫情防控信息、楼内最新的外地返沪、居家隔离等情况，并详细列出楼内党员及志愿者参与抗疫的工作时间、内容、要求等，居民们将孙阿姨称之为"17号楼抗疫总指挥"。在楼组包干责任制中，楼组党小组长重点当好"四大员"：一是政策舆情的宣传员，把防控知识、上级要求等传递到户；二是下情上达的信息员，第一时间报告楼组内人员及抗疫情况；三是措施落实的监督员，针对重点对象，做好监督提醒；四是热心为民的服务员，对居家

观察、年老体弱等重点群体，发动楼组内居民提供服务。

党员和党小组长们的示范引领，不仅凝聚了大量居民加入志愿队伍，更成为居民心中的"旗帜和标杆"。4月23日下午，塘桥街道南城居委会党总支收到了来自居民张先生的一份入党申请书。他表示，自己是湖北黄冈人，目前在上海经营着一家小广告公司，在返回上海之前 直在老家做抗疫志愿者，亲眼见证了党和国家不惜代价救治新冠肺炎患者的感人场景，也见证大量的党员干部在抗疫一线率先垂范。返回上海后，同样见证了社区党员干部的不计得失、不辞辛劳。他说，"经过这次抗疫，我深深相信共产党是一个了不起的政党，党员是真正有奉献精神的人，是真心实意为老百姓做事情的，我希望自己也能成为其中的一员。"

（四）创新工作方法，实现楼组疫情防控精准精确

1. 线上线下联动，形成楼组防疫"共同家园"

"微信群"成为楼组抗疫的"最佳利器"之一。抗疫期间，各楼组基本建立了覆盖到户的"楼组家园群"，不仅成为"线上实时抗疫工作平台"，也成为舆情引导、化解恐慌、守望相助的楼组居民的"共同家园"。

3月9日晚上，塘桥街道山泉花苑6号楼502室居民在"楼组家园群"中发布了这样一条信息："大伙好，我女儿抢到了3月26日凌晨从美国返回浦东的机票，即将回家。女儿回家会给大伙儿带来麻烦，我在这里先向大家表示最诚挚的歉意！接下来我会及时报告后续情况。"3月26日下午，502室居民再次发布信息："今天我从浦东机场和卫健委获悉了女儿回国航班的详细检疫信息，MU588航班整机无

须走120通道，其中13名走120通道的乘客下午16:00发布的核酸检测结果均为阴性。这是托了楼里大伙的福分。后续消息我及时在群里汇报。感谢大伙！"楼组党小组长马上跟进："居民区还没有接到小姑娘到达小区的具体信息，一有消息我们及时发布，谢谢大家的理解和支持。"随后，在做好502室居家医学观察隔离工作的同时，居民区党组织发布《告居民书》，详细告知小女孩自3月26日登上飞机后的行程、航班乘客核酸检测情况、落实居家隔离措施等信息。居民回复说："502业主坦诚、细心，居委会和楼组考虑很周全，信息公开及时详尽，我们很放心。"

2. 绘制实时"楼态图"，实现楼组防疫动态管理

为达到管控信息精准、指挥反应迅速的防控目标，各楼组绘制实时"楼态图"，以图示的方式展示小区和楼组房屋状态和居住人群状态。如，川沙新镇妙弘居民区制作了"数字抗疫楼态图"，借助超链接查看法，分图到楼、链接到户，可在电脑和移动端集中显示住户状态，实时查看居家隔离进展情况。塘桥、洋泾等街道在"楼态图"的基础上，标注楼内党员信息，形成楼组党小组包干图，将"楼态图"和"楼组党建图"合二为一，让防控重点和楼内党员力量一目了然。

3. 探索"多色管理法"，实现楼组防疫精细管理

用各种颜色标注区分重点人群、重点楼栋。如，潍坊新村街道杨家渡居民区制作楼组疫情防控"分色管理动态图"，用一种颜色代表一种居家状态，建立"一楼一册一户一表"，实现排查全覆盖。张江镇用"三色管理法"区分楼内的重点住户、难点住户和特殊帮困家庭，并将各楼栋按照居住人群的情况区分为"放心楼"、"重点楼"、"关注楼"、"互助楼"，实现"以房管人"。南码头路街道采用"三形三色"工作法，根据各楼组的防控级别设计三种颜色，根据离、返沪情况设计三种图形，可视化分类管理。

（五）注重分层分类，确保楼组服务保障走心入心

1. 让特殊群体更暖心

为居家隔离人员提供服务保障是疫情防控中楼组服务的重点工作。各楼组探索了各具特色的服务策略，如，洋泾街道建立了"1+3+N"的服务保障体系，即：1名居家隔离人员由3名工作人员和N位志愿者（以党员为主）为其提供全天候的生活服务保障，内容涵盖代为采购生活物资、代寄取快递、代处理垃圾、代购必须药品等方面。塘桥街道各社区楼组按照"一户一群"的要求，为每位居家隔离人员建立专门的"关爱微信群"，与隔离居民保持实时沟通。此外，对于外籍返沪隔离人员，各楼组专门发动有外语特长的党员群众作为志愿者与其对接，确保沟通服务顺畅。

2. 让困难群体更安心

各楼组积极创新服务方式，保障独居老人、重疾家庭、困难居民等群体的生活。如，洋泾街道凌四居民区专门针对高龄独居老人建立了"隔日走访、每日联络、及时报告、紧急处置"的"四流程"服务机制。在实际工作中，正是有了这项服务机制，确保困难群体的生命安全。2月28日上午9时许，凌四居民区4号楼组党小组长徐老师按照工作惯例，给1204室的独居老人刘奶奶打电话，连拨3遍始终无人接听，刘老师赶紧爬到12楼去敲门，大约敲了十几遍还是不见开门和回应。刘老师立即按照紧急处置流程，马上打电话给居民区党总支，党总支书记带领物业工作人员第一时间赶到，将刘奶奶的家门打

开，将突发疾病的老人送往医院，及时挽救了老人的生命。

三、经验启示

　　党的十九届四中全会指出，要健全和完善基层党组织对基层群众自治组织、社会组织的领导制度，要推动社会治理和服务重心向基层下移，构建党组织领导下的基层社会治理新格局。浦东新区在社区疫情防控中把党小组建在楼组上，以楼组党建为抓手，构筑起"横向到边、纵向到底"的疫情防控组织网络，实行党组织领导下的疫情防控楼组包干责任制，把党的政治优势、组织优势和群众工作优势转化为疫情防控工作优势。这一实践创新充分彰显了党组织集中统一领导的显著优势和党建引领基层治理这一中国特色基层社会治理体系的显著优势，同时，为进一步贯彻落实党的十九届四中全会精神，进一步健全基层党组织对基层社会的领导，进一步坚持和完善党组织领导下的基层社会治理新格局带来诸多经验和启示。

　　（一）织"深"组织体系，实现有效"嵌入"，是提升基层党组织组织力的重要基础

　　习近平总书记在全国组织工作会议上强调："党的力量来自组织。党的全面领导、党的全部工作要靠党的坚强组织体系去实现。"在疫情防控楼组包干责任制的实践中，浦东新区通过在一个个楼组内建立"党小组"的方式，让党组织的"神经末梢"有效"嵌入"基层社会的"末端空间"，实现了党的组织与每户家庭、每位居民"面对面"。正是依托这一严密的组织体系，党中央的统一指挥、统一协调、统一调度得到了不折不扣地贯彻落实，基层党组织成为抗疫中坚不可摧的

战斗堡垒，实现了党的公信力的全面提升。这一实践创新同样破解了基层党组织作用虚化、弱化和淡化的问题。"楼组党建"本质上是搭建了一个"工作边界清晰、服务人群固定、群众监督便利"的全新组织平台，并将党组织的工作要求清晰化、具体化，确保党组织作用发挥"有方向、有感觉"，做到了有形覆盖和有效覆盖的有机统一。进入新时代，必须更加注重党的组织体系建设，最大程度发挥党的组织优势，将党员组织起来、把人才凝聚起来、把群众动员起来。

（二）激活"关键少数"，彰显共产党员人格魅力，是提升基层党组织动员力的关键因素

动员和引领的本质是精神的影响和感召，在疫情防控楼组包干责任制的实践中，以党小组长（楼组长）为代表的党员们，用关键时刻冲得上去、危难关头豁得出来的姿态，在居民群众的注视和见证下，成为一面面指引方向的旗帜。正是党组织和党员的人格魅力有效激发了区域内的各类组织、居民群众的积极参与，形成了"人人都是管理者、人人都是奉献者"的人民群众共同战"疫"的良好态势。"政治路线确定之后，干部就是决定因素"，进入新时代，必须更加注重提升队伍的质量，把不忘初心、牢记使命的学习教育作为全体党员干部的终身课题，坚持不懈锤炼党员干部忠诚、干净、担当的政治品格，确保党始终走在时代前列、得到人民衷心拥护。

（三）运用"智慧"手段，创新工作理念，是提升基层党组织创造力的重要支撑

习近平总书记在全国组织工作会议上指出："要高度重视信息化

发展对党的建设的影响，充分运用信息技术改进党员教育管理、提高群众工作水平，加强网络舆论的正面引导。"在疫情防控中，以"楼组微信群"为典型代表的信息平台成为基层党组织有效发挥作用，有效动员和组织居民的重要技术支撑：通过客观、准确、及时的信息宣传，实现了党组织在舆情信息上的主导权；通过快速跟进反映问题，实现了党组织回应诉求的及时性；通过实时了解居民需求，实现了党组织服务的精准性；通过引领居民守望相助，创建了良好的社区生态圈，从而使得社区成为名副其实的"共同家园"。进入新时代，各级党组织要积极推动党建的传统优势与信息技术的深度融合，创新信息化时代党建工作的理念和方式，筑牢线上线下两大阵地，构建新时代智慧党建新模式。

（四）注重"精细精准"，确保服务质量，是提升基层党组织凝聚力的重要条件

习近平总书记在上海考察时指出，社区是党委和政府联系群众、服务群众的神经末梢，也是城市治理的"最后一公里"，要及时感知社区居民的操心事、烦心事、揪心事，一件一件加以解决，只有我们把老百姓放在心中，老百姓才会把我们放在心中。疫情防控楼组包干责任制的实践中，党组织正是通过与每位居民"面对面"的沟通，获取极其细致的需求内容，并通过提供"点对点"的服务，确保每一位居民的服务需求得到及时满足，做到了服务的精细化精准化。"领导就是服务"，进入新时代，人民群众对美好生活有更多的期待，个性化需求将更加凸显，必须全面增强基层党组织的服务能力、拓展服务资源、提升服务质量，实现以服务赢得人心、以作为赢得地位。

（五）深化党建引领，提升治理能力，是提升基层党组织领导力的必然要求。

疫情防控作为重大突发危机事件，考验的是党的执政能力以及国家治理体系和治理能力。从社区疫情防控看，彰显的是"党建引领基层治理"这一中国特色基层治理体系的显著优势，也是党的集中统一领导的显著优势在基层社会治理中的具体体现。在社区疫情防控中，各级党组织的领导始终贯穿工作全过程和各方面。进入新时代，城市治理的复杂性进一步加强、精细化要求进一步提升，必须进一步完善党委领导、政府负责、民主协商、社会协同、公众参与、法治保障、科技支撑的社会治理体系，健全党组织领导基层群众自治组织、社会组织等制度，提升党员干部的治理能力，深化党对基层社会的有效领导。

【思考题】

1. 结合本案例和此次抗疫工作，谈谈你对"党的力量来自组织"这一论断的理解和认识？

2. 如何进一步发挥基层党组织的作用，构建具有中国特色的基层社区应急管理体系？

3. 在新的时代背景下，如何进一步坚持和完善党组织领导下的基层社会治理新格局？

（执笔人：中共上海市浦东新区委员会党校　鲁月棉）

创新基层社会治理　适应疫情防控常态
——秦淮区的疫情防控实践

【摘要】习近平总书记明确指出："基层是一切工作的落脚点，社会治理的重心必须落实到城乡、社区。"近年来，江苏省持续探索"大数据、网格化、铁脚板"的社会治理模式创新，着力推进共享共治共享的基层社会治理新格局。秦淮区依托集成改革，不断推进权责匹配与有效下沉，打破基层治理中的部门界限，着力形成整体性治理。面对突如其来的疫情，秦淮区的基层社会治理发挥了重要作用，不仅在"快准稳全"兼顾的情况下筑牢了社区作为联防联控、群防群治的"最后一公里"，也成为城区推进社会治理体系与社会治理能力现代化的有益探索。

【关键词】集成改革　基层社会治理　疫情防控

【引言】秦淮区是江苏省面积最小的区，却有近百万的常住人口、897个住宅小区。作为江苏乃至长三角重要的"文旅目的地"与商贸中心，全区每年接待游客人次超过6000万，夫子庙、老门东景区的日均客流量可以达到35万人次，新街口商圈的全年客流量更是过亿。这些平日里的"高价值流量"在疫情防控期间立刻会转变成为潜在的"高风险隐患"。此外，秦淮区还面临着社区"老破小"聚集的挑战，全区小区有接近一半处于"无物业""无封闭"的状态。大量人口集聚在老旧小区中，群租房现象频发，这导致疫情传播的隐患加大，社区防控难度进一步"加码"。同时受到财政供养人口多、老龄化严重、刚性支出大等因素影响，秦淮区可以进行疫情防控的资源（包括财政收入、人均财力等）相对不足。以网格员为例，作为主城区，秦淮区网格员均是由社区社工兼任。这就造成秦淮区在基层治理层面任务重、压力大。

因此，秦淮区所面临的这场疫情防控大考不仅"意义重大"而且"挑战艰巨"。在这种情况下，秦淮区未发生一例本地案例，仅有一例外来输入性案例确诊，可以说交出了一份"满意答卷"。这一优异表现的背后，离不开秦淮区多年来深入推进基层社会治理体系与能力现代化的改革举措与创新尝试。

一、城墙护体："疫情大考"交出满意答卷

疫情期间，秦淮区2000多名机关党员、700多个网格党支部、3000多名网格员快速响应，和群众共同筑起了一道道坚不可摧的防线。而秦淮区基层社会治理体系则发挥了关键作用，成为疫情防控的"取胜之匙"。

（一）没有吃上的"年夜饭"

秦淮区疫情防控，首先体现在一个"快"字上。从1月21日到1月26日，秦淮区连续做出反应，为有效进行基层疫情防控确定了行动框架与方向。

表 1　秦淮区疫情防控初期的重要举措时间表

行动日期	行动内容
1 月 21 日	召开区委常委会，全面部署防控工作
1 月 22 日	抽调组建专班，区防控指挥部实体化运作
1 月 24 日	通宵完成武汉来宁人员排查，率先摸清基本底数
1 月 25 日	征用酒店，对密切接触者、可疑暴露者、散居在各酒店中的相关人员采取集中观察措施；关闭夫子庙、老门东街区，取消灯市，宣布停办灯会
1 月 26 日	发布取消春节休假的紧急通知，干部提前返岗

"那几天我印象最深的就是讨论要不要把夫子庙景区和秦淮灯会采取封闭措施。因为上面还没有明确要求。但当时我们分析，按照这个形势就得采取封闭措施，这个是我们区下的决心。"

——秦淮区某部门分管领导

凭借着快速反应，秦淮区抢在疫情大规模传播之前扎牢了防护的篱笆。除夕夜当晚，区委区政府彻夜值守，发动全区所有社工对公安数据进行汇总、摸排与上门确认，最终只用了两个多小时就率先摸清1374名湖北来秦淮区的人员底数。这种"速度"离不开秦淮区各部门尤其是社区队伍的"战备响应"与"星夜兼程"。也因此，大年夜出现了许多未能回家吃上团圆年夜饭的"秦淮社工人"，正是他们吹响了基层疫情防控的"第一声号角"。

来自基层队伍的"高强度"工作在疫情一开始的防控阶段了至关重要的作用。由于事发突然，在缺乏应对经验与资源支持的情况之下，基层队伍可以说是"硬扛"度过了初期艰难的时刻。

"刚开始一个多月就是硬撑过去的，一天都没休，到了3月份才六天休一天了。但晚上还要值晚班，秦淮有很多老旧小区没有物业托管，需要我们去扎口。累也要硬扛着，没有办法就这样顶着。"

——秦淮区某社区社工／网格员

（二）"一条狗"都不能漏掉

本次新冠肺炎疫情传染性强，因此封闭隔离、保持社交距离成为防控关键，社区作为基层最后一道防线的重要性愈发凸显。在疫情防控期间，秦淮区对全区1334个网格和26.3万流动人员进行了地毯式的排查。为此，秦淮全面动员，紧紧围绕社区这一主阵地展开疫情防控的"攻坚战役"，构建了一张密不透风的"安全网"。这张防控"安全网"覆盖面之广、程度之深、力度之大让人印象深刻，有社区书记戏称道，哪怕是"一条狗"都不允许随便进出。

"防疫主要是靠信息，就是大数据，把以前网格里面房屋、人员的信息漏洞补齐了。还要靠人民群众，我们在网格群发信息'请各位居民关注一下，有没有身边有武汉或者是有湖北来的人'。如果有，居民马上就会上报给网格员。哪边外面进来一条不认识的狗，他们都能发现。"

——秦淮区某社区书记

疫情期间的社区防控不仅需要力度、准度、速度，更需要"温度"，社区服务的及时有效尤其不能被忽视。在疫情期间，秦淮基层为居家隔离人士提供的服务非常多样，从买菜送菜到垃圾清运，可以说在非常态的防控中保持了服务"温度"。

"我们有个隔离户，父母亲戚过来串门。房子里一下子住了三个小孩。那段时间他都要崩溃了。我们社区主动买了玩具给孩子玩，还找了心理医生给他视频，进行心理疏导，同时做旁边邻居工作，不然人家会投诉说太吵了。"

——秦淮区某社区书记

（三）找到那关键的"30%"

疫情防控期间，江苏省"大数据＋网格化＋铁脚板"的工作模式起到了重要作用。市、区公安部门利用社区治理一体化平台健康模块、"宁归来"平台以及人口等大数据，进行综合分析研判，并推送到秦淮区的各个社区、网格。根据秦淮区统计，在排查外地回来的重点人员名单过程之中，大数据贡献占比达到了70%，起到了"导航明灯"的基础作用。

但与此同时，秦淮社区靠自己的网格"铁脚板"发现了另外的30%，这恰恰成为秦淮疫情防控的"胜负手"。

"（大数据与社区排查）两个都很重要，没有大数据，社区工作量会难以想象，但如果没有以网格员为核心来引导各种力量进行排查，那么你想想看剩下30%的人里面，哪怕只能查一半，就会有15%的人漏掉，这 15% 就很难讲会有什么人在里面了。"

——秦淮区某部门分管领导

　　为了这 30%，秦淮基层可谓是"各显神通"。某社区就总结了"三色工作法"，按照"以房管人"的原则，在人—房关系对应的基础之上抓住租户与流动人口这一关键群体，按照流动户、常住户、空户等进行分类在，重点针对流动租户，结合电子门贴与群众监督，在治理资源有限的情况下，取得了良好的治理效果。

　　除此之外，社区出现了许多"随机应变"的应对策略与治理智慧。例如网络预订的民宿日租房由于无法进行有效登记，因此威胁极大，某社区在缺乏有效法律工具的情况下，采用了"群众路线"，通过劝说等方式说服房东为了"社区集体安全"主动停止营业。

　　社区志愿者队伍在本次疫情防控中发挥了非常重要的作用。秦淮区充分发动人民群众支持、参与疫情防控，成为防控的"生力军"，真正将工作做实、做到位、做到底。在疫情防控的整个过程之中，秦淮社区"志愿者"的身影出现在各个角落，从数据核查、信息反馈到站岗值班、社区服务，做到了"众人拾柴火焰高"。

　　在秦淮区龙王庙社区，面对疫情挑战，党支部在"党旗飘扬龙王庙"的微信公众号上发出号召，建立党员志愿者队伍，已经 72 岁的王风兰老人积极响应。2019 年 8 月她才刚刚因为脑出血被送往医院抢救，但老人依然坚持要来参加防疫工作，最后承担了自己所在 25 号楼的防控工作，从开门关门、上门核查到信息收集、人口登记、矛盾调解，老人用自己的热情与责任心化解了防控中的许多矛盾，有效减轻了社区的工作压力。

二、宝剑磨砺："治理内功"支撑锋芒彰显

"宝剑锋从磨砺出，梅花香自苦寒来"，疫情防控背后是长期以来聚焦基层治理形成的扎实内功。一直以来，秦淮区都在探索"党建引领、基层善治"的发展道路。2019 年，秦淮区形成了"赋权、赋能、强基层、强队伍"的"两赋两强"街道集成改革"秦淮模式"，让社会治理力量在一线、在社区凝聚，强化基层主阵地。

（一）到底谁来当"被告"

"两赋两强"的核心就在于强化街道作为基层社会治理的作用，这对提升街道的资源与能力具有利好。但一开始，秦淮各街道面对这突如其来的"绣球"却表现出一种"消极观望"的态度，许多街道对于接收"下沉"的相关权限比较抗拒，似乎改革成为区级政府对街道的一场"单相思"。

这种"单相思"折射的是街道对于"责任界定"的担心。在交流会及会后的私下交流之中，许多干部也道出了这种抗拒背后的实情，一方面街道不论从人员、资金、资源还有管理工作能力等角度出发，很难一下子接受这么多的行政权限。

另一方面，一旦完成了行政执法权限下放，那么街道有可能因为执法问题成为被告，按照既有法律法规，行政执法应当是区级职能部门的事情，街道实际上是在帮相关职能部门"背锅"。更不用说如果败诉涉及赔偿，不仅赔偿金筹集是个大麻烦，还要面临纪委问责，可谓是典型的"出力不讨好"。

面对街道的顾虑，秦淮区分别由区委副书记和组织部部长主抓两

项核心任务，进行关键突破。其一，为了避免下沉时，相关权限过于杂乱，由区委副书记负责"集中"工作，把多部门的执法权限集中，向城市管理与市场监管两个执法力量较强的部门进行归口，然后再将这两个部门的执法权限与力量下沉。其二，为了更好统一思想，将"单相思"转变成"两情相悦"，组织部长成为牵线搭桥的"月老红娘"，以党的组织路线主抓对街道的协调工作，牢牢盯住书记这一关键群体进行突破，在改革认识统一上取得了较好效果。

基于街道对改革接受的不同程度，秦淮还采取了"邻居赛跑"的策略，让所有街道看到改革创新对自身发展带来的作用，促使各街道积极行动。

"有的街道原本排名靠后，现在排名很靠前，这对其他街道是有触动的。你比如说像上海哪个街道做得好，大家会觉得离我比较远而且人家有钱。但是身边街道一做起来，大家会觉得以前你跟我一样或者比我还差，怎么就突然蹿起来了，思想触动比较大。"

——秦淮区某部门分管领导

（二）"小餐饮"却是"老大难"

在"两赋两强"具体推进中，秦淮区推动了"街道综合执法模式"落地，即在全区范围内，赋予街道执法主体地位，以街道名义开展综合行政执法，实现"街道盖章、街道执法"。目前虽然有一些城区将个别街道作为试点，但在所有街道统一进行综合执法改革的，秦淮区是全国"第一家"。

综合执法有力推动了基层治理从"办公室"走到"城市街角"。

以长期困扰秦淮区的沿街小餐饮整治为例，作为基层执法难题，沿街餐饮整治涉及市场、环保、城管、公安等多个部门，各种问题交错复杂，导致沿街餐饮问题一直未能有效治理，"封条贴归贴，经营依旧开"的问题凸显。

在综合执法确定了街道为主的162个行政执法事项之后，原本每天巡逻在社区与网格的社工、协管员、巡查员就从仅能发现问题的"眼睛"变成了可以调度指挥街道行政执法力量的"雷达"，"有效办、及时办、持续办"成为街道小餐饮整治的新特征。例如居民投诉小餐饮噪音，但可能噪音污染未达处罚标准。但随着街道综合执法队伍的组建，城管、卫生、工商等多种执法权限实现了"集体治理"，小餐饮的问题也从"单一问题难界定"走向了"综合问题易整治"，群众满意度有效提升。

与街道综合执法相配套，秦淮区还持续深化"派驻执法"，将区级职能部门的人员下沉、派驻到街道，在街道领导下执行自身部门的行政执法权限，即"部门盖章、街道执法"。

秦淮城管是派驻执法的主要力量。长期以来，城管队伍一直是以派驻方式、以城管局的名义帮助街道进行行政处罚。这次改革把区级城管局既有的大部分行政处罚权（90%以上）全部都下沉到街道办事处。"处罚权转交"在某种程度上也成为"专业部门做专业事"的思路实践。基于执法力量的优化组合以及基层街道的有效下沉，秦淮区对许多困扰主城区多年的治理难题形成了有效应对。

"（比如乱装修）以前发现不了问题，基层觉得这是房产局的事情。所以网格员巡查的时候也不会关心。现在行政执法权下沉之后，房屋安全融到网格巡查里。巡查一看楼底下建筑垃圾，马上就知道有人装修，立刻就可以动起来。"

——秦淮区某部门分管领导

（三）对建华大厦的全面体检

秦淮区还以"街道吹哨、部门报到"的机制创新来落实"联合执法"，这也是秦淮区学习北京先进做法，进行"集成超越"的探索，目标是形成属地牵头，部门"一呼百应"的工作格局。

最典型的案例莫过于"建华大厦"。建华大厦位于石鼓路42号，属于新街口核心商圈区域内，1995年开始建造，2005年交付使用，共38层。由于规划建造时间较早，因此存在严重的商业、办公、居住混合情况，各种投诉非常严重。

在相当长的一段时段内，建华大厦所在区域的属地街道试图利用各种方法来解决这一"顽疾"，但却始终无法做到有效根除。其原因除了大厦本身产权复杂、历史遗留等问题之外，最重要的就是常规"一对一"的部门执法在这里收效甚微。

"建华大厦里面违规现象比较多，比较普遍，单一的执法很难起到效果。人家就会说，凭什么管我们这，你看那谁谁谁也有这个问题，你们为什么不先去管他们？"

——秦淮区某部门分管领导

2019年3月底，由五老村街道牵头，正式启动"街道吹哨，部门报到"的联合执法机制，对建华大厦实施综合整治，领导小组先后3

次召开建华大厦综合整治专题会，进行"系统性体检"。

表2 建华大厦的"体检问题清单"

体检主体	体检对象	体检结果
区市场监督管理局五老村分局	工商经营户	经营户在本地注册营业执照的79户（60家）、异地经营的36户（34家），其他均无营业执照
区教育局	教育培训机构	3家中小学生文化课培训机构均无办学许可证
区文旅局	旅行社、私人影院	3户私人影院均无许可证
区卫健委	美容美发类经营户	9户无卫生许可证
区房产局	房屋结构安全	普遍改变原有格局，有承租户擅自打通楼板使上下联通
淮海路派出所	青年旅社、宾馆	查实5户存在日租短租情况，其余涉嫌群租日租
区消防大队	消防安全	20户青旅、10户密室、2户服装仓储存在较为严重的消防安全隐患

面对"系统性问题"，建华大厦综合整治工作通过"吹哨报到"机制采取"组合拳"应对。采取取缔、查处、拆除、查封、办理、关停、劝离等多种手段，在多部门的联动配合下，基本达到了消除安全隐患、规范经营行为、清洁环境卫生、正规管理秩序的目标。

这场整治说明，秦淮区采取的"街道吹哨，部门报到"的联合执法机制，可以有效实现对相关问题"看得见、摸得着、动得了"的预期效果。

（四）让网格"扎根"社区里

"两赋两强"街道集成改革要着力提升基层尤其是社区网格的治理能力水平，而答案就在"网格员"。只有网格员"居中调度"，才能真正让多种力量"动起来"、"扎下去"、"活起来"，这考验的是网格员对社区网格的"掌握度"。

作为主城区，秦淮区网格员多是由社工兼任，正是由于身兼两职，秦淮网格员避免了网格工作与社区工作的"两层皮"，提升了网格员对社区网格的熟悉程度。

"网格员就是社工，社工就是网格员，并不是把两个割裂开，这对工作的促进和融合是有效的，再聘一个网格员，居民要申请低保，网格员就没有办法去解释，但是我们的网格员就可以告诉你，这就是'一岗双责'的优势。"

——秦淮区某社区书记

秦淮区网格治理特别强调对社区的"扎根"。这离不开秦淮区对重建"老居委会"的尝试，即严格网格巡查，通过看似无关紧要的走访聊天，以"物理融合"推动"化学融合"，全面提高网格员与社区网格的"连接度"。在这其中，"人"的角色作用被进一步凸显，如何提升"社区队伍"尤其是社区书记与社工的能力水平成为关键。秦淮区各个街道形成了一系列具有代表性的做法和经验，其中全科社工培训与内部讲坛成为亮点，范围上"全覆盖"与内容上"实操性"成为特色。

"培训的实际导向性很强。比如书记主任论坛，我们会拿一个典型案例拿出来，今天就谈社区的一棵树倒了，怎么办？也不要你讲多深的道理，你就谈你怎么处理，然后大家一起看看有没有更好的办法，相当于是头脑风暴。"

——秦淮区某街道分管领导

基于此，秦淮社区书记的"领头雁"作用愈发凸显，通过示范带动、活动创新、资源引入等多种形式，社区书记往往能够将所在社区的网格治理提升到更高水平。例如龙王庙社区就连续举办了 15 届社区邻里节，成为团结社区的重要活动，同时还建立了党建联盟，与企业、高校等进行深度互动合作。

三、路在何方："下沉社区"改革任重道远

本次疫情防控中，秦淮区的基层社会治理也有需要改进的环节。基于新的挑战与新的任务，着眼疫情防控的经验与不足，秦淮区正继续深化"两赋两强"街道集成改革，向基层社区进行"治理下沉"，不断夯实基层社会治理基础，推进社区治理能力现代化。

（一）填不完的报表，核不完的数据

不论是在疫情防控还是基层社会治理之中，"数据"都是一个绕不开的问题。秦淮区也同样如此，收集、汇总、核对数据等耗费了基层大量的时间与精力，而数据自身的重复填报及其背后的问责、考核更成为秦淮基层治理的痛点。

这恰恰是因为在数据流转的过程之中，"数据"的角色定位"不恰当"。目前来看，疫情期间，许多对数据的收集、使用还停留在"以部门为壑"的职能壁垒与层级壁垒中，未能真正做到"以问题为导向"。数据收集使用的过程过度强调了"行政性"，反而使得数据本

身成为一种"负担"。

"许多数据统计要求不合理，人家就是路过南京，然后住到无锡，非要我们拼命去联系。不光我们吃不消，人家群众也吃不消，有的人一天之内不知道接了多少电话，说的都是同一件事情。到后来我们打电话过去，把我们骂的真是狗血淋头。"

——秦淮区某街道分管领导

事实上，数据层面的优化改革远不是秦淮区一个区级行政单位可以完成的事情，需要未来在更高层级、更系统层面推动整体改革。

（二）责任大了，基层的队伍不好带

在"两赋两强"的改革过程当中，街道层级的资源和能力能到了有效提升，但与之相伴的，则是对基层社区网格不断加大的工作压力与不断提升的任务要求。

但与此同时，基层队伍尤其是社工队伍的稳定性、专业性和传承性都面临较大挑战，这也成为制约秦淮基层社会治理能力进一步优化提升的结构性障碍。在这其中，社区书记的有序接任、社工队伍的职业引力等都成为关键问题。

"现在我们社工队伍的晋升途径是有问题，工资很低，前景也不好。我们社区这些岗位跟其他的还不一样，不是外面空降一个人就能镇得住的，很多时候居民跟你不熟悉，根本就不会听你的，脸熟非常重要。"

——秦淮区某社区书记

而在强化基层队伍、深化基层社会治理的过程之中，体制性因素的制约，尤其是"编制"身份问题的理顺，成为一个绕不开的"关隘"。

"这个问题很难解决。这些人员下沉街道以后关系还在原单位、原城管局。人员编制在我们这，省市城管局对我们还有业务考核，但是人已下到街道去了，他们又要接受街道的考核，这两个考核有时候会打架。"

——秦淮区某部门分管领导

（三）复盘思考，常态防控需要"补短板"

在疫情防控期间，秦淮全区所有的部门都按下了"暂停键"，将力量集中下沉到了街道社区进行防控工作。但要进行疫情常态防控与推动复工复产，秦淮基层社会治理要补的短板还很多。尤其是专业性的公共卫生资源与基层治理的"供给缺口"依然较大。

"这个社区就我一个警察，然后有两个协管。这边所有的事情，包括开业、登记、辖区场所，辖区企事业单位、流动人口、出租户等等，我们都要管。另外还要值夜班和110出警，节假日的时候还要到老门东执勤。我们也想到社区来，但确实没有时间。"

——秦淮区某社区民警

除此之外，基层对"调配方式"的呼吁度则更加切合实际。换言之，秦淮的基层社会治理"资源供给"不能仅仅靠"做增量"，如何"盘活存量"同样关键。

"社区每年的 20 万块钱，用起来比较繁琐，要提前编预算、列计划，然后还要找领导审批。我们常讲，小区要是有一棵树要倒了，需要花钱，请人去锯掉运走，总共 5000 块钱。最后可能树都已经倒了，钱还不一定能拨下来。"

——秦淮区某部门分管领导

【思考题】

1. 秦淮区社区防控的成绩与其社区治理的模式在哪些方面正相关？

2. 秦淮区社区治理创新有哪些经验可复制可推广？

3. 复盘疫情防控过程，基层治理还有哪些短板和弱项？如何补短板、强弱项？

（执笔人：中共江苏省委党校　薛莉　房冠辛）

"六个精细化" 织好防控网

——铁路上海站的疫情防控实践

【摘要】铁路上海站是上海市重要的交通枢纽和人流集散地，既是上海重要的对外门户，也是疫情防控的重点区域，防止疫情输入并确保人员有序疏散的压力非常突出。在疫情防控工作中，铁路上海站地区管理委员会办公室在市委、市政府和区委、区政府的坚强有力领导下，加强统筹协调、整合各方力量，通过党建引领精细化、机制管理精细化、流程管理精细化、人员管理精细化、信息管理精细化、持续防控精细化等"六个精细化"的科学举措，在确保重要交通枢纽平稳运行的同时，努力为上海人民守护"陆路北大门"的第一道防线，以严密的疫情防控网络确保战"疫"工作有序推进。

【关键词】新冠肺炎　疫情防控　精细化管理

【引言】新冠肺炎疫情暴发以来，中央多次召开重要会议，研究部署疫情防控工作。中共中央政治局常委会会议明确提出，疫情严重的地区要集中精力抓好疫情防控工作，非疫情防控重点地区要以实行分区分级精准防控为抓手，统筹疫情防控与经济社会秩序恢复。上海作为中国经济发展的重要中心和引擎，在继续严格防控疫情的同时有序推动经济社会稳定发展至关重要。这就要求，上海一方面要保持开放包容，确保人员物资有序流动；另一方面要保持安全稳定，确保疫情得到有效控制。这一矛盾将集中体现在本市各大交通枢纽的疫情防控工作中。本案例聚焦铁路上海站地区的疫情防控管理经验，探讨超特大城市的重点、节点单元，如何通过精细化管理措施织牢织密疫情防控网，确保防疫胜利和人员流动两不误。

一、背景情况

铁路上海站是上海市重要的交通枢纽和大规模人流集散地。作为中国铁路的重要枢纽，铁路上海站既要运营普通列车，还负责收发部分高铁，同时上海轨道交通1号线、3号线和4号线均经过铁路上海站，是轨交、长途客运、出租、公交等交通换乘地点，日常人流压力非常突出。自春运启动以来，铁路上海站和静安区已就力保春运大客流平稳有序制订了多项应对措施，然而随着新冠肺炎疫情的突然暴发，一切计划和筹备都相应改变。铁路上海站作为进沪的重要门户和交通枢纽，具有人员流动性强、密集度高、来源复杂的特点，十分不利于疫情的精准防控。在人手不够、时间紧迫、相关预案和应对经验不足的情况下，如何做到防止疫情输入和有序疏散人群"两不误"，成为考验站区精细化管理的重要难题。铁路上海站地区管理委员会办公室在市委、市政府和区委、区政府的坚强有力领导下，紧密结合站区实际情况和春运返程客流疏导工作，以精细化管理的总体思路，加强统筹协调、整合各方力量，在确保交通枢纽平稳运行的同时，努力为上海人民守护"陆路北大门"的第一道防线。

二、主要做法

铁路上海站是上海的重要公共交通枢纽之一，特殊时期，这里也是疫情防控的重要前线。为了守护好进入上海陆上北大门的第一道防线，铁路上海站立足站区实际情况，坚持精细化管理，根据疫情的发展变化不断完善工作流程和模式，优化整合市、区的人员力量和物资配备，全力以赴推进疫情防控工作。

（一）党建引领精细化

站管办党组带领领导班子坚守岗位、靠前指挥、担当作为，切实发挥好主心骨作用，激发和带动站区全体党员群众上下一心、攻坚克难，全力做好疫情防控各项工作。

一是"一个支部一个堡垒"。经区委组织部指导，站管办党组先后成立两期3个防控口岸工作组临时党支部，全区抽调的处级干部担任支部书记和委员。各支部书记动足脑筋，鼓励大家克服惧怕风险、疲劳作战等心理问题，大家都抢着最忙、风险最大的工位。如区人大办副主任黄磊带的团队，发挥组员优势分别担任信息员、宣传员、联络员、后勤保障员等，各项工作有条不紊推进。市检察院、民防办等市级机关支援工作组分别组建临时党支部，充分发挥党员的先锋模范作用。市民防办让组员坚持做好日志，每天进行总结，注意收集相关案例，为后续工作奠定基础。

二是"一个党员一面旗帜"。出口处填报工作由市、区机关干部志愿者，企业志愿者和公安民警60人共同承担。分为12个小组，每个小组30个人左右，分别由12名处级干部担任组长，实行24小时轮值。抽调的机关干部中80%都是党员，他们始终坚持人员排查走在前、应急处置冲在前、文明示范做在前。站管办组建6个工作组，组长全部由党员干部担任；站管办党员干部加班加点、冲锋陷阵，连续作战、夙夜在公已经成为工作常态；在遇到发热旅客、重点地区旅客等困难和危险时党员同志主动冲在最前面，充分发挥了党员的先锋模范作用。

三是"凝聚群众温暖人心"。"疫情无情人有情"，站管办党组在疫情防控工作中，对于测温筛查、信息填报、高温送医等环节做到严之又严，同时坚持以人为本、提供暖心服务。在出站口填表核对信息时，临时党支部组织发动党员干部主动关心有困难的旅客，帮助填报信息、联系家人、联系医院等；在遇到"双无"人员时，对于实在有困难的旅客快速启动民政救助；对于留沪人员，帮助协调站区旅馆给予"双无"人员优惠入住；对于重点地区来沪人员，积极协调区人社局、团区委等相关单位，帮助早日找到合适的工作岗位。站管办党组领导还多次自费为旅客支付火车票、出租车路费。就是这些暖心的举措，做到了防控不"冷心"，真正体现站区温度。

（二）机制管理精细化

在疫情防控工作推进中，铁路上海站不断磨合不断实践，建立健全工作制度，逐步形成了疫情防控机制化管理的模式。

一是建立志愿者轮岗制度。上海站出口来沪人员登记核验工作辛苦并具有一定的风险性，轮值的志愿者经常是上岗时间内不吃不喝不上厕所。为保障志愿者的身心健康，一般是1—2周轮岗换防。每批换防之前，由区委组织部统筹确定区属相关单位机关干部名单，或由市级机关派出志愿者；每批换防时，各组指挥长组织志愿者做好经验总结，由站管办对下一批志愿者进行上岗前培训；并进行跟班实习，由前一批志愿者实地带教下一批志愿者，确保志愿者快速上手，防止出现来沪人员登记核验错漏情况，防止出现上海站出口旅客滞留情况。

二是建立防控物质保障制度。站管办物资保障组与区后勤保障组保持无缝对接，区商务委派员进驻站管办，随时了解掌握防控物资使用动态情况，提前一周向区物质保障组上报站区需求，确保防控物资不断。同时，站管办积极争取市交通委、社会各界的支持帮助，各类防控物资逐步筹措到位。目前已为一线工作人员配备了浴帽、护目镜、口罩、防护衣、橡胶手套、面罩等防护设备，并协调站区单位提供早餐、午餐、晚餐、夜点心及夜间住宿、民防办专用车休息场所，全方位解决了志愿者的后顾之忧。

三是建立现场统筹指挥制度。对应上海站东南、西南、西北三个出口，根据6小时轮班、每天4班，分别建立12个疫情防控口岸工作组，由全区抽调的处级干部担任组长，并兼任各出口的分指挥长。由分指挥长进行现场指挥，统筹安排出口机关干部志愿者、公安民警、社会志愿者、医务人员等各方力量，现场协调解决各种问题和突发状况，形成集团军作战格局。

（三）流程管理精细化

在疫情防控工作推进中，铁路上海站坚持管理流程化、扁平化、闭环化，不断提高工作有效性。

一是严守把住站区出口。严格落实"逢车必检、逐人筛查"，守住上海站"第一道关"。对湖北籍、途经湖北及发热旅客，一律送指定地点（闸北中心医院）进行集中隔离。引导旅客登录"来沪人员健康云App"填写信息，帮助老年人等旅客进行纸质信息登记，由志愿者快速进行后台录入，做到旅客登记"全覆盖、无遗漏"，能查出每一名旅客"从哪里来、到哪里去"，确保"找得到人"。

二是快速疏散站区客流。针对今年春运的情况，及时调整春运大棚集中排队和地下车库临时休息区模式，在上海站东南、西南两个出口外搭建了2个供旅客信息登记分流的疏导大棚。争取市交通委支持，在原16条夜宵线基础上，加开5部公交车，弥补夜宵线盲区，并根据旅客需求增开虹桥东、龙阳路地铁站地区方向2条夜宵线。协调出租车公司，落实到站区接送旅客车辆的补贴。每天深夜和凌晨，组织站区派出所、综合管理大队、交警、轨交等单位深入站区，引导旅客乘坐夜宵线、出租车离开，确保旅客乘坐地铁1号、3号、4号线头班车有序离开。

三是分岗随时配送物资。在配送防控物质时，采取定岗定时和随需随时配送现结合的方法。按照上海站东南、西南、西北三个出口工作组，站管办人员对应分为东南、西南、西北三个出口及夜间等4个物资配送组。为加强防控物资的管理，物资配送组当天到物资保障组领取防控物资，根据志愿者上岗时间分岗做好物资配送工作，提前到岗点发放防控物资和就餐券。同时，加强与出口工作组的情况沟通，根据出口工作组的实际情况，了解岗点志愿者的需求，随时将物资配送到位。

（四）人员管理精细化

站管办党组总揽全局、协调各方，加强统筹兼顾，注重整合站区、全区乃至社会的各方力量，确保形成站区疫情防控工作合力，积极推进站区抗击疫情工作。

一是整合站区力量联防联控。站管办加强与铁路上海站的对接，上海铁路局积极协调，落实苏浙沪路段所有高铁列车乘务员推进车上填写"来沪人员健康云 App"工作。依托站区联动指挥中心平台，协调站区执法、管理部门加强联勤联动，维护站区抗击疫情期间的正常秩序。站区治安派出所、铁路上海站派出所、轨交火车站站派出所保持严打整治态势；城管组织开展整治活动，维护市容环境；交警支队、交通执法、综合管理大队等单位加强夜间巡查，着力净化站区治安环境；区城发集团加强站区中心广场等消毒保洁，确保旅客出行环境整洁有序。

二是整合区属单位联防联控。区委组织部组织了两批共 200 名机关干部志愿者，区卫健委在上海站进出口设立 5 个医疗服务点，派出 36 名医务工作者，实行 24 小时测温检测。区建交委协同站区搭建 10 座发热留置棚，区民政局派出一辆救助车长期停在站台上用于转运高温旅客，区信访办、总工会、人武部增派人员等等。通过区属单位的帮助，汇聚成站区防控工作的一股强大力量。

三是整合全市力量联防联控。积极对接市级机关，有效整合市建设交通工作党委、市民防办、市检察院等单位派出的人员力量，充分发挥市级干部的积极作用。在区文明办、团区委的组织协调下，依托专业社会公益组织上海音速青年志愿服务中心，向社会招募志愿者 400 余人。这些志愿者 24 小时分四班充实到协助测温、引导宣传等工作中。同时，组织自愿报名的大益服务社 8 名专业志愿者担任运送发热旅客的高危工作；组织双语志愿者给外籍来沪人员提供服务。通过对全市支援站区力量的有效整合，形成了站区疫情防控分工合作、无缝对接的工作格局。

（五）信息管理精细化

站管办注重信息管理，依托站区联动指挥中心和微信平台，确保信息途径畅通，为推进疫情防控工作发挥了积极作用。

一是通过联动指挥中心整合数据。站区联动指挥中心接入地上地下包括南北广场、铁路、轨交站等590路监控设施，监控范围基本覆盖整个站区。疫情发生后，铁路上海站在上海站三个出口的工作区大棚安装视频监控，由指挥平台根据客流情况通知上海站均衡三个出口客流量，全程监控现场各项工作。在铁路上海站、站区治安派出所、铁路派出所、轨交派出所等15家站区单位坐镇指挥中心的基础上，又增加了区商务委、民政救助站、民防办等单位，对站区疫情防控工作进行联防联控。各测温点发现发热病人，报联动指挥中心调度医疗车；"双无人员"需启动民政救助、外籍人士需要双语志愿者等等，都由指挥中心统一调度相关单位进行解决。指挥中心全面掌握站区情况，每天形成工作日报，为工作决策提供第一手资料。

二是通过微信群及时发布信息。建立了站区疫情防控、站管办疫情防控、三期口岸疫情防控工作组、医疗救治、物质保障工作等大大小小多个微信群，站管办处级领导作为信息发布、工作决策、部署指令的"摆渡人"活跃在各个群之间，形成了比较完整的信息链、决策链、指令链。通过各个微信群，及时传达学习上级关于疫情防控的指示，传达上级工作要求；每日更新发布上海站到达车次时间和旅客人数，便于站区各单位安排工作。通过微信群，站区各单位及时沟通情况、讨论研究工作，确保快速有效应对。

三是通过公众号凝聚正能量。站管办坚持每日更新发布信息专报和站区公众号，已分别发布了 35 期信息专报和 24 期站区公众号，在确保信息畅通的同时大力弘扬了抗击疫情正能量。信息专报主要侧重于反映工作动态，汇总存在问题等。公众号设有"便民指引"引擎，可以查询地铁、公交出行，可以链接"乐业上海"查询企业招聘岗位情况；设有"健康通报"引擎，可以进行来沪人员信息填报，可以查看确诊病例相同行程、实时周边疫情。同时，公众号更加侧重于挖掘好人好事，宣传树立先进典型，从而达到激励先进、鼓励后进的良好效果。

（六）持续防控精细化

取得新冠肺炎疫情的全面胜利是一场长期战。目前疫情防控工作逐步企稳，但总体形势依然较为严峻，铁路上海站着眼做好中长期应对准备。随着复工复产潮的到来，坚持对来沪旅客信息登记和客流疏导"两手抓、两手硬"，确保站区的平安有序，抗疫精细化举措持续有效。

一是继续加强与市、区机关的对接，确保志愿者后续有人。疫情防控是一场持久战，且工作压力大、任务重、风险大，岗点志愿者需要定期进行换防，对于志愿者的需求数量大，且对志愿者自身身体健康具有一定的要求。要进一步加强与市级机关、区委组织部的沟通对接，确保机关干部志愿者能够合理安排、轮班上岗。目前，专业社会组织购买志愿者服务已经告一段落，退出站区疫情防控战线。加强与区国资委的对接，由区国资委组织发动企业志愿者支援站区工作。要继续做好志愿者上岗培训、物质保障、购买保险等工作，保障志愿者自身安全，确保志愿者全力以赴投入站区疫情防控工作。

二是继续加强与上海火车站的对接，确保登记核验和客流疏散"两不误"。随着全国各地疫情防控等级的调整，铁路上海站将迎来复工复产潮，出口处来沪人员登记核验工作和客流疏散也将迎来更大的挑战和压力。要进一步加强与上海站的对接，站区联动指挥中心和上海站指挥中心联动，加强大数据的分享分析和运用，协调上海站采取措施平衡三个出口的旅客数量。加强与站区治安派出所、铁路派出所、轨交派出所、站区管理大队、交警、交通执法的联动，集中打击黑车、拉客、乱停车等违法违规行为，积极排堵保畅，并加强夜间巡查，着力优化旅客出行环境。进一步优化登记核验流程，提高登记效率，尽量减少旅客在出口处的滞留时间。

三是及时与上海长途客运总站对接，做好长途客运站恢复运营的准备工作。上海长途客运总站作为国内最大的长途汽车站，旅客运送量占到全市总量的一半。一旦恢复运营，其旅客发送数量较大，对于来沪人员登记核验必将提出新的挑战。要加强与上海长途客运总站的对接，引导来沪旅客在客车上尽量完成旅客登录"来沪人员健康云App"填写，减轻出口处的登记核验工作压力。做好增派志愿者入驻长途客运站计划，提前筹划客运站的登记核验流程、设施设备、物质保障等工作，为长途客运站恢复运营做好充分的准备。

三、经验启示

通过群策群力，站区疫情防控工作初显成效。一是旅客测温及登记核验情况。自1月31日以来，累计测温筛查进出站旅客83.2万人次，其中累计筛查80名发热旅客送医，其中重点地区4人。自2月3日起启动旅客信息登记工作，累计登记旅客46万人，其中重点地区

8638人。二是志愿者支援情况。自1月29日以来，支援站区疫情防控工作志愿者累计1511人次。其中市、区机关发动机关干部、公安民警志愿者及医护人员共773人次，社会招募志愿者738人。三是建立制度情况。站管办建立健全疫情防控工作制度，并汇编成册《铁路上海站地区口岸疫情防控工作手册》，包括：铁路上海站地区疫情防控工作组织架构及人员组成；关于在铁路上海站地区应急防控期间口岸工作组成立临时党支部的实施办法；铁路上海站地区疫情防控岗位工作规范；铁路上海站地区来沪双无旅客劝返工作方案；铁路上海站地区管委办疫情防控工作后勤保障工作要求；铁路上海站地区疫情防控工作后勤服务事项说明；静安区卫健委关于加强上海火车站防控新型冠状病毒医疗保障工作方案。

正如恩格斯所说："没有哪一次巨大的历史灾难不是以历史的进步为补偿的。"铁路上海站高度重视、高度警觉、高度动员，对站区疫情防控的全流程、全领域进行周密计划和安排，推出了一系列有力举措织牢织密疫情防控之网。重新回顾上海站的防疫经验，我们将其疫情防控精细化管理经验所蕴含的启示概括为"一感四力"。

（一）以人民为中心的高度政治责任感

党的十九大报告指出：把坚持以人民为中心作为新时代坚持和发展中国特色社会主义的重要内容。面对突如其来的新冠疫情，习近平总书记明确指出，生命重于泰山，疫情就是命令，防控就是责任，防控疫情是一场不能懈怠的赛跑。上海站以高度的政治责任感，把疫情防控工作作为当前最重要的工作来抓，第一时间吹响疫情抗击的集结号，第一时间部署站区疫情防控工作，第一时间建立站区疫情防控体系。正是因为思想上高度重视，举措上提前布局，使得站区的精准防控得以事无巨细，有条不紊。

（二）以党的领导为核心的坚强领导力

党的十九届四中全会从 13 个方面系统总结了我国国家制度和国家治理体系的显著优势，把"坚持党的集中统一领导"放在首位。国家制度和国家治理体系的显著优势发挥，必须坚持党的集中统一领导。党的领导的政治优势、组织优势和整合优势，在上海站的防疫工作中得到突出展现。静安区委第一时间成立铁路上海站疫情防控现场指挥部，区政府分管领导担任双指挥长，亲自指挥协调。站管办党组成立疫情防控工作组和 6 个专项工作组，分别由站管办处级干部、党员干部担任小组长，加强统一指挥。同时，加强党建引领，发挥模范作用。成立口岸工作组临时党支部，党员干部们亮身份、树旗帜、作表率、争当先锋，让党旗高高飘扬在疫情防控第一线。

（三）以部门联动为基础的高效动员力

党的十九届三中全会审议通过的《中共中央关于深化党和国家机构改革的决定》指出，深化党和国家机构改革要坚持"优化协同高效"原则。上海站的防疫工作，很好地整合了各方面、各条线的资源队伍，确保抗疫工作有条不紊。静安区委召集区卫健委、站区治安派出所、铁路上海站、地下车库等单位进行专题研讨，明确责任分工。与区文明办、团区委及社会组织对接，加强志愿者工作。站管办党组总揽全局、协调各方，加强统筹兼顾，注重整合站区、全区乃至社会的各方力量，确保形成站区疫情防控工作合力，积极推进站区抗击疫情工作。

（四）以流程闭环为原则的精准执行力

习近平总书记指出，城市管理应当"像绣花一样精细"。防治新冠肺炎疫情这样传染性极强的公共卫生事件，更加需要工作方案严丝合缝、工作环节精益求精。上海站坚持管理流程化、扁平化、闭环化，不断提高工作有效性。严格落实"逢车必检、逐人筛查"，做到旅客登记"全覆盖、无遗漏"；调整疫情期间站区运营管理地图，增加运力，调整既有交通路线的运营时间和班次，合理布局夜宵线路线设置；同医疗系统、社会救助系统、街道社区精准对接，做到各个环节之间严丝合缝，重点旅客从落地到疏散精准可控。

（五）以智慧平台为依托的牢固支撑力

习近平总书记强调，要运用大数据提升国家治理现代化水平。要建立健全大数据辅助科学决策和社会治理的机制，推进政府管理和社会治理模式创新，实现政府决策科学化、社会治理精准化、公共服务高效化。上海站建立健全工作制度，逐步形成了疫情防控机制化管理的模式，确保各项防疫工作行之有据、有条不紊。全面推行上海"健康云 App"登记进沪旅客信息；加强视频监控和数据整合，对站区疫情防控工作进行联防联控；通过各个微信群，及时传达学习上级关于疫情防控的指示，加强信息发布和信息沟通；通过站区公众号挖掘好人好事，宣传树立先进典型，激发正能量。

【思考题】

1. 习近平总书记指出，城市管理应当像绣花一样精细。从铁路上海站的疫情防控工作来看，应当如何理解"精细化管理"的内涵？

2. 面对新冠肺炎疫情这样的重大突发公共卫生事件，进行"依法科学有序防控"的重点与难点是什么？

3. 透过铁路上海站的精细化防控举措，可以看到中国之治的哪些显著优势？

（执笔人：中共上海市委党校抗疫案例项目组

汪仲启　沈伟　杨萍）

第三部分

政企同心实现防控"双统筹"

建立"区域政企联盟" 打造"抗疫不沉航母"
——长兴岛的疫情防控实践

【摘要】长兴岛作为国家战略、上海重点、崇明关键,功能定位是建设成为世界一流的海洋装备岛、生态水源岛、独具特色的景观旅游岛。近年来,随着江南造船、沪东造船、振华重工、中远海运等海洋装备企业相继入驻,10余万外来人口为长兴的经济社会发展增添了强劲动力。然而,突如其来的新冠肺炎疫情使长兴面临前所未有的巨大压力:大量外来人员管控、复工复产工作推进等困难重重。面对疫情防控和经济发展双重压力,长兴镇党委、政府提高政治站位,主动跨前一步,发挥"店小二"精神,自觉压实属地责任,发挥协调作用,基于"四心四化"防疫理念精准制定防控措施,强化与驻岛企业联动督查,积极助力企业统筹抓好疫情防控和复工复产工作。

【关键词】区域化党建　政企联盟　疫情防控　复工复产

【引言】习近平总书记在统筹推进新冠肺炎疫情防控和经济社会发展工作部署会议上强调,既要打赢疫情防控阻击战,也要保障各项经济社会发展工作,不获全胜决不轻言成功;在2月3日中央政治局常委会会议研究应对新型冠状病毒肺炎疫情工作时的讲话强调,要积极推动企业复工复产。要在做好防控工作的前提下,全力支持和组织推动各类生产企业复工复产,保持产业链总体稳定。要加大企业复产用工保障力度，组织重点行业农民工及时返岗复工，最大限度稳定企业用工。

一、背景情况

　　长兴岛扼长江入海口，岛屿形同一艘航母，稳稳地停靠在江海之间。自 2005 年起，崇明三岛总体规划正式出台，明确了长兴岛将建成以现代船舶、港机制造业为主导功能的"海洋装备岛"，成为上海重点建设的六大产业基地之一。正因如此，长兴涌入大批产业工人。据镇外口办 2020 年 1 月数据汇总，长兴镇实有人口总数 10.6 万余人，常住外来人口总量达 6.8 万人，占实有人口总数的 64%。6 家驻岛央企（振华重工长兴分公司、振华港机重工有限公司、振华港机重工通用装备有限公司、江南造船（集团）有限责任公司、沪东中华长兴基地江南长兴造船、中远海运重工有限公司）员工共计约 5.65 万人，来沪员工约 4.82 万人，占比 85.31%。2020 年伊始，中国经济这列高速行驶的列车因为"新冠肺炎"这只"黑天鹅"而按下刹车键。长兴这座聚集大国重器生产企业的海洋装备岛，也因疫情影响而出现了数万名职工返工、返厂难，社区管控难，精准服务难等诸多问题。

（一）政企沟通体制机制不紧密

　　虽然自 2015 年起长兴镇就牵头成立了区域化党建联席会议并通过年度会议、"区域联盟·党建汇"季度例会和"三张清单"等多种模式建立了与驻区单位的联系，但由于驻岛企业多为央企和大型企业，与镇党委、政府间沟通和联动机制还不够精准，且岛域还有长兴岛开发办、出入境边防检查站、海关等多家市、区政府机构或单位，各企业厂区地理位置沿长江岸线零散分布，几乎自西向东横跨整个岛屿，镇政府无法及时发现、对接企业的困难和需求。

（二）企业内部及下属分包商构成复杂

驻岛企业特别是各大央企由于业务分类较细、上下游产业延伸较广，内部各事业部门在自我的沟通协调及与长兴镇的互动联系中存在一定的时差和阻滞，标准和要求等存在差异。各类下属分包商、承包商众多、构成较为复杂，工作的阶段性特征明显、流动性较为普遍，职工防疫主观能动性、卫生知识和防疫技能缺乏，一定程度上造成防控举措未能按预定计划推进。

（三）职工防疫意识和措施不强

驻岛各企业近6万名职工几乎覆盖全国各省市，文化水平、认知水平不一，对疫情防控工作重视程度参差不齐。部分外来职工跟随班车来往，居住地在市区，对长兴的融入感不强；另有部分职工散居在各企业宿舍楼或长兴各村居，且有一定量的家属（含未成年人）随行，整体上防疫大局意识不强，自我保护能力较弱，甚至个别职工存在事不关己的轻视心理，社会参与感、责任感不强。

二、主要做法

（一）精心组织，确保制度规范化

1. 建立防疫指挥机制，让责任分工更明确。长兴镇于1月25日成立以镇党委副书记、镇长为组长，镇三套班子相关分管领导为副组长，各机关科室正职、各基层党组织书记为组员的镇防疫工作领导小组，统筹、指导、协调辖区内防疫工作。在此基础上，分别设立综合协调组、疫情控制组、应急保障组、宣传舆情组、稳定综合组、社区工作指导组六个工作小组。后根据工作需要，实行镇党委书记和镇长任疫情防控工作双组长制度。

2. 建立立体式防疫联动机制，让各方协作更紧密。一是快速组建联席会议架构。在现有的区域化党建平台工作基础上迅速建立驻岛单位疫情防控工作联席会议制度，涵盖长兴岛开发办、开发公司、江南造船集团、振华重工、中远海运重工等20家主要驻岛企业防疫工作负责人，确保防控工作全方位、全覆盖、全领域、全天候。联席会下设由镇科级干部、村居党组织书记和驻岛各企业分管同志为成员的疫情防控工作专班，具体负责推进辖区疫情防控工作部署。二是完善会议、通报等机制。每周定期召开联席会议和工作专班、巡察组等各类会议，传达上级要求、通报各企业防控情况、巡察发现的问题和整改建议，进一步理顺政企职责、压实防疫责任，统筹推进驻岛单位疫情防控工作。三是组建各类工作专班。成立7个由镇党政人大三套班子成员为组长的企业防疫工作联络组，对接15家大企业，加强辖区工作互通，掌握返工情况，完善对企业的疫情联防联控工作指导。成立由镇党政人大三套班子成员牵头的企业、市场、村居3个巡查组，分别负责巡查指导企业散居村居员工的隔离管控及服务工作、央企集中隔离点和酒店类集中健康观察点的巡查指导和人员信息对接等工作。

3. 建立工作推进机制，让责任落实更有力。党员领导干部以上率下，高频次深入一线督导检查防疫工作，深入50余家基层联系单位进行巡查指导，推动疫情防控工作深入开展。

（二）细心落实，确保施策精准化

1. 多措并举，让资源整合更有效。针对 6.8 万名外来务工人员返岛带来的监测难、排查难、管控难和大多数企业员工住在村居、防控工作体量大的实际，长兴镇采取"政府统筹、企业负责、村居托底、群众监督"的方式来全面掌握外来职工情况。一是镇级层面宏观把控，全面掌握防疫情况。镇党政人大主要领导不定时到一线走访、调研和访谈，协调解决防控难点问题。二是基层村居"地毯式"排查，主动跨前了解信息。发动党员、村民小组长、楼组长、物业公司等2000 余志愿者力量全面入户排查外来人口信息。为各居住区安排区级、镇级志愿者 80 余人，有效充实基层工作力量，帮助企业精准收集、汇总和比对在册员工返沪、复工及住所等信息数。三是驻岛企业各司其职，全力配合攻坚备战。各大企业通过梳理员工信息资料、基层党组织排查、分包公司及劳务公司排查等方式，全面摸清企业离沪返崇人员具体信息，做到底数清、情况明、全覆盖、无遗漏，确保在来沪人员返崇高峰期的疫情防控任务中占据先机。

2. 严格管理，让隔离观察更严谨。督促企业积极履行社会责任和防疫主体责任，全面做好"复工"前的备战。一是落实企业主体责任。积极协调各企业在复工前通过微信公众号、工作群等向即将返崇外来员工发布"返厂指南"，指导设置各企业内的集中隔离观察点 5个。二是落实政府属地责任。指导村居与企业形成合力，落实分流管理，企业按照重点地区、外省非重点区域等层级实行划区分离住宿；同时设置禾庄开心农场作为集中隔离点，专供疑似或接触员工就地隔离观察，防止人员混居、交叉感染风险隐患，并由镇防疫办、卫生部门对企业员工集中隔离点进行业务性指导和服务。三是政企联动发挥作用。帮助落实驻岛央企散居村居员工居家隔离和健康观察工作，指导村居、企业建立志愿者队伍，协助大企业为隔离观察员工做好隔离服务，做好日常数据汇总统计。

3. 全面巡查，让问题整改更高效。一是成立 3 个巡查组，全方位进行巡查。央企巡查组主要负责检查央企厂区疫情防控、人员管控、隔离观察点场所运行管理情况；村居巡查组主要负责检查村居内居家隔离点企业职工的管控情况；市场巡查组重点检查 20 多个企业租借的集中健康观察点员工管控和场所安全管理的情况。镇党委将组织、纪检、巡查干部集中起来，辅助以防疫办、安全所、市场监督管理所等专业力量，对防疫工作开展专项巡查。二是召开反馈会议，解决堵点痛点。每周定时召开巡查工作反馈会议，查找共性问题，商讨解决方案。各巡查组及时将巡查到的问题详细汇总反馈至镇防疫办，并以整改通知单的形式督促相关单位落实整改。三是直指问题关键，切实加强整改。"我们本来企业也有一支巡查队伍，但都是公司自己人，有时候碍于情面，得过且过，说几句就好了，但问题还在那里，没有得到有效整改。"沪东中华长兴造船公司党委书记在一次交流中说道。"巡查干部是黑脸"是一般基层的固有印象，但此次防疫工作就要用到巡查干部的"黑脸"，强化政企联防联控，相互监督，严防纰漏。随着巡查工作深入开展，巡查组还针对近年来企业事故多发易发的特种设备、配电线路、物料仓库等环节开展巡查检查，及时发现并叫停无证电焊、无证叉车驾驶等安全生产违法行为，教育训诫企业负责人、安管人员和作业人员。这种紧盯面上疫情管控的方式看似"得罪"了比地方政府级别更高的驻岛企业，但却得到了各大企业的好评。

4. 区域联盟，让疫情防控更温情。长兴镇区域化党建联盟和共建单位纷纷投身到疫情阻击战中。一是事业单位积极作为。如长兴城管中队加强各项执法检查力度，配合长兴市场所对辖区内农贸市场进行执法检查，配合镇规保办对辖区内的工地进行严格防控；网格中心充分发挥街面巡防指挥系统远程监控作用，针对外出不戴口罩、扎堆聚集闲聊等现象，通过指挥中心视频监控远程发现问题，及时引导教育；长航长兴派出所结合疫情防控工作，对滞留于振华港机、长江造船厂内部水域的"三无"船舶开展劝离工作，有力确保长江上海段航道通畅。二是统战人士助力宣教。长兴镇少数民族关爱站及上海工程技术管理学校的少数民族师生通过争当志愿者、参加社区服务等各种方式将防控宣传引进宗教场所、学校、社区和商户，并结合文艺特长编写、创作、录制具有民族特色的防疫宣传材料，借助微博、微信、抖音 App 等新媒体及"手抄报、硬笔书法"等传统媒体开展防疫宣传，真正把个人的"微"力转化为疫情防控宣传的威力。三是两新组织踊跃奉献。众多企业如上海宗保保安服务有限公司、上海劲飞企业管理事务所等纷纷向长兴镇捐赠口罩、防护服、测温枪等防疫物资；前小桔除了为上海市民提供平价蔬菜之外，还坚持每天为疫情检查点的防疫志愿者定制 100 份免费爱心午餐。

（三）暖心服务，确保复工有序化

1. 社企联合，让职工返岗更便捷。长兴镇指导各基层村居加强与企业的信息对接，共同为职工办理好相关返岗手续。村居工作人员根据企业提供的职工复工单等证明材料，提前与企业驻社区工作者核对好即将结束管控的职工名单，以便第一时间为居家隔离和健康观察期满的职工办理社区出入证，助力职工高效便捷返岗复工。例如江南船厂通过镇党委牵头协调，在全镇各社区内分别配备了"社区助理""督察员"和"志愿者"。"社区助理"驻点居委办公，负责协助社区干部开具复工通知书和解答相关复工政策；"督察员"负责企业与社区的联络、协调和居家观察对象的监督管理工作；"志愿者"负责走村入户、物资配送，并跟踪掌握居家观察员工的日常生活和心理动态。此外，企业与村居也建立"双联系、双汇报"制度，互通有无，合力防控，每天顺利做好近百名员工规范复工。

2. 精准对接，让职工返崇更安全。针对企业职工在疫情阶段乘坐公交返沪困难的问题，长兴镇积极联系区防疫办和交通委，指导企业"点对点"专车接回并安置健康状况良好的返沪职工。江南造船、振华港机等企业均采取包车形式，直接把员工送达目的地隔离点，全程实行高级别安全防护，并给予最贴心的人性化服务。四大央企累计包车 148 车次，点对点接回 2800 人，涉及 5 省 15 市。

3. 加强指导，让企业复工更顺畅。防疫工作任务重、压力大，企业难以及时跟进信息政策和工作要求。长兴镇落实属地责任，主动提供服务。一是指导隔离点操作运行。为帮助企业规范操作集中隔离点、酒店类健康观察点各项工作，安排相关职能部门每日上门就安置流程、场所消毒、人员管控等业务工作进行规范性指导，对管控对象产生的垃圾进行统一处置。二是指导入境人员管控工作。根据防控重点实时调整，联合公安、海关等部门协调做好企业境外来崇职工的集中隔离工作，指导停靠船舶外籍人员的服务和动态跟进工作。三是指导和解决复工的实际困难。根据各央企联络指导组在日常疫情防控和复工复产指导工作中了解到的企业实际困难，积极协调有关职能部门进行解决。例如，针对企业员工复工期间通勤难的问题，镇级层面积极协调镇交警支队、公交公司等单位，指导选取合适的区域作为疫情防控期间的临时停车带，积极协调调整公交车次，保障好央企员工上下班高峰期间的出行和停车便利。又如，在开展安全生产和疫情防控巡查的过程中发现，企业受疫情影响面临招工难、工期紧、任务重等实际困难，同时由于相关培训机构暂停开办特种作业操作培训，海装企业内特种作业岗位缺口很大，企业存在使用新进人员、辅助工种人员或操作证逾期工人进入特种作业岗位的现象。为有效遏制无证作业情况蔓延并帮助海装企业平稳恢复产能，长兴镇第一时间向区应急局统计报送了辖区海装企业内特种作业岗位缺口数量和实际困难。3月27日，区应急局联系市安全生产协会、上海智能消防学校以及振华港机长兴分公司进行现场沟通，智能消防学校校方代表承诺在考核窗口开启后，第一时间将长兴镇海装企业紧要岗位待上岗人员放入考核序列，并提前开启线上远程培训，尽力缩短培训考证周期。

（四）用心宣传，确保隔离更暖心

1. 企业教育，让职工更懂得安全。以区应急管理局提供的《崇明区新冠疫情防控期间工贸企业节后复产复工安全生产方案》为蓝本，督促指导企业制定符合自身实际的安全复产方案，并在"三级教育、设备维护、风险掌握、个人防护、安管监护"5个方面划定产能限位指标，要求不达到安全标准不得增加生产任务和作业岗位；劝导企业合理安排工期任务，引导工人采取分批上岛的方式逐步返岗务工；镇社区安全事务所采取"送教上门"的方式，向居家隔离或集中隔离的企业工人派发法律法规、事故案例等安全宣教书籍和音像资料，帮助企业合理利用隔离期同期开展岗前安全教育培训，累计发放书籍 2000 余册、光盘 200 余张。

2. 社区宣教，让职工更懂得关爱。针对职工大多住在村居社区的实际，长兴镇依托社区平台做好防疫知识宣传。一是开展静态宣传。通过设置宣传栏、电子屏、张贴宣传标语、悬挂宣传条幅等措施，广泛宣传疫情防控知识。二是开展动态宣传。各村居党组织召集党员志愿者、村民小组长、楼组长、物业公司等同志带头入户进行疫情防控宣传；发动镇村两级共 7 个微信公众平台，及时发布和宣传相关科普知识。

3. 镇级热线，让职工更懂政策。为解决返崇职工政策了解不全面、信息来源不畅通的问题，长兴镇自防疫工作伊始就建立了 24 小时镇社会防疫线索征集热线，架起职工与政府之间的沟通桥梁。聚焦职工最关心问题，派专人负责做好返崇、隔离、复工等各方面的政策快速解答和处理工作。

4. 弘扬典型，让先进更有示范意义。此次防疫工作中长兴村居、企业等各单位部门都涌现出了大批先进工作者和志愿者典型，宣传口通过阿基米德平台积极宣传防疫工作先进人物和优秀志愿者工作开展事例，用好榜样的示范作用，引导广大群众积极学习，使职工在耳濡目染、潜移默化中逐渐提高防疫参与感和责任感。

三、经验启示

疫情是一场大考，考验着各行各业危机应对能力，更考验着党政部门特别是基层乡镇的政治站位、担当作为。新冠肺炎疫情暴发以来，长兴镇坚定不移贯彻落实习近平总书记重要讲话精神和指示，有力有序推进疫情防控的各项工作，在党建引领下，凝聚驻岛各单位、部门、企业资源优势共同战"疫"，以政企联盟之合力，推动驻岛企业尤其是央企复工复产工作圆满成功。

（一）坚持党的领导，保持高度政治责任感

长兴镇充分发挥党统揽全局、协调各方的领导核心作用，将驻岛各单位、部门、企业的思想和行动统一到中央的决策部署上，带领各村居党组织认真贯彻落实习近平总书记关于疫情防控工作指示精神，缜密部署，健全联防联控机制。及时成立镇防疫工作领导小组，落实"双组长"制，下设"1办6组"，全面推进防疫各项工作；建章立制，定期召开防疫工作推进大会、汇报会、联席会等，确保防疫"先行一步"。组织引领、凝心聚力、划分网格、明确职责，切实发挥基层党组织战斗堡垒作用和党员先锋模范作用。党员干部以上率下，深入一线督导检查防疫工作；村居党组织持续排查，全面做好广大居民群众宣传工作；各职能单位党组织各司其职，组织党员立足岗位做贡献。

（二）坚持区域联盟，筑牢联防联控网络

充分发挥区域化党建平台优势，依托"党建联盟"吹响联防联控的"集结号"，各联盟单位党组织、党员和长兴镇共克时艰，全力发动协同作战的"红色引擎"。紧扣一个"联"字，启动卡点联设、信息联通、人员联控、资源联享的"联模式"，各单位部门由单兵作战变为集成作战，构建了更紧密、更坚实的疫情防控"共同体"。结合社区及驻岛企业工作实际，广泛发动各基层单位党员干部充实到防疫工作队伍中，织密辖区联防联控联治网络。加强企业、政府和村居的信息互通，加强防控工作对接和指导，压实人员数据信息收集、汇总和比对，协调配合落实央企在村居管控员工的所有隔离服务，真正做到信息数据互联互通、动态更新、实时掌控，切实做好严防严控、联防联控、群防群控。

（三）坚持需求导向，提供人性化精准服务

长兴镇以推进服务型政府建设为理念，坚持始终站在企业及职工的立场上思考谋划，梳理问题、制定政策、推进落实、提供服务均以企业需不需要为首要考虑因素。通过驻岛单位疫情防控工作联席会议制度和巡查机制，在做好对企业的检查、监管等工作的同时，及时了解企业工作状况，动态掌握、有效收集企业的困难及需求，有的放矢制定解决方案，提升企业满意度，确保"双胜利"。

（四）坚持真抓实干，严格落实疫情防控

长兴镇始终坚持以最严格措施、最健全机制、最严明纪律，从严从实从细做好疫情防控各项工作。一方面，聚焦重点人员信息排查和隔离管控，紧盯重点地区和重点国家来崇人员，联合村居、企业、职能部门在全镇范围内逐一进行排摸登记，确保不漏一户、不漏一人。通过严实作风，做实做细疫情源头排查及防控工作。另一方面，聚焦巡查重点问题抓整改，村居、市场、企业三大巡查组高频次、点对点精准巡查，帮助被检单位发现各类问题疏漏，迅速制定整改措施。

（五）坚持危机管理，妥善应对突发事件

习近平总书记指出："当前疫情防控形势严峻复杂，一些群众存在焦虑、恐惧心理，宣传舆论工作要加大力度，统筹网上网下、国内国际、大事小事，更好强信心、暖人心、聚民心，更好维护社会大局稳定"。面对突发疫情，长兴镇见微知著，以强烈的危机管理应对意识迅速建章立制，在做实防控工作举措的同时，强化舆论宣传和教育引导作用，壮大网络正能量，引导职工群众坚信党中央决策领导能力，激发群体大局意识，消除群众恐慌感，使疫情在防控难度极大的工业岛屿未有暴发，切实维护了海洋装备岛的生产生活秩序，让大国重器集聚的"长兴航母"在疫情侵袭下，稳稳不沉！

【思考题】

1. 面对突发事件，属地政府如何发挥统筹协调作用与驻地企业共克时艰？

2. 危机管理过程中，各职能单位、部门如何发挥优势实现条块联动？

3. 领导干部尤其是基层一线的党员干部如何在突发事件中迎难而上、化解矛盾？

（执笔人：中共上海市崇明区委党校　张林）

基层政府履职尽责 助力企业复工复产
——松江区车墩镇的疫情防控实践

【摘要】本案例通过介绍上海市松江区车墩镇党委政府在疫情期间为恢复生产而开展的一系列紧张有序地工作和努力，分析基层党委政府履职尽责发挥优势，筑牢基层防疫战斗堡垒的作为及其成效。车墩镇党委政府的履职尽责行为从基层角度透视出中国经受住疫情重大治理考验的奥秘；基层党组织的战斗堡垒作用是防疫产生成效的关键；随着疫情变化和发展需要进行精细化管理；公共危机治理能力成为基层政府与党员干部必备。

【关键词】基层政府 复工复产 公共危机应对

【引言】2020年初突发的新冠肺炎疫情，不仅严重威胁着人民群众的生命健康安全，同时也对企业生产造成极大干扰和阻碍。在全国人民度过紧张的春节生活之后，随着本土疫情逐渐缓解，复工复产问题日益提到关键日程。疫情发生后，以习近平同志为核心的党中央高度重视，进行了迅速有效的部署。

为贯彻习近平总书记关于统筹新冠肺炎疫情防控工作和促进经济社会发展的重要指示批示和讲话精神，响应上海市委市政府、松江区委区政府的安排部署，松江区车墩镇党委政府积极开展防疫和复工复产工作，为企业提供各种资源支持和便利条件，有力地促进了企业在疫情下的顺利复工复产。

一、背景情况

上海市松江区车墩镇位于上海市西南郊，是松江区的东大门，东与上海市闵行区为邻，西与松江区中山、永丰街道相连，南濒黄浦江，距上海市中心 40 公里。全镇面积 45.3 平方公里，户籍人口 3.5 万，常住人口 17 万。车墩镇历史悠久，相传为三国时期吴越国官员出猎停车之地，故名"车墩"。

车墩镇地处松江工业区和松江出口加工区，作为工业重镇，拥有国家经济技术开发区松江车墩分区，境内工厂林立，工业基础雄厚。车墩镇 2019 年地区生产总值累计完成 98.77 亿元，同比增长 7.9%。2019 年规模以上工业总产值 173.6 亿元，同比增长 0.7%。截至 2020 年初，车墩镇属地范围内有实体型企业 1043 家，其中规上企业 151 家，专精特新企业 27 家，其他均为实体型生产制造或商贸企业，企业员工约 4 万人左右，其中 85% 为非沪籍的员工。如果加上中小企业城、东部开发区交错混居，辖区内外来员工约 10 万人。

2020 年元旦春节期间，一场突如其来的新冠肺炎疫情肆虐全国。除了公众生命健康受到极大威胁之外，大量企业停工停产，随之而来的是复工时间延期，企业生产经营普遍遭遇巨大挑战。与此同时，在以习近平同志为核心的党中央的坚强领导下，中央和各地政府因地制宜，积极推动各项复工复产政策，帮助企业共渡难关。各地政府纷纷出台财政支持、金融扶持、用工支持等各项支持政策，切实为各类企业减轻负担，为困难重重的企业复工复产尽可能创造条件。

工厂云集的车墩镇面对这场突如其来的疫情，工业生产任务艰巨，复工复产之路艰辛。此次新冠肺炎疫情暴发得非常突然，时机也是很特殊。当时车墩镇政府春节放假的通知刚下发，马上就收到上级关于疫情的紧急通知，随后又是一个接着一个的紧急通知。车墩镇党委政府正是在这种背景下第一时间全力投入紧张有序的防疫抗疫和复工复产工作中。

二、主要做法

（一）令出如山：车墩镇党委政府对新冠肺炎疫情的及时反应

疫情就是命令，车墩镇的疫情防控工作在第一时间开展起来。2020年1月22日（腊月二十八），车墩镇召开首次疫情防控工作会议，同时成立了车墩镇疫情防控领导小组。1月26日（正月初二），车墩镇再次扩充领导小组成员，镇党委书记高国相任组长，镇长姜雪峰任常务副组长，班子成员任副组长，全体中层干部任组员，并下设9个工作小组，明确职责，压实责任。基层各单位相应调整完善工作小组。

1月27日（正月初三），车墩镇召开新冠肺炎防控工作会议暨党委扩大会议，研讨具体防控疫情工作措施，部署最新防控工作任务。会议决定，镇党政班子领导全员参与到领导工作组中，持续做好组织保障、人员调配、应急保障、物资保障、宣传等工作。会上把开工难问题作为车墩镇六项防疫重点工作之一，集全镇之力投入到防疫以及此后的复工复产保障中。

在疫情防控过程中，车墩镇党委总揽全局、协调各方，进行联防联控，确定三个防疫重点——居住小区、企业、工地，同时兼顾公共场所。车墩镇基层一线每一个人都是脚步匆匆，电话不断；上报的每一份报表材料都是数据精确、言简意赅，发起的每一次志愿行动都是报名踊跃、行动迅速。91名机关党员，16个村委会，6个居委会，1个居委筹备组，9个镇属公司，还有城管中队和社区卫生服务中心的党组织，都起到了先锋模范作用，哪里需要就挺身在哪里，哪里危险就冲锋在哪里。车墩镇原有160多人的志愿者队伍，发生疫情之后，在镇党委的统一部署和发动号召下，先后有1700多名志愿者充实车墩镇村居、企业等场所的疫情防控工作。

疫情考验着一个地区营商环境的成色，企业的"复工战"也是营商环境的试金石。2月10日是上海企业复工日，从这一天到20日，车墩镇领导班子走访重点企业，每位领导走访八到十家，听取复工复产意见，保障企业顺利复产。根据上海市委和松江区委的精神，3月为集中走访月，车墩镇所有领导班子成员进行第二轮走访，每位领导走访20家。通过实地调研280家企业，切实帮助企业解决复工复产和疫情防控存在的实际困难，增强企业战胜疫情、渡过难关的信心。

"厂房续租租金问题、用工招聘难、产品出口受到疫情影响都是我们企业现在面临的困难"，劲亚（上海）机械有限公司在走访调研中向政府反映了当前面临的问题并寻求帮助。通过此次走访，部分即知即改问题经现场沟通已解决，其余问题交由镇经发办统一协调，共收集了企业疫情防控类、企业复工复产复市类、惠企政策落地类、重大项目落地和开工建设方面、"双招双引"工作类等5类问题49个。

（二）"特殊工人"：紧急动员党员干部支援美迪康医疗物质生产线

疫情突然暴发后一段时间，由于人口基数很大，再加上部分恐慌性囤积等原因，作为防疫关键医疗防护物质的口罩供应在全国范围内始终处于一"罩"难求的高度紧张状态，抗疫火线上更是急需大量口罩。疫情初现的 1 月 21 日（腊月二十七），车墩工业公司党支部副书记、总经理徐瑛接到一个紧急电话，询问车墩工业园区内有没有生产口罩的企业，可以给各大药店提供一定数量的口罩。挂了电话后的徐瑛深感使命艰巨，首先想到的就是位于香车路的美迪康医用材料（上海）有限公司，她清楚这家公司主要从事口罩的加工生产。几经辗转，徐瑛终于联系到了美迪康公司。

为了助力缓解上海市内口罩供不应求的状况，美迪康公司挺身而出，将原本计划销往海外的医用平面口罩全部拿了出来。现有库存存货可以拿出来，不过要想复工就难了——生产线工人此时已经放假回外地老家。美迪康 1 月 21 日（腊月二十七）放假，其员工绝大多数是四川、安徽等外地员工，此时都已陆续回老家过年，按原计划 2 月 1 日（正月初八）才复工。原有 130 名职工的企业只有 4 人在上海，巧妇难为无米之炊，缺了工人的生产线则是难上加难。

1 月 26 日（正月初二）清晨，当大部分人还在新年的睡梦中时，美迪康的车间早已传出机器有节奏的鸣响，车间内流水线前，工人们早已忙得热火朝天。美迪康之所以在员工都春节放假的情况下紧急开工，与一批又一批"特殊工人"分不开。

原来，为了解决人手不够的问题，徐瑛前一天晚上将美迪康的情况通过微信群告知公司同事，25 名志愿者主动请缨前来协助美迪康的口罩供应、运输工作，其中一半以上是党员。25 名志愿者次日一早到工厂后，经过先期培训，穿上防护服、戴上帽子、换上鞋套、塞上耳塞，经过消毒后到一线上岗，一天就生产出 40 多万只口罩。

除了公司员工，徐瑛还发动自己的家属一起加入抗击疫情的大后方。徐瑛说，"预备党员也是党员！有力出力，一起参与生产，这是我们应该做的。非常时期，尽一份力、尽一份爱，这也是中共党员的责任啊。"她90后的女儿刚刚成为一名预备党员，听到这个消息后第一时间报名，此后连续在美迪康参加志愿工作3天。26日的8时30分至14时15分，她在生产线上连续装了6箱，每箱2000只。

虽然流水线开工了，但还面临一系列其他问题，比如没有足够的纸箱和塑料袋，另外还有志愿者们的吃饭问题。镇工业公司就发动员工想办法逐一解决问题，比如吃饭问题是通过园区食堂送过去，一天送午餐和晚餐两顿。

此后，在车墩镇微信群里，"动员令"一出，各个支部接力，党员干部和职工纷纷响应，志愿者不断报名加入，一批接着一批，源源不断。车墩镇经发办牵头为志愿者排班，1月26日（正月初二），镇工业公司派出25名志愿者；27日（正月初三），莘莘学子创业投资有限公司和镇经发办来了32人；28日（正月初四），轮到叁零（上海）文化创意有限公司；29日（正月初五），机关党员志愿者已经集结……后面排班一直满满当当。从2月10日到3月10日，松江区市场监管局派驻志愿者一个月，白天值班，而区规土局的志愿者从2月8日开始承担晚上四点到七点这一特殊时间段的任务。志愿者们不仅积极报名，还自备干粮和饮用水。由此，在美迪康紧急开工中所体现出来的志愿精神，从镇工业公司拓展到车墩全镇，再延伸到松江区。

在源源不断的"特殊工人"支持之下，美迪康1月26日（正月初二）恢复了9条生产线，27日（正月初三）又新增3条。到2月初日产量即突破100万只，占当时上海全市口罩产量的50%以上。很快日产量又突破 150 万只，占当时上海全市产量的 70%。截至 3 月中下旬，美迪康绝大多数员工已经回到岗位上，但为了保证一定的日产量，每天仍然保持 22 名志愿者在生产现场。这样加上志愿者总共有 160 个员工。美迪康的原本设计产能为每天 150 万只，在多方人手的支持下，已经达到每天稳产 180 万只。美迪康又从浙江长兴运回三台机器，扩大生产线，3 月 12 日开始新机器陆续开始运转，每天产量突破 200 万只。

（三）保障周全：全天候服务企业并制定周密的企业复工方案

2 月 10 日起，上海的企业有序复工，并在防控疫情＋复工复产方面交出的答卷非常出色。复工前夕的 2 月 8 日，上海出台"28 条"，打出"组合拳"，支持帮助企业共渡难关。各地基层和部门主动作为，当好"店小二"，精准对接企业不同需求，打通复工复产"堵点"。

作为工业重镇，车墩镇面临生产企业多、员工来源地广、人员流动性大的问题，随着春节后职工陆续返岗，企业陆续开工，生产经营和物流运输活动增多，人员流动增加，疫情防控工作面临一些新形势、新情况和严峻考验。

在复工之前，车墩镇先期就对所有辖区内的企业进行了联系，对人员情况逐一排摸登记，对重点地区人员的返沪情况进行持续跟踪，重点地区的返沪人员进行居家隔离或者是集中隔离，帮助有需求的企业联系隔离酒店，对有宿舍的企业进行指导消杀防护，对接企业进行网络招聘以解决用工荒。车墩镇早早做好复工企业的备案工作，齐全《复工复产备案表》《企业复工方案》《相关材料说明（含外来员工流动信息情况）》《应对疫情预案措施》等材料，方便企业复产的申报和登记工作。

2月9日，区级复工通知下发后，围绕企业复工复产，车墩镇经发办采用"一级盯一级"战术，24小时全天候工作，没有双休日，企业有防疫需要就第一时间给回应和解决。复工当天，车墩镇经发办、工业公司更是在动员企业自给自足的基础上，充分调动资源，为当天开工的企业提供了包括口罩、额温计、消毒液在内的各类防控物资。

疫情期间，因为围绕复工事务繁多，上级要求调整频率快、通知多、时间急、全文传达必然导致企业一时间难以理解、无所适从、电话咨询不断。镇经发办黄志峰副主任每次接到上级通知之后，总是第一时间先学把关，抓住核心，化繁为简，科学指导，有效避免了企业难以理解或政策误读的问题。有一次，由于来自上级的统计表格、统计口径和复工审批流程不停变化，政府经济服务公司的个别一线工作人员和企业主之间存在沟通困难，产生厌烦情绪，出现对抗行为。此时，黄志峰及时向分管领导和各经济服务公司的领导建议，加强工作中的政治思想工作，不间断的统一思想，改进作风，巩固服务企业的理念和态度。

车墩镇经发办坚持疫情期间安全第一的复工理念，坚持防疫举措一条也不能省的底线要求，坚持耐心说服和不厌其烦的工作态度，坚持敢于直面问题和克难前行的战斗意志，无论要求多高、时间多急，都能不折不扣完成并贯彻好上级的指示要求。

为全面有序推进车墩镇企业复工，确保复工与疫情防控"两不误"，2月10日，车墩镇推出周密的企业复工方案，方案主要内容如下：

从复工决心来看，镇政府分析企业复工将面临疫情防范、物资短缺、人力资源缺乏这三大挑战。但是，复工刻不容缓，两周内171家重点企业和22家限上商业企业必须全部复工。不再以任何理由阻止企业复工（含异地注册企业）。

从复工步骤来看，采取"先急后缓、先重点后其他"的顺序推进。黄志峰针对指导企业如何做好防控工作，提出重点抓住五个环节，即五过五查：过企业查主体责任；过物资查防控能力；过重点部位查防控举措；过防控流程查应急处置能力；过员工查疫情防范意识。

从组织方法来看，企业复工与疫情防控两条线同步实施，相关工作在车墩镇疫情防控领导小组的统一领导下，由各条线上分管领导组织实施。复工由经发办指导，由三家镇属公司组联合组织实施。

从工作要求来看，全体工作人员必须树立"一盘棋"思想。企业复工必须先备案后复工，发现防控措施不到位的企业必须停工整顿。举全镇之力保障企业复工，统筹各类防控物资，重点保障"四个优先"企业、专精特新及规上企业。

（四）"疫"中送暖：助力企业安全有序按下"复工键"和破解原材料短缺问题

在抗疫过程中，党中央不断根据疫情变化做出宏观判断，指导各地工作。上海市委市政府根据本市疫情变化，不断对复工复产工作提出新政策和新要求。为了响应中央和上级部署，在做好防疫工作的同时紧抓企业复工复产，车墩镇市场监督管理所临时组建了一支"复工全科指导队"，全方位帮助车墩镇企业有序安全按下"复工键"。

比亚迪公司由于员工众多，复工初期，食堂用餐人数最高可达

1000 人以上，对此，指导队第一时间到公司食堂，结合企业在准备复工时制定的相关应急预案，采取了分时段、分区域、分桌、分散取餐窗口等措施。

3 月 20 日，位于车墩镇的上海影视乐园正式恢复开园。乐园是市民踏青出游的热点区域，易形成人多聚集，增加疫情防控风险的同时也会增加食品安全、特种设备使用风险。指导队进行开园当天从食堂到"铛铛车"的全方位"体检"，给上海影视乐园的重新开园注入了一针"强心剂"，保证了市民在春花烂漫时相约影城的安全底线。

企业复产面临另一个普遍的难题是原材料短缺。为全力保障企业复产顺利进行，车墩镇把破解原材料短缺难题作为一个关键突破口。

新冠肺炎疫情期间，很多市民采取喷洒消毒剂的方式来进行防范，市场上出现了消毒剂一度断货的情况。为此，位于车墩镇的上海泰缘生物科技股份有限公司积极响应号召，于 1 月 29 日紧急复产。泰缘在此次疫情危机中不仅没有涨价，反而降价30% 供应，在确保政府紧急征用的库存以外，最少日供 10 吨消毒剂供市场调配。截至3 月底，泰缘已向社会紧急供应 100 多吨消毒剂。

泰缘以生产消毒剂为主，在疫情期间，泰缘为车墩镇政府捐赠了至少 2 吨消毒剂，除此之外，泰缘还为武汉、黄冈等地捐献了不少消毒剂产品，伴随着企业复工复产，泰缘更是主动向车墩工业区已经开工的公司提供了消毒剂。

但是问题也随之显现，泰缘董事长余姜表示，由于疫情暴发突然，不少企业员工都已经放假，即便 2 月 10 日上海正式复工，但是依然有不少工厂对复工存谨慎态度，一时之间，供应链紧张，"像是我们很多原材料都面临一个严重供应不足的问题。"余姜说道，短期内，公司可以依靠原先的原材料存货支撑，但是时间久了，存货根本不够。

为了解决原材料短缺问题，余姜尝试从原先的供应商处订货，但是令她没有想到的是，下了订货单的一周后都不见原材料到达公司，"按照以前的速度，从我下单到到货，只需要3天，快的话2天就能到了。"余姜说道，由于疫情期间不少地方都已经封城，物流运输成了原材料及时到位的一道坎。

原材料不足导致产能跟不上的情况不仅发生在泰缘一家公司，在车墩镇的工业园区，不少企业都存在原材料紧缺的问题。车墩镇党委政府在得知泰缘等几家企业存在的原材料不足问题后，及时将诉求收集并向上反馈，在各方的帮助下，原先等待了一周的原材料，在政府的协调帮助下，当地厂家为泰缘优先发货。

解决了原材料问题之后，很多岗位员工还未返岗，也给生产造成不小阻力。泰缘很多员工都是外省地区的，一下子都回不来，就算回来了也要先居家隔离一段时间。由于称重、包装等工序都需人工完成，在获悉这一情况后，车墩镇党委政府紧急调派一批志愿者前往泰缘，由于很多志愿者并不熟悉流水线的操作工程，因此从事的都是包装、搬运这些重体力的活，有效地帮助企业减轻人手不够的压力。

三、经验启示

突如其来并在全国、全球蔓延的新冠肺炎疫情，是对中国治理体系与治理能力现代化的一场大考。面对考验，基层政府如何作为，值得思考和分析。

（一）透视出中国经受住了这场疫情重大治理考验的奥秘

在重大疫情面前，传染病专家基于科学的判断当然是非常重要的。但疫情的防治除了是医学问题，更重要的是包括基层政府在内的公共部门要有效管理公众预期，为包括企业在内的公众提供疫情下的特定服务，这是治理能力的重大考验。以习近平同志为核心的党中央高瞻远瞩进行坚强决策部署，各级党委政府和各个部门履职尽责、发挥优势、形成合力，科学精准打赢疫情防控阻击战。中国本土疫情传播被基本阻断，疫情防控初见成效，体现出我国国家治理体系和治理能力的很多显著优势。

（二）基层党组织的战斗堡垒作用是防疫产生成效的关键

本案例从车墩镇对复工复产工作的系列行动可以看出，基层党组织和广大党员发挥了战斗堡垒作用和先锋模范作用。重要举措都是党组织先提出想法，人员发动也从党员开始，党员带头。松江区委组织部在疫情防控中"守初心"，第一时间向全区各级党组织和广大党员发出了《倡议书》。车墩镇党委提供坚强领导，定位明确，第一时间去挖掘志愿者资源，保证了美迪康能够快马加鞭启动起来。在疫情期间勇挑重担的美迪康副总经理王丽花，深受党员志愿者忘我工作精神的感召，于2月9日光荣地向党组织递交了入党申请书。平时扎实的志愿队伍建设保证了在疫情突发时有足够的组织能力来应对。在镇党委领导下，全镇各相关职能部门、镇工业公司等为企业复工复产提供全方位服务，借助庞大的志愿者队伍和强有力的努力筑牢基层防疫战斗堡垒。

（三）随着疫情变化和发展强化精细化管理

根据习近平总书记要求，精准有序扎实推动复工复产，实现国内国际双循环相互促进的新发展格局，把疫情造成的损失降到最低限度。上海市各级政府有着良好的精细化管理基础，基层党委政府又最贴近公众和企业，最了解实际情况，最接近问题解决现场。车墩镇党委政府响应上海市委市政府、松江区委区政府号召，在防疫的同时精准帮扶企业达产，努力实现人财物有序流动，强化对重点行业和重点企业的精准服务。比如抓住原材料短缺难题这一很多复工企业面临的首要问题来帮助解决。为大型企业的复工创造条件，为中小企业提供扶持政策，都是车墩镇党委政府精准施策的反映。

（四）公共危机治理能力成为基层政府与党员干部必备

很多公共危机燃爆于基层，需要基层来发现并即时处置。公共危机往往需要各个部门打破彼此界限，围绕危机解决方案进行多主体治理。车墩镇整个基层政府系统连同镇管公司等在疫情危机面前迅速拧成一股绳，接力为美迪康、泰缘等公司提供志愿者支持生产。公共危机治理的第一要务就是要"快"，顺应形势发展，实现控制目标，同时也要妥善处理好大量的善后工作，平稳过渡到危机后时期。车墩镇党委政府对复工复产工作安排迅速，布置到位，在极为复杂的疫情环境下保障了大量企业有序顺利复产。

【思考题】

1. 车墩镇党委、镇政府在新冠肺炎疫情期间所开展的工作，有哪些值得借鉴？

2. 假如您是车墩镇党委、镇政府的主要领导，为了加强防疫复工复产，还可以采取哪些措施？

3. 您认为当前基层政府与基层党员干部的公共危机治理能力优势体现在哪里？还有哪些可以提升？

（执笔人：中共上海市委党校抗疫案例项目组

杨国庆　宁本荣　孙美佳）

精准破解难题　打通关键堵点
——舟山港的疫情防控实践

【摘要】2020年2月初，受新冠肺炎疫情影响，宁波舟山港的集疏运体系面临严峻形势，特别是占70%以上份额的集装箱卡车运输，出现严重短缺、甚至一度"停摆"，港区集装箱大量积压，严重影响港口生产，对浙江省复工复产和稳外贸稳就业带来巨大风险和潜在压力。浙江省交通运输厅和浙江海港集团紧紧围绕"两手硬、两战赢"的要求，直面问题、迅速行动，从"早、准、实、智、远"五方面发力，通过点面结合、标本兼治，精准破解集卡企业、车辆、人员等复工复产难题，实现宁波舟山港率先恢复生产，对推动浙江乃至全国企业复工复产、恢复物流体系、恢复全球产业链具有重要意义，得到习近平总书记的充分肯定。同时，也为浙江全省统筹疫情防控和复工复产，加快推进"重要窗口"建设提供了有益经验。

【关键词】宁波舟山港　集装箱卡车运输　产业链供应链

【引言】宁波舟山港是"21世纪海上丝绸之路"的重要港口，是浙江推进"一带一路"重要枢纽建设、贯彻落实"双循环"新发展格局的战略节点，也是保障浙江省产业链供应链高效运转的战略枢纽。宁波舟山港是连续十一年来全球吞吐量最大的港口，依托区位优势和岸线资源，宁波舟山港逐步建立起了以江海联运、海铁联运和海河联运为特色的多式联运体系，成为货种齐全的世界级深水枢纽港。2020 年 3 月 29 日，习近平总书记在浙江考察复工复产情况时，首站就是宁波舟山港穿山港区集装箱码头，指出"宁波舟山港在共建'一带一路'、长江经济带发展、长三角一体化发展等国家战略中具有重要地位"，充分肯定"宁波舟山港率先恢复生产，对推动我国企业复工复产、恢复物流体系、恢复全球产业链具有重要意义"，勉励宁波舟山港"努力克服疫情影响，争取优异成绩"。

一、背景情况

浙江省地处东南沿海，是传统的开放大省和外贸大省。早在 2002 年，习近平总书记刚到浙江工作时，就预见性地指出："新世纪新阶段浙江经济进一步发展的天地在哪里？在海上！""浙江有什么可以做成全世界和全国之最的？只有港口，港口可以发展成全国之最甚至世界之最。"十多年来，全省始终按照习总书记的战略部署，坚持一张蓝图绘到底、一以贯之抓落实，全力擦亮港口这一浙江最大的"金名片"。2019 年，宁波舟山港完成货物吞吐量 11.2 亿吨，连续 11 年位居世界第一，为全球唯一一个突破十亿吨的大港；完成集装箱吞吐量 2753 万标箱，连续两年居世界前三，累计开通 240 余条国际航线，连通全球 190 余个国家和地区的 600 余个港口，有力服务"一带一路"建设、长江经济带建设、长三角一体化发展等，成为国家对外开放的重要门户和战略枢纽。2019 年全省进出口总额达 3.08 万亿元（居全国第四，约占全国 10%），增速达 8.1%，对全国进出口增长贡献率为 22.3%，居全国第一。其中，全省 90% 以上的外贸货物出口，通过宁波舟山港等主要沿海港口输往全球。可以说，港口是浙江省外贸产业链、国内供应链畅通运转的重中之重和关键节点，也是浙江实现全方位高水平开放的战略枢纽。

宁波舟山港生产直接关系上万家港航相关企业和十余万名从业人员，间接影响省内外数十万家进出口企业。新冠肺炎疫情发生后，浙江省港口生产和外贸发展面临"内忧外患"。从外部形势看，自2020年1月30日世界卫生组织将新冠肺炎疫情列为"国际关注的突发公共卫生事件"起，美国、欧盟、东盟等主要贸易对象陆续对14天内经停中国的船舶升级海事监管和船舶抵港管控措施，多个国际集装箱班轮公司陆续撤销或合并中国航线，对港口生产和外贸稳定产生直接影响。从国内复工复产看，为了全面阻遏病毒扩散，各级采取了最严格的管控措施，春节过后，2.4万余名返乡外省籍集装箱卡车（以下简称"集卡"）司机无法按时返岗，集卡运营企业难以及时复工，占宁波舟山港集装箱集疏运70%以上份额的集卡运力出现严重短缺，港口集疏运严重不畅。2月1日至15日，宁波舟山港出口重箱（装载出口货物的集装箱）数量仅为往年的10%，港区积压集装箱高达60万标箱，堆存率是往年的3—4倍，港口吞吐量下降40%，严重影响了全省外贸供应链和国内产业链的稳定。受物流链严重不畅影响，进出口货物无法送达港口、向外运出，导致外贸企业出现原料短缺、库存积压、订单违约风险陡增等突出问题。比如，晶科能源是一家生产太阳能硅晶产品的大型外贸企业，产品和原材料主要以集装箱运输方式从宁波舟山港进出，2月上旬受港口集卡运力不足影响，库存出现大量积压，直接影响30%左右海外订单交付，数百万美金订单面临违约风险；3月份宁波远洋公司集装箱运输量同比下降12%、总利润下降71%，存在类似困难的企业还有很多。

二、主要做法

2020年2月3日，习近平总书记在中央政治局常务会议上强调，要在做好疫情防控的前提下，全力推动企业复工复产。2月4日，浙江省疫情防控领导小组提出，要"管住人、畅通物"，最大限度减少疫情对我省经济社会发展的冲击。2月9日，浙江省委常委会扩大会议提出"疫情防控与复工复产两手抓"，要求"破堵破阻，畅通物流渠道"。按照中央和省委省政府部署，省交通运输厅和省海港集团主动担当、迅速行动，把破解宁波舟山港集卡运输难题作为首要任务，以有力举措化解危机，推动宁波舟山港率先恢复生产。2月17日，浙江省疫情防控办发布《关于加快推进宁波舟山港集装箱疏港和集卡运输复工复产的指导意见》，宁波市有针对性地出台具体措施帮助集卡企业复工。至2月21日，据浙江省海港集团、宁波舟山港集团所属易港通公司数据，宁波舟山港外集卡复工司机已达6801名。短短一周，在浙江省、宁波市政府及其相关部门的一系列政策主导下，浙江省海港集团、宁波舟山港集团积极响应配合，运用"港口＋互联网"及"大数据"助力外集卡司机复工，司机人数增长3倍，这将有力推动港口集疏运和地方外贸恢复。至2月底，宁波舟山港集装箱吞吐量降幅较前半个月收窄20个百分点，实现全面复工复产。

（一）早：跟踪监测，快速研判疫情对港口生产带来的不利影响

第一，提早研判。港口历来是交通运行监测的重点领域，1月23日，浙江省率先启动重大突发公共卫生事件一级响应后，浙江省交通

运输厅迅速成立疫情防控领导小组，专门设立港口生产保障专项组，建立起了省市县三级协同机制，联动宁波市政府、省海港集团、省集卡运输协会以及主要物流企业等各方力量，从原先的每周一次交换信息，加密到每天一次沟通对接；在常规指标监测的基础上，重点加强对国内外疫情发展态势、进出口贸易及运输限制政策、重要航运企业联盟运营调整及主要出口国航班航线变化等情况的跟踪研判，实时掌握港口生产宏观形势及生产运行情况。2020年春节期间（1月24—30日），当监测显示宁波舟山港货物和集装箱吞吐量同比分别下降8%和6.7%时，借鉴历次"国际关注的突发公共卫生事件（PHEIC）"的影响，结合国内外疫情发展和外贸形势，提前做出研判，认为疫情对我省港口生产的负面影响将在2月中下旬进一步扩大，同时在航运班轮准班、货源组织、航司合作、运价恢复等方面也将产生连锁反应，对外贸出口会产生一定冲击，并于2月6日向省委、省政府专题汇报，针对性地提出分类分步应对方案。

第二，尽早谋划。浙江省交通运输厅专门组建港航企业复工复产"三服务"小组，由厅班子成员带队，先后5次赴港口所在地、航运企业、行业基层开展调研服务，召开20余次座谈会，及时掌握港口生产中出现的新情况、新问题，摸清基层和企业的迫切需求，累计搜集40余条意见建议。针对外地集卡司机返岗难、集卡企业复工审核通过难、车辆上路通行难等问题，研究制定《浙江省保通保畅行动实施方案》《加快推进宁波舟山港集装箱疏港和集卡运输复工复产指导意见》《返工人员点到点包车运输指导意见》等一系列政策举措并推动落实。

第三，赶早行动。早在1月底，浙江省交通运输厅就针对春节后港口用工可能出现的短缺问题，要求交通港航部门、港口企业和相关协会加大宣传联系力度，有计划地做好人员返工组织，抢占先机。2月初，又专门组建服务组，对企业复产、用工组织、保通保畅等相关政策措施落实情况，进行持续跟踪指导，累计解决企业和基层困难问题100余个。同时，选派骨干人员蹲点服务，对疫情防控和复工复产进行常态化指导。以宁波新丝路物流有限公司为例，往年一般是元宵节后复工，根据交通部门和行业协会的指导，该公司从正月初五开始，逐个联系、在提前恢复生产上赢得了主动。

（二）准：精准施策，分类破解企业、车辆、司机三大难题

第一，积极推动集卡企业复工。2020年2月9日起，浙江全省在抓好疫情防控的前提下推进全面复工复产，对工矿企业的办公场所、隔离场所、防护用品等方面实施严格审批。由于集卡企业大多为小微企业，以宁波市为例，1600多家集卡企业共有21084辆集卡，许多都是1家企业1辆车，很难达到复工复产审批门槛。因此到2月15日，宁波舟山港1600多家集卡企业中仅复工26家、复工率不足2%。交通运输主管部门会同宁波舟山当地部门，迅速开展摸底调研，发现矛盾主要集中在"复工审批标准过高、程序繁杂、确认不便、防疫物资短缺"等方面，于是逐一研究并制定针对性措施，明确规定"集卡企业复工属于确认、备案事项，不必进行审核审批"，"对20辆车以上的较大集卡企业，只需网上提供复工方案，即可确认、备案，无须现场查勘"，"20辆以下的小微集卡企业，凭企业负责人的书面承诺书，即可确认复工"，"集卡企业司机的健康登记一人一表，由企业自存备查"。同时，将口罩、测温计等防护物资纳入当地统筹保障范围，

通过协会免费向企业发放口罩 10 余万只，确保疫情防控和复工复产"两手抓两手硬"。

第二，保障集卡车辆安全快速通行。疫情防控初期，各地都采取严格的封闭措施，仅 2 月 8 日全省就关闭高速路口超 200 个，设置普通国省道卡口超 240 个，农村公路卡口更是数不胜数。同时，对司机实施严密的人员排查，部分地区还对疫情高风险区域的外地车辆实施禁入，进一步加剧物流链条的"梗阻"。在复工复产过程中，浙江的交通主管部门严格落实省疫情防控责任 1 号令和 2 号令的要求，迅速纠正各地各自为政、标准不一、层层加码等问题，严禁擅自封闭高速公路出入口，严禁阻断国省干线公路，严禁硬隔离或挖断农村公路，严禁阻碍应急运输车辆通行，严禁擅自在高速公路服务区和收费站、省界和国省干线公路设置疫情防控检疫点或检测站；开辟了高速公路货车专用通道，核发"疫情防控车辆专用通行证"，全省免查通行；除重点疫情地区外，对已经严格落实疫情防控措施、通往沿海港口的外贸集装箱车辆，要求运送目的地和沿途各地放行；指导宁波市迅速制定出台《集卡车复运管控方案》，推出车辆检查凭证、8 小时内在全省范围免检通行等多项措施，全面保障车辆安全快速运行。

第三，关爱集卡司机安全返岗复工。宁波舟山港有着四万辆左右的集装箱卡车，外省籍集卡司机占 99%，春节期间，大量外地司机返乡过年，按往年惯例，正月十五之后，基本能实现全员返工返岗。但当时全国大部分地区因疫情影响都采取一级响应，对人员出行实施多项管控措施，返回浙江面临重重"关卡"。集卡司机顾虑回浙后由于当地社区对外来人员的严格管控而面临"进不了村、入不了社区"等问题，所以不敢回、不愿回、不能回。直至 2 月 15 日，宁波舟山港在岗集卡司机仅700余人、返岗率不足3%。于是，宁波市相关部门、省海港集团和相关行业协会，共同研究快速返工对策，第一时间宣传我省疫情防控成效、复工复产、交通补助等政策，通过包车、包机、包高铁专列和免费接驳服务等多项措施，为外省籍低风险疫情地区的返岗司机提供"一站式"暖心服务。同时，组织专人赴河南、四川、江西等劳务输出大省，主动与当地部门对接，制定返工人员白名单，逐一解决交通通行、人员返工、健康码互认等问题。比如，宁波市联合铁路部门，多次组织开行河南周口、安徽阜阳、江西南昌、四川成都等方向的民工专列，仅一周时间返岗集卡司机就突破6000多人，基本满足了当时港口生产集疏运需求。精心做好返岗司机生活保障，对来自低风险地区的集卡司机，经核酸检测为阴性后，不再进行14天隔离，可自由进出居住地；对居住有困难的司机，利用闲置宾馆等场所提供必要过渡宿舍，最大限度解决返岗后顾之忧。

（三）实：专班保障，全力帮助企业纾难解困渡过难关

第一，组建专班，落实"点对点"保障。深入摸排、联系上下游企业，建立定点跟踪服务机制。主动对接港口集卡运输需求大户，制定专项运输保障方案，确保出口企业物流供应畅通。比如，2月中旬了解到晶科能源公司存在出口产品运输难问题后，省交通运输厅第一时间协调省海港集团，成立工作专班，根据企业实际需求、结合各地防疫管控要求，提供可行的水陆中转、海铁联运、水上通道、短驳转运等多渠道、全过程解决方案。仅2月底至3月上旬，就帮助晶科能源解决了2000多标箱的集装箱运输问题，有力服务企业生产恢复。

第二，协调运力，实现"门到门"直达。面对运力短缺、有货没

车这一最大瓶颈问题，省交通运输厅急企业所急，会同省海港集团紧急协调省内外运输企业，调动一切可调动资源，组织专门车队力量开展服务。比如，宁波旭升汽车技术有限公司是特斯拉公司的"一级供应商"，疫情发生后，由于缺少运力，出货量大幅减少。通过专门协调天恒国际物流公司，抽调18名司机骨干组建攻坚队，提供"门到门"服务，仅一周内就帮助完成40个集装箱出货任务。比如，杭州中策橡胶集团生产的轮胎，一半以上是由地方车队运输至宁波舟山港，再出口到世界各地。由于集卡司机尚未返岗，地方运力严重短缺，货物大量积压。通过组织易港通公司、集运公司、铃与物流等力量，错峰调配司机挤出运力，两周内顺利完成15批次集卡出运。

第三，政策惠企，体现"心贴心"服务。疫情影响下，运输企业普遍遭受较大损失、经营出现困难，甚至有的已经难以为继。宁波舟山港1720多家集卡企业，拥有100辆以上集卡车辆的企业不足10家，99%为小微民营企业。为帮助企业顺利渡过难关，省交通运输厅在落实国家、省委省政府惠企政策的基础上，结合行业实际，进一步研究出台一系列扶持政策，包括2月17日零时起实施全省收费公路免收车辆通行费；扩大10个指定收费站集装箱运输车辆收费优惠至全省高速路网，通行费统一按6.5折收取，该政策在国家免通政策结束后继续实施3个月；自3月1日开始，免收进出口货物港口建设费政策，将货物港务费、港口设施保安费等收费标准降低20%；等等。截至6月底，共降低企业成本约40亿元。

（四）智：数智并举，实现港口生产和疫情防控"两手硬"

第一，充分运用"一图一码一指数"，持续跟踪服务港口生产恢复。浙江省依托数字化手段，建立交通运行监测分析机制，设计交通"五色图"，选取46项量化指标，构建人流、物流和行业恢复等指数体系，实施动态更新、量化分析和趋势研判。尤其在港口生产方面，聚焦集装箱积压、集卡企业和司机复工、本地外贸集装箱进出口等情况，选取集装箱吞吐量、靠港集装箱船舶数、易港通集卡司机活跃度、重空箱存量和堆存率等12项关键指标，每天动态监测分析，并形成专项报告，及时上报省疫情防控领导小组，为省委省政府准确研判外贸恢复形势、制定针对性扶持政策、为企业脱困复产提供科学依据。

第二，以遏制境外疫情输入为重点，慎终如始抓好疫情防控。2020年2月下旬，随着韩国、意大利等国疫情暴发，境外疫情形势陡然升级，沿海港口成为防范境外疫情从境外输入的前沿关口。省交通运输厅会同宁波市政府，迅速组建海港防疫情境外输入专项工作领导小组，重点通过大数据分析，快速筛选疫情风险船舶。建立"海港船舶风险信息上报系统"，由船代公司直接报送船员健康状况、靠离泊国家、是否在港维修等相关信息。通过掌上推送方式，与海关、边检、海事、卫健等部门实现信息实时共享。妥善处置班轮靠港、船员换班等问题，实现"应换尽换、应上尽上""应检尽检、应隔尽隔"。截至6月底，累计进港外轮6000余艘，实现船员换班10000余人次，未出现一例境外输入疫情，保持了总体平稳有序。

（五）远：危中寻机，抓住机遇加快打造世界一流强港

第一，前瞻谋划推进强港建设。按照习总书记关于"复工复产要化危为机"要求，充分把握这次疫情带来的重大机遇，牵头研究编制

《高水平建设世界一流强港实施意见》和《加快现代航运服务业发展指导意见》，加快打造"枢纽港、物流港、贸易港、服务港、智慧港、绿色港"，重点推进一批千万级集装箱港区和智能化码头集群建设，做强舟山江海联运服务中心，依托自贸区油气全产业链，加快培育金融、保险、海事、租赁等高端航运服务业，推动港产城联动，全面提升港口综合服务能力、辐射带动能力和国际影响力。

第二，深化宁波舟山港高水平一体化改革。研究编制《推进宁波舟山港高水平一体化行动方案》，制定"一港两拖""一船两引"、航道锚地共建共养共管等实施方案，努力解决宁波舟山港拖轮配置不均、跨港域经营、分段引航等问题，优化航道锚地调度使用机制。围绕长三角一体化发展，积极推动小洋山等合作开发，加快形成优势互补、错位发展的良好格局。

第三，加快推动"四港"联动发展。以海港为龙头、空港为特色、陆港为基础、信息港为纽带，完善多式联运服务体系，构筑"四港"融合发展新格局。组建"四港"运营商联盟，谋划建设台州湾海公铁多式联运、义乌铁路西物流中心、浙中多式联运港等十大标志性工程。推进信息港建设，编制《"四港"智慧物流云平台建设方案》，推进物流信息整合集聚和市场化应用。加快发展多式联运，截至2020年5月底，全省江海河联运、集装箱海铁联运量分别达到1.39亿吨、35.4万标箱，同比分别增长4.4%、13.1%。

三、经验启示

2020年1至10月份，宁波舟山港完成货物吞吐量98867.8万吨，同比增长5.4%；完成集装箱吞吐量2406.5万标准箱，同比增长2.4%。

根据宁波舟山港生产快报数据显示，在6月实现集装箱运输生产同比正增长之后，宁波舟山港7、8、9月分别实现了集装箱运输生产同比增长7.8%、9.4%和12.6%，继而在10月实现了同比增长超21%。宁波舟山港为代表的运输畅通，成为保障浙江2020年经济稳定的中坚力量和贯彻落实"双循环"新发展格局的战略节点。

（一）以敢打硬仗、冲锋在前的忠诚担当践行"两个维护"

交通运输作为人员流动的主要渠道，是疫情防控的关键领域和前沿阵地。这次疫情对交通行业来说，是一场必须打赢的大战，也是检验"不忘初心、牢记使命"主题教育成果的大考。浙江省的交通运输主管部门始终牢记"三个地"政治定位，坚决服从省委省政府统一指挥，主要领导带头示范，班子成员团结一心，认真履行"管控与畅通组"组长单位职责，冲锋在前、连续奋战，创新建立"午餐会""晚餐会"等工作机制，第一时间协调部署、破解难题，累计出台港口、机场、高速公路管控等60余个政策文件，向省委省政府提出加强民航铁路信息共享等40余条合理化建议，均被省防控领导小组采纳。全省交通运输系统和港航部门充分发扬"特别能吃苦、特别能战斗"优良传统，发挥党支部战斗堡垒和党员先锋模范作用，不谈条件、不讲理由，全力投入到疫情防控大局当中，做到关键时刻顶得住、危急关头冲得上，以实际行动践行"两个维护"。

（二）以因时而易、随事而制的思维统筹全局确保实效

疫情防控是一个动态过程，不同阶段有不同的目标和重点。作为行业主管部门，坚持把"强谋划、强执行"作为重中之重，始终紧扣

全局要求、把握阶段特征，提前研判形势，注重精准施策，全力打好疫情防控总体战、疫情传播阻击战、保通保畅攻坚战、复工复产前哨战、民生服务组合战、入境防控持久战等6场战役。在全面管控阶段，迅速升级综合交通管控措施，严控省界大门、严管省内中门、严守交通小门，实现所有卡口和各种运输方式管控全覆盖；在"两手硬、两战赢"阶段，全面落实精密智控机制，有序恢复公共交通、货运、港口、邮政快递，做好返工人员组织，全力保障复工复产；在"防控境外人员疫情输入"阶段，牵头会同省级相关部门和嘉兴市政府建立协同机制，有序做好入境人员中转运输组织等工作；在"疫情防控常态化"阶段，坚决"防松劲、防漏洞、防反弹"，确保总体平稳有序。

（三）以坚定的宗旨意识，务实解决问题、服务群众

这次疫情彻底打乱了正常生产生活秩序，人流、物流、商流一度处于"停滞"状态，不论是应急状态下的保供应、保物流，还是复工复产中先"动起来"，都面临大量实际困难。省交通运输厅始终以人民满意为出发点，把疫情防控作为检验"三服务"成果的主战场，紧盯应急运输保畅、企业经营困难、复工人员紧缺等突出问题，依托"浙里畅行"平台，统一发布高速出入口开闭、干线公路检查点等信息；建立省市县三级协调机制，开通24小时应急电话，累计协调解决问题近6000个；强化应急状态下运输服务，累计发放"应急通行证"3.4万张，完成应急物资、重要生产生活物资运输64.3万吨。以钉钉子精神紧抓不放，全力破解企业和群众"堵点"、"难点"问题。

（四）以数智并举、分类施策的精准手段提升治理效能

建立"一图一码一指数"，用数字化手段织出一张弹性有度、疏而不漏的精密智控网，是浙江今年防疫抗疫中的一大创举，充分展现了浙江省委省政府超前的视野格局和领先的治理水平。作为疫情防控、复产复工前沿阵地，浙江省交通运输厅不断完善交通经济监测分析系统功能，覆盖疫情防控、交通建设、运输服务、审批执法等重点领域，努力构建一套精细感知、精准溯源、精密智控的监管模式。同时，建立健全适应"智控"体系建设的工作机制，进一步推动行业治理由传统"人控"向精密"智控"转变，以量化思维、智能化手段提升治理效能。

（五）以战略眼光、化危为机建设交通强国的"重要窗口"

疫情的冲击是短期的、有限的，关键还是要统筹做好各项发展工作。交通是经济社会发展的先行官，也是"重要窗口"建设的先行领域。不仅要持续强化疫情防控，更要以敢为人先的意识、积极主动的姿态，为我省高质量发展打好头阵。省交通运输厅围绕"交通强国"战略部署，不等不拖、全力推进高水平交通强省建设。2020 年 4 月 17 日，省委省政府召开全省动员大会，出台《高水平交通强省建设实施意见》，集中力量打好"迎亚运、建窗口"综合交通三年大会战，全面推进"九网万亿"基础设施建设、"十大千亿、百大百亿"工程、"交通迎亚运、服务大提升"行动，以实绩实效努力为"重要窗口"增色添彩。

【思考题】

1. 在保障产业链供应链稳定中，政府职能部门如何处理好政府、企业和市场的关系以发挥积极作用？

2. 结合案例谈一谈，作为政府部门，如何在统筹重大应急事件处置和保障经济社会健康发展方面发挥实效？

3. 在国际国内双循环的新发展格局中，宁波舟山港如何发挥优势，推动浙江深化开放建设新时代中国特色社会主义重要窗口？

（执笔人：中共浙江省委党校　陈愉瑜）

区域协同　联合战"疫"

——长三角 G60 科创走廊的疫情防控实践

【摘要】长三角 G60 科创走廊认真贯彻一市三省疫情联防联控精神，长三角一体化在联合战"疫"中演练：长三角 G60 联席办统筹协调，产业集群党组织积极行动，地方部门企业帮扶政策及时到位，"G60 科创云"等线上科技手段支撑九城互联互通。特别是，产业联盟、产业合作示范园区发挥长三角 G60 科创走廊九城市（区）产业高质量一体化发展的重要载体作用，快速反馈、响应企业需求，推动企业有序复工复产，共同提升产能和要素流通效能，稳定了长三角区域供应链与服务链。G60 科创走廊产业集群功能性党建优势突出，疫情期间动员广大党员干部在大战中践行初心使命，在大考中交出合格答卷，充分彰显引领功能和强大凝聚力，为基层党建提供了上海经验。

【关键词】长三角一体化　G60 科创走廊　联防联控　产业链

【引言】2020 年 2 月 23 日，习近平总书记在统筹推进新冠肺炎疫情防控和经济社会发展工作部署会议发表重要讲话，强调"区域之间要加强上下游产销对接，推动产业链各环节协同复工复产"。长三角是我国经济发展最活跃、开放程度最高、创新能力最强的区域之一，经济总量占全国的 1/4 左右。2018 年 11 月，习近平主席在首届中国国际进口博览会上宣布，支持长江三角洲区域一体化发展并上升为国家战略。2019 年 12 月，《长江三角洲区域一体化发展规划纲要》印发，标志着长三角高质量一体化步入全面实施阶段。长三角区域内，产业链上下游的关联非常紧密，且多是跨省市，做好这一地区的疫情防控，稳住长三角经济基本盘，是关系全局的大事。长三角 G60 科创走廊扮演长三角更高质量一体化"引擎"的角色，一直以来力促产业链、创新链一体化发展，疫情期间推动产业链各环节协同复工复产，进一步落实长三角一体化发展国家战略。

一、背景情况

2018 年 6 月，G60 科创走廊从 1.0 版 G60 上海松江科创走廊、2.0 版沪嘉杭 G60 科创走廊，发展为贯穿长三角三省一市，覆盖松江、嘉兴、杭州、金华、苏州、湖州、宣城、芜湖、合肥九城市的"3.0 版"长三角 G60 科创走廊。2019 年 12 月，中共中央、国务院印发了《长江三角洲区域一体化发展规划纲要》，长三角 G60 科创走廊从秉持新发展理念的生动实践上升为落实国家战略的重要平台。力促产业链、创新链一体化发展是长三角 G60 科创走廊落实国家战略的重要抓手。为此，《长三角 G60 科创走廊产业集群高质量一体化发展行动纲要》《长三角 G60 科创走廊产业联盟高质量发展指导意见》《长三角 G60 科创走廊产业合作示范园区协同发展指导意见》等一系列重要政策举措先后发布。与此同时，2018 年以来，G60 科创走廊深入推进党建引领，把党组织建在产业集群上，切实把党组织的政治优势转化为创新发展的制度优势。服务创新链、服务产业链，推动科技创新、党建创新，不断深化以"双服双创"为主题的党建工作新机制，以提升组织力为重点，突出政治功能，全力打造 G60 科创走廊新时代长三角更高质量一体化发展的重要引擎。

G60 科创走廊沿线是中国经济最具活力、城镇化水平最高的区域之一，扮演长三角更高质量一体化"引擎"的角色，成为区域内"中国制造"迈向"中国创造"的主阵地。G60 科创走廊企业的不少供应商来自长三角区域，保障企业上下游供应稳定尤其关键。疫情期间，面对防疫物资短缺、企业复工之初员工不足、运输不便、关键零部件短缺、办事审批、资金配套等一系列困难问题，G60 科创走廊围绕上下游企业配套协调综合施策，发挥产业联盟体系区域协同优势，利用"G60 科创云"等线上科技手段支撑九城互联互通，松江区出台 26 条惠企政策，聚焦金融、技术改造、扩产招工等领域，共同提升生产产能和要素流通效能，保障长三角供应链稳定，塑造了联合战"疫"中顺利复工复产的典型样本。关键时刻，"一体化"的协同发挥了示范作用。比如，上海松江、浙江湖州、浙江金华之间，加强无纺布、鼻梁条等协同供给，保障重点防疫物资稳定生产。G60 科创走廊协调各类防疫物资生产企业复产扩产、复工招工等类似案例不断涌现。

二、主要做法

（一）产业联盟协同，促防疫物资加速生产

一直以来，G60 科创走廊致力以创新链、产业链为纽带，聚焦人工智能、集成电路、生物医药等先进制造业产业集群，九城市各扬所长，优势互补，建立了"1+7+N"产业联盟体系和产业合作示范园区。此次联合抗疫工作，正是依托产业联盟体系，充分发挥 11 个产业联盟和 10 个合作示范区协同作用。一方面，联合倡议，示范引领。G60

科创走廊科创发展办公室（长三角 G60 联席办）党组第一时间联合人工智能、生物医药、新材料等相关联盟发出联防联控倡议，九城市相关企业迅速响应，火速召回员工、开足马力做好防疫物资生产供给。另一方面，政策解读，提振信心。召开联盟、园区视频工作会议，进行中央和长三角地区防疫精神、政策解读，引导联盟和园区立足科学防控、有序复工。九城市 1200 余家头部企业、3.36 万人次在线参会，起到了凝聚人心、提振信心的效果。

　　疫情期间，G60 科创走廊积极落实长三角疫情联防联控工作要求，在长三角 G60 联席办统一号召下，产业联盟和示范区共同发挥主力军作用，一批典型企业加快科技研发，加速防疫物资生产。G60 人工智能产业联盟理事长单位科大智能科技股份有限公司（松江），研发超高速口罩机（1000 片／分钟，月产能 10 台）和高速口罩机（400 片／分钟，月产能 20 台），协同杭州、苏州、湖州等地企业加强轴类、重大减速器等关键零部件供给，迅速投放上海、广州、杭州等城市。G60 生物医药产业联盟理事长单位华东医药股份有限公司（杭州），在最短时间内集结成员单位力量，调拨口罩 200 余万只、防护服 10 万余件、测温计万余台，火速驰援疫情一线。产业联盟成员单位生工生物工程（上海）股份有限公司（松江），协同江苏医联、上海翊圣、上海迪碧贸易等上下游企业，共同生产新型冠状病毒检测试剂盒。G60 新材料产业联盟的成员单位素湃科技（上海）有限公司，改进原有纳米膜的生产工艺标准，在较短时间内创新研发出可重复使用 KN95 级超疏水纳米膜口罩。G60 产业合作示范园区启迪漕河泾（中山）科技园，组织园区相关企业参与疫情防控新药研发。例如，上海分析技术产业研究院院士团队领衔的家庭用便携式现场快速分子诊断新技术，获得科技部"新型冠状病毒快速检测产品研发"项目支持。

（二）"云"端发力，多"链"融合助复工复产

疫情期间，G60科创走廊利用科技手段加强产业链协同互助，通过云对接、云协调、云培训，进一步强化九城市供需匹配和原材料、零部件生产供应，助力更多企业复工复产。一是"G60科创云"，促进全要素对接转化交易。第一时间开设"G60共同抗疫"专区，2020年2月21日上线当天吸引九城市近万家企业注册，很快集聚了6万多家企业线上互动对接，审核发布有效供需信息1.3万余条。其中，通过协调对接完成长三角区域企业供应链衔接问题上千条。比如，协调松江云汉芯城，解决了红外传感器生产企业芜湖宏景电子公司的关键零部件短缺问题；协调解决湖州江安美德汽车配件公司的原材料供应商货物运输问题；助力杭州日创机械设备有限公司落实新供应商零部件供给；协调解决嘉兴市睿步机器人科技有限公司的防疫设备生产零部件短缺问题，等等。同时，开通"云招聘"，为九城市企业和高校搭建供需对接平台。

二是"G60综合金融服务平台"，促进线上产融合作。其间，及时上线16家银行32款疫情专项产品，2月20日启用直播功能，14场直播（职能部门政策解读等7场、金融机构产品宣讲7场）吸引10万用户注册、19万人次观看，为企业复工复产成功对接融资金额11560万元。据不完全统计，截止到3月中旬，依托长三角G60金融服务联盟，通过"基地＋平台"服务（上交所资本市场服务G60基地、G60综合金融服务平台），协调各类金融机构为九城市企业复工复产、抗击疫情授信超22.7亿元，实际完成贷款合计近15.6亿元。

三是工业互联网平台，促进供需资源匹配。松江区是全国首个国家级工业互联网创新发展示范基地。近年来，G60科创走廊推进工业互联网协同发展，加强九城市深度融合、优势互补、共赢发展，发挥工业互联网跨行业、跨领域助推产业发展的引领作用。2月21日，公布了31家长三角G60科创走廊第二批工业互联网平台和17家专业服务机构。其中，工业互联网平台海尔COSMOPlat，抗击疫情期间打造"新冠肺炎疫情医疗物资信息共享资源汇聚平台"，为政府部门、医院、企业等超过1500家机构提供供需配对，已成功对接防疫物资需求5000多万件，并仍在持续跟进。

四是"一网通办"专窗，促进跨区域政务服务协同。九城市89个"一网通办"专窗停窗不停工，有效利用政务服务"网上办"、"掌上办"、"异地办"、"加急办"等方式，线上帮助企业足不出户办成事。截止到3月中旬，专窗推送供需信息服务10万余次，有效保障企业复工复产。

（三）产业集群党建，启动复工复产"红色引擎"

近年来，G60科创走廊建设中，创新抓实"双服双创"党建工作新机制，建立起与创新驱动发展、经济转型升级相适应的党建工作格局。强调，服务创新链，坚持党管人才，把服务人才作为服务创新链的核心；服务产业链，把党组织建在产业集群上，通过建立组织、搭好平台、整合资源来服务产业发展，推动科技创新、党建创新两位一体、深度融合。2019年3月，成立了上海市首家产业集群党委即上海正泰启迪智慧能源产业集群党委。此后，围绕先进制造业产业集群，成立了集成电路、生命健康、众创空间、智慧物流等12家产业集群党组织。经过努力，探索形成了以"龙头带动、项目推动、条块联动"为主要特征的产业集群党建工作机制，实现"建一个组织、带一个集群、兴一个产业"的同频共振效应。

疫情期间，产业集群党建工作的作用和机制得以充分展现。长三角 G60 科创走廊松江各产业集群党组织，充分发挥基层党组织和广大党员的战斗堡垒、先锋模范作用。一方面，带头织密企业抗疫防护网。松江区集成电路产业集群党委内的行业龙头企业台积电（中国）有限公司，通过智能化、系统化的科技手段，加固防疫管理系统，开发疫情防控健康管理程序，通过颜色管理区分人群。松江区人工智能产业集群党委企业微信群，发挥物资采购和防疫措施交流的平台作用。除了储备自己需要的防疫物资外，很多企业主动承担社会责任。

"现在防疫物资紧缺，大家一起交流信息、共享资源，有助于企业复工复产。"集群党委书记、科大智能科技股份有限公司副总裁徐本增说。科大智能科技股份有限公司提供两台智能体温筛查预警设备给合肥轨道交通 2 号线使用。公司党员职工累计捐款 60 万元，用于定向购买武汉一线医院急需的防疫物资。上海保隆汽车科技股份有限公司专门收拾出十多个房间，方便返沪员工严格按要求隔离。

另一方面，帮助打通产业链，解企业复产"燃眉之急"。复工复产期间，最困扰台积电公司的就是供应链的稳定问题。上海市、区两级政府帮忙协调市内、区相关领域供应商提前复工、供货，才没有影响产能。受益于产业链招商和扶持，松江区已形成涵盖制造、封装测试、装备及材料、设计等完整的芯片产业链。除了台积电，还有豪威半导体、超硅半导体、尼西半导体等一批知名芯片企业。因此，松江区才能快速协助台积电找到供应商。"复工后，我们最头疼的是因上游供应链缺失而导致的原材料不足问题。正担心没'米'下锅时，松江区产业集群党组织帮了大忙。"尼西半导体总经理杜震表示。尼西半导体主要生产消费类电子产品，台积电公司、新阳半导体等一批松江芯片企业，都是其产业链上游的供应商。在松江区集成电路产业集群党组织的牵桥搭线下，尼西半导体解决了部分原材料库存不足的难题。

在这个不寻常的"开工季"，各个产业集群正酝酿着一股干劲与力量。冲锋在前，党员带头保运行抓生产。党员们不仅在企业抗疫前线发挥先锋模范作用，针对疫情痛点问题，不少企业站出来，在求创新、抓生产方面也积极奋战，通过技术创新、产品创新为抗疫贡献智慧力量。例如，G60 科创走廊生物医药产业联盟成员单位生工生物工程（上海）股份有限公司，在党支部的带领下，协同行业内专业生产分子诊断产品的三家上下游企业，联合技术研发、核心原料、工业化供应链、GMP 质量生产体系的全产业链力量，共同生产新型冠状病毒检测试剂盒，公司每天约 400 名员工加班加点保生产。

三、经验启示

习近平总书记指出，要落实分区分级精准防控策略，打通人流、物流堵点，放开货运物流限制，确保员工回得来、原料供得上、产品出得去。产业链环环相扣，一个环节阻滞，上下游企业都无法运转。区域之间要加强上下游产销对接，推动产业链各环节协同复工复产。此次疫情期间，长三角 G60 科创走廊贯彻实施"全国一盘棋"的战略部署，长三角一体化与疫情联防联控、企业复工复产融为一体，充分彰显了产业集群党建的功能优势和引领作用。

（一）"全国一盘棋"的贯彻实施

沪苏浙皖三省一市的抗疫"一盘棋"，正是"全国一盘棋"的一部分。在突发重大疫情面前，"全国一盘棋"既体现在"中央号令、举国动员，一方有难、八方支援"这样应急时的"振臂一呼"之中，也体现在把党中央国务院针对"全国一盘棋"的长期部署，结合抗疫实际，作出坚定、具体的落实。中央统一战略部署下，中央政治局委员、上海市委书记李强多次召开长三角疫情联防联控会议，交流沪苏浙皖一市三省各地疫情防控工作，共商长三角地区加强疫情联防联控的工作措施，形成了长三角联防联控协同机制。同时，及时发布了长三角毗邻地区强化新冠肺炎疫情联防联控的工作指引。长三角 G60 科创走廊贯彻"全国一盘棋"精神，结合实际、发挥优势，综合施策稳定供应链和服务链，真正将长三角疫情联防联控工作要求落到了实处。

（二）区域一体化发展的重要体现

实施区域协调发展战略是新时代国家重大战略，我国已相继提出京津冀协同发展、长江经济带、粤港澳大湾区建设以及长三角一体化发展等重大任务。其中，"一体化发展"是区域协调发展的高级形态，取决于地区间经济社会分工水平及产业链、创新链的紧密联系，依赖于有效的制度安排与机制设计。为此，一方面要注重建立正常发展情况下的常态化合作框架。正如长三角一体化规划纲要所提出的，要探索区域一体化发展的制度体系和路径模式；着眼于一盘棋整体谋划，进一步发挥上海龙头带动作用，苏浙皖各扬所长；建立城市间重大事项重大项目共商共建机制；推进都市圈协调联动，等等。另一方面，要加紧形成共同防范化解各类风险的应对机制。不仅强化跨界水体、大气污染等生态环境问题的共保联治、协同监管，而且探索防范化解重大风险的应急应对和服务保障机制。面对此次疫情，长三角形成健康码互认通用、产业链复工复产协同互助、企业复工复产复市就业招工协调合作、跨区域交通等基础设施加快落地协同会商、疫情防控特殊时期区域经济政策协调通报等五大机制正是这方面的积极尝试，G60科创走廊则在联合战"疫"与复工复产实践中具体检验、测试了这些机制。

（三）产业集群党建的创新引领

G60科创走廊产业集群党建实践与疫期表现充分说明，党建做实就是生产力，做强就是竞争力，做细就是凝聚力。产业集群党建是随着经济社会发展而出现的基层党建工作实践创新，它的形成既是落实全面从严治党要求、实现党建工作全覆盖的必然选择，也是产业集群发展的内在需要。产业集群党建立足产业链、创新链，是传统党建之外的多元空间探索，本质上属于功能性党建，强调给基层党组织赋能，为科技创新等领域基层党建提供了范例。通过整合某一产业集群内的企业、科研机构、行业协会等资源，积极发挥龙头企业党组织的示范、带动和帮扶作用，产业集群党建以组织联网、阵地联建、人才联育、发展联谋、党群联动、活动联办形成党建生态群。推动党建工作与企业生产经营、产业转型升级、产学研用转化等深度融合，从而有效服务创新链、产业链，引领产业集群高质量发展。

【思考题】

1. G60科创走廊开展抗疫和复工复产工作的有效治理手段有哪些?

2. 产业集群党建具有哪些特点和功能,如何在推进长三角高质量一体化发展中发挥作用?

（执笔人：中共上海市委党校抗疫案例项目组

徐根兴　仓基武　沈聪）

"全链条服务"驱动的"临港速度"
——临港新片区的疫情防控实践

【摘要】在防疫复产这场大考中，临港新片区以"全链条服务"驱动"临港速度"，再次成为上海优化营商环境的显著标识。面对各种困难，以特斯拉工厂为代表的一批项目能"逆势飞扬"顺利开工投产，离不开临港新片区管委会党组织的全方位、全链条服务，离不开产业链、供应链上下游企业党组织同步复工支持。同时，在临港新片区，特斯拉"享有"的全链条服务已不再是特例，而正逐渐成为常态。疫期"临港速度"再领跑，安商、稳商、招商齐头并进，临港新片区扮演金牌"店小二"角色，完整搭建并推广"全链条服务"，赢得了疫期复工复产早与招商引资稳的工作成绩。

【关键词】临港新片区　营商环境　疫情防控

【引言】2020 年 2 月 23 日，习近平总书记参加统筹推进新冠肺炎疫情防控和经济社会发展工作部署会议发表重要讲话，总结新冠肺炎疫情防控各项工作，部署关键阶段的各项重点任务和重要举措。提出了稳住外贸外资基本盘，保障外贸产业链、供应链畅通运转，抓好重大外资项目落地，扩大金融等服务业对外开放，继续优化营商环境，增强外商长期投资经营的信心等有序复工复产要求。

上海自贸区临港新片区作为中央交给上海的三项新的重大任务之

一，使命光荣，责任重大，任务艰巨。自 2019 年 8 月正式挂牌以来，临港新片区发扬"开局即决战，起步即冲刺"的精神，在更深层次、更宽领域，以更大力度推进全方位高水平开放。可以说，临港新片区的每一项政策、每一个项目、每一步推进都广受关注。疫期复工复产更是如此，特斯拉项目正是一个缩影。

一、背景情况

疫情期间，从企业层面看，临港新片区复工复产面临一系列的问题和困难。一是交通物流受限。受疫情影响，各地交通运输管制力度不断加强，管制范围不断扩大，部分省际省内公路封闭，大大增加了企业运输成本、时间成本、管理成本、协调成本等。公路运输和物流系统还未完全恢复，进出高速公路审批的时间相对较长，跨省物流受限严重；各船公司、船代、堆场复工不足，航运出货困难，同时，许多国家都出台了入境管制措施。二是员工不能复工返岗。各地采取的隔离、交通管制、封闭等防控措施不一，造成大量外地员工难以按期返岗。而外地员工返回后还需要规定时间内的隔离，不能立即返岗。春节后，所有人员到岗上班的疫情管控及生产安全压力非常巨大。三是防疫物资不足。消毒剂、防护服、测温枪等防疫、防护物资采购难度较大。许多企业防疫物资存量不能满足复工要求，只能优先满足部分子公司开工。四是产业链上下游产品交付困难。随着企业复工复产的推进，这个问题在未来一段时间内将越来越突出。供应商复工不确定，导致物料、部分工具无法按时到货，严重影响复工前准备。原材料供需矛盾日益突出，以及物流不畅导致产成品销售发货困难，企业库存将持续增加。五是资金链压力较大。停工期间人员工资、金融机构利息、各项税费和电费等均需按时支付，再加上产品积压回款金额大幅减少，许多企业面临较大的到期还款压力。金融系统普遍延迟开工，相关到期业务无法续办，相关续授信业务审批延迟，对企业目前的流动性以及未来2—3个月的融资业务可能产生较大的负面影响。六是订单履行和延续存在难题。产品合同不能按期交货；工程项目不能按计划进场；出口业务受到影响，许多企业存在客户订单转移风险及外贸订单违约风险；特别是外贸无法按期交货，面临索赔风险等，还将影响海外订单交付和拿单。七是项目推进延缓。已经备案开工的项目无法按照进度完成及交付；国内扩产项目因疫情原因施工暂停；有些企业重点项目建设被迫延期，影响企业的进一步发展。八是成本上升。上游企业开工不足，导致原料价格上涨；企业用工紧张，人力成本增加；资金周转不灵，财务成本上升；员工防疫和隔离增加开支，防疫物资价格平均上涨，其中口罩类的涨幅最大。九是国际贸易受到冲击。中国作为世界第一制造大国，产业链上下游均受疫情影响，加之部分国家设置贸易限制，国际商务交流活动受到较大阻碍。如果疫情持续，企业客户流失、货物拒收、订单转移、出口成本上升等贸易风险加大，将影响我国企业全球产业链布局。

面对各类问题、困难和挑战，临港新片区管委会在党组统一领导下，加强组织保障和组织动员，适时推出应对疫情与扩大开放的新政策，提供金牌"店小二"式的全流程服务，取得了疫期复工复产早、招商节奏稳的良好工作成绩。2020年2月10日，在受疫情影响短暂停工之后，位于上海自贸区临港新片区的特斯拉超级工厂正式复工，2月17日线下门店逐步恢复营业，重新开足马力，加速前进。超级工厂将实现每月12000辆左右的产能，并且还会逐渐上升。截至

2020 年 2 月底，临港新片区产业园区内累计复工企业近千家、复工人数近 4 万人。其中，产值在 1 亿元以上的企业复工率 98.7%。综合保税区复工企业 109 家，复工人数 2605 人。新片区建设项目复工工地 27 个、进场复工人数 2218 人。按计划完成进平、赛特斯、御渡半导体等 12 个重点产业项目签约，涉及集成电路、人工智能、智能制造、新一代信息技术、新材料、新能源和高端智能装备等多个前沿产业，总投资超过 200 亿元。

二、主要做法

（一）适时推出应对疫情与扩大开放的新政策

新片区管委会从"严举措"和"强保障"着手，制定并下发《关于切实做好临港新片区疫情防控期间企业安全生产工作的通知》，要求疫情防控期间，各企业要进一步强化安全生产主体责任；管委会要进一步强化安全生产监督责任，合力完成疫情防控和企业复工的硬任务。同时，2 月 10 日，及时出台《临港新片区全力防控防疫支持企业平稳健康发展的若干政策措施》并快速启动申报工作，措施支持内容广，涵盖扩大产能、科技攻关、租金补贴、金融支持、专项帮扶、稳定员工等企业关心关注的九大方面 16 条内容。政策支持力度强大，如"对因防疫生产需要而增资扩产、技术改造等项目，经认定后给予项目总投入 50%—100% 的支持""设立绿色通道支持生物医药企业在治疗方法、药物研发、检测技术和医疗设备等方向开展科技攻关，给予最高总投资 70% 的专项资金支持""对一线防控人员结合疫情临床防控开展的科技攻关研究，对取得重大突破的，给予最高 300 万元一次性奖励"等等，为企业复工生产吃上"定心丸"。政策执行效率高，6天后即通知实施申报，管委会设置统一申报受理、简化申报流程、网上受理争取"企业一次不跑"。2020年2月20日，首批疫情防控政策补贴发放，包括酒店、餐厅、超市、教育机构等25家企业获得扶持资金补贴，总额近百万元。有企业反映"上午提交的申请，下午就到款了，解了我们燃眉之急"。截至2月25日，已累计为相关企业兑现资金超过1650万元，52家企业获得上述政策支持。

另一方面，投放政策。2月14日，央行、银保监会、证监会、国家外汇管理局、上海市政府共同印发《关于进一步加快推进上海国际金融中心建设和金融支持长三角一体化发展的意见》（简称"金融30条"），3月5日上海自贸区临港新片区管委会、上海市银行外汇及跨境人民币业务自律机制发布《临港新片区优质企业跨境人民币结算便利化方案》，作为首个实施细则，方案的发布意味着临港新片区在推动金融业改革创新、进一步提升投资贸易自由化便利化水平方面又迈出了新的一步，也为上海全面落实好"金融30条"，全面推进上海国际金融中心和临港新片区建设开了个好头。

（二）迅速搭建运转高效的服务机制

临港新片区管委会将新片区划分为7大区块、56个网格，全面服务企业防疫综合统筹。管委会党组领导下成立了新冠病毒肺炎联防联控领导小组，并下设7个专项工作组，按行业、条块加强疫情包干和专项防控。通过"一网通办"，让企业"一次不跑"完成复工备案，降低接触风险。特别是，各企业、工地设立防疫专员，由管委会统一进行防疫培训，负责复工企业日常监管。同时，针对首批重点产业项目，管委会各部门创新工作方式以电话协商、网上连线、在沪代表到场签署的方式，与项目单位落实各项合作条款。

企业复工过程中，用工的紧缺也是一个现实挑战。在管委会协调下，新片区内各企业通过人员、资源和专业能力互帮互济，携手渡过难关。世界500强企业ABB的存储仓库，有部分工人暂时无法回沪，急需人手。新片区管委会专门搭建的"共享员工"服务平台，发现尚未开业的港城新天地餐饮企业"辣些鱼"，有11名员工春节期间未离开上海。在服务平台的牵线下，这11名员工很快前往位于临港普洛斯国际物流园的ABB仓库进行入职培训，正式成为临港新片区的"共享员工"。

（三）全面加强企业复工前后防疫管理

复工前加强面上企业防疫机制和应急处置预案管理，复工后强调现场管理、过程管理，对企业防疫和复工复产再动员、再部署、再要求，指导企业逐步从应急化管理转变为常态化管理，突出科学防控不留死角、面上企业全覆盖，对产业区园区企业和主城区楼宇企业全面加强日常管理和发现疑似案例的预案指导。

当国内疫情防控形势持续向好，战局扭转之际，疫情却在全球多点暴发并扩散蔓延。严防境外输入刻不容缓，然而保证疫情防控力度的同时也得兼顾城市温度。只有细致考虑到入境人员的感受和需求，才能筑牢疫情防控的"闭环"。面对战"疫"新挑战，临港新片区管委会第一时间排摸区内企业外籍员工的复工情况，建立了海外人才的疫情防控微信群，由社工、翻译在群内提供咨询和服务，回复海外人才关于口罩预约、进出管理、生活保障方面的具体问题；同时，发布中、英、日、韩语版的致外籍友人的一封信，告知其注意事项、相关要求、定点医院联系方式等；对重点地区居家隔离的海外人才，相关部门也会提供一条龙服务，有需要时可以帮忙采购物品，确保外籍人员能够安心"宅"在家里。截至2020年3月11日，临港新片区内已经返沪和计划返沪的海外人才占比93.2%。正是通过"一个群、一封信、一条龙"服务体系的构建，严防境外输入做到了既有"临港力度"，又有"临港温度"。

（四）提前谋划部署做好复工预案

打赢疫情防控阻击战，"断"是关键，要隔断传染源、切断风险点；打赢稳增长攻坚战，"流"是关键，要恢复人流、物流和资金流，保障供应链。同时完成这两个任务，难度不小。为此，临港新片区动了不少脑筋。春节期间，管委会研究制订了企业疫情防控和复工复产一揽子方案，建立起一支300多人组成的专员队伍，全面服务企业防疫。为助力企业有序复工复产、平稳健康发展，临港新片区通过企业服务专员走访，了解企业困难需求，精准对接、全程帮办，确保政策精准落地。

例如，作为特斯拉的防疫联络员，临港新片区管委会高新产业和科技创新处主任科员孙筱和几乎每天都要去超级工厂"上班"，他说"正月初八接到通知后，每天上午8点前去现场检查防疫举措是否到位，有时候一天去三次，忙到晚上8点才能下班"。

又如，临港新片区的梵坤智能科技环保公司，是一家从事环保焚烧炉设备研发的企业。疫情发生以来，企业加班加点设计出了可用于焚烧医疗废弃物的设备，准备支援一线医疗机构。然而，产品落地遇到资金瓶颈。3月7日（周六），临港新片区企业服务专员的到来，让企业看到了转机。企业服务专员帮助企业对接最适合的政策，找到解开"锁"的那一把"钥匙"。利用《临港新片区全力防控疫情支持服务企业平稳健康发展的若干政策措施》中的信贷风险补偿与贷款贴息政策，可解企业燃眉之急。在交流过程中，得知企业有上市科创板的想法，服务专员马上对照临港新片区支持企业的政策措施，为企业开出了"药方"，星期一上班后马上向企业推荐了两家银行，还有管委会专门协助指导企业上市的工作人员为企业去对接科创板上市。

企业复工前一周，疫情防控工作领导小组下属各工作组结合本条块内的企业特点，进一步细化相应的复工和疫情防控工作预案。如施工工地组制定了《关于进一步加强建设工地疫情防控期间人员管控的通知》《关于进一步加强临港市政设施养护疫情防控工作的通知》；园区企业组制定了《临港新片区关于启动企业复产复工申请审核报备工作的通知》；保税区组制定了《洋山特殊综合保税区疫情防控工作方案》；商旅企业组制定了《商旅企业防疫工作方案》等，为企业科学、安全复工提前谋划。

（五）切实减轻企业经营成本

2月10日发布的《临港新片区全力防控疫情支持服务企业平稳健康发展的若干政策措施》，全力支持辖区企业抗击疫情，切实减轻企业经营负担，具体举措涵盖减免研发制造类企业物业租金、补贴重点商业和楼宇承租户租金、扶持受疫情影响严重的酒店、加快重点产业扶持政策兑现、加大贷款贴息力度、加大信贷风险补偿资金支持力度、加大银行对企业的扶持力度、设立流动资金困难企业专项帮扶资金等八个方面。如对承租新片区国有企业房产从事生产经营和研发办公的中小企业，以及对承租新片区国有企业物业的中小商业企业"先行免收2月份、3月份租金"，"在集成电路、人工智能、生物医药、民用航空等重点产业领域，提前兑现企业应享受的产业扶持政策，缓解企业疫情期间资金流的压力"，"对受本次疫情影响较大导致贷款逾期、流动资金紧张的研发类、科创类、文旅类中小微企业，设立总额为1000万元的专项帮扶资金，前期无不良信用记录的企业可按简易程序申请"等等。

为切实做好新冠肺炎疫情防控工作，减轻企业负担，2020年2月16日，管委会发布了《临港新片区关于做好疫情期间企业职工线上职业培训补贴工作的通知》，指导企业开展线上培训和补贴申报。上海超算科技有限公司——这是由上海超级计算中心和曙光信息产业股份有限公司联合投资组建并落户于临港软件园的企业，是结合国家工业4.0与中国制造2025战略，打造的工业互联网开放型创新服务公共平台与示范点——申报了疫情期间职工线上培训的补贴。在审核材料的过程中，管委会发现超算科技提交的资料尚有部分需要补充，为帮助企业尽快获得补贴，决定分两步并行推进，对于已齐全的资料先行容缺审批，对暂缺的材料尽快联系企业补齐，从企业申请至获得补贴仅用了2个工作日。按照上海市受疫情影响企业职工线上职业培训补贴工作的通知要求，申请线上培训补贴的企业需按"先备案、再培训、后申补"的流程申请相关补贴。截至3月9日，临港新片区已有33家企业完成备案材料初审，申请补贴金额100万余元。管委会全速审核拨付，确保企业第一时间获得补助。为更切实广泛支持企业复工复产，减轻企业培训负担，管委会创新突破，对恢复正常生产经营并开展线上培训的新片区企业也同样给予补贴支持，使政策惠及更多企业，全面促进新片区经济社会发展。

（六）"两个全"助跑"临港速度"

一方面，全方位对接。为保障企业复工，及时协调解决企业现存困难。筹措了 1000 套房源，提供给复工企业用于返沪员工集中隔离观察。在防疫物资购置方面，管委会牵头，想方设法购置必备物资，保障了企业复工期间员工的必要防护。为了保障特斯拉上海超级工厂复工，临港产业区公司还跨前一步，与临港新片区管委会联手为特斯拉提供了一万只应急口罩与两台应对大人流的测温仪；主动联系园区内企业上海宇昂水性新材料科技股份有限公司采购一批聚维酮碘消毒液，通过临港集团开通快速通道签订采购合同，在第二天中午就拿到了两箱消毒液，送到了特斯拉工厂。临港管委会及园区公司还为特斯拉超级工厂协助解决了 600 名新增员工的住宿问题，提供 10000 只应急口罩、200 箱聚维酮碘消毒液等防疫物资。各工地在临港新片区管委会和各单位的筹措下，也可保障工人上午、下午各一只口罩。对接特斯拉超级工厂的联络员陈艺在特斯拉复工前夕接到一个紧急电话，特斯拉食堂实行分餐制，需要大量一次性饭盒。接到这个需求后，陈艺马不停蹄，立即向临港产业区公司党委汇报，公司根据防疫复工应急预案，立即多方协调对接，迅速为其配齐饭盒，妥善解决了特斯拉复工员工的吃饭问题，为企业顺利开工解了燃眉之急。

另一方面，全链条服务。特斯拉超级工厂是上海迄今为止最大的外资制造业项目。2020 年 1 月 7 日，特斯拉首批国产 Model 3 实现大批量交付，按照计划，2020 年底 Model 3 所有零部件全面国产化。特斯拉超级工厂供应链涉及包括动力总成系统、电驱系统、充电、底盘、车身、其他构件、中控系统、内饰和外饰等十个部分，涉及直接、间接供应商 100 余家。"牵一发而动全身"，特斯拉早日复工，利好的不仅是一家企业，而是带动包括电池、电控在内的整个电动汽车产业链。

为此，上海自贸区临港新片区管委会党组织针对特斯拉超级工厂配套生产企业复工后员工用餐难问题，发挥区域内党组织共驻共建优势，协调将园区体育场所改建为食堂。园区里的均胜公司为特斯拉生产方向盘、气囊，属于典型的劳动密集型企业。这家企业复工后，摆在员工面前的最大难题是：没地方吃饭。据了解，该公司并未规划食堂。原先，公司员工一般前往园区公共食堂用餐。疫情当前，公共食堂不允许堂食，而员工即使取餐回去，公司也没有足够的空间让员工间隔一定距离用餐。园区开发主体上海临港奉贤经济发展有限公司建立起了企业联络员制度，公司党委领导直接与园区内企业高管沟通，了解企业复工遇到的困难。面对"吃饭难"问题，设计了几套方案应对，但都不尽如人意。就在此时，园区内的临港奉贤体育中心进入了临港奉贤公司的视野。临港集团免除了下属园区内公共体育场所疫情期间的租金，临港奉贤体育中心自然不例外。公共体育场所自然没有开放，闲置着这么大一片空间，不是正好可以用作这 400 名员工的食堂吗？体育中心运营方也很配合，在得知情况后，爽快地答应了这一请求。从园区食堂搬来桌椅，体育中心摇身一变成了均胜公司的员工食堂。

三、经验启示

习近平主席在首届中国国际进口博览会开幕式上的主旨演讲中指出："营商环境只有更好，没有最好。"2020 年 2 月 23 日，习近平总书记指出，这次新冠肺炎疫情，既是一次危机，也是一次大考。抗击疫情与复工复产工作，可视为衡量一个地区营商环境"韧性"的试金石，对 2020 年步入全面开局阶段的临港新片区而言，还是其管理水平和服务能力的一次高强度压力测试。疫情期间，临港新片区充分发挥管委会党组统筹引领作用，加强组织保障，更好地凝聚疫情防控力量；加强组织动员，号召各级党组织、党员发挥战斗堡垒和先锋模范作用；加强精准施策，在做好防控工作的同时，为企业的复工复产做好服务保障。在防疫复产这场大考中，临港新片区以"全链条服务"驱动"临港速度"，再次成为上海优化营商环境的显著标识。

（一）全力保障临港新片区国家战略稳步实施

临港新片区是加快建设我国开放型经济新体制，打造全方位开放新高地的重大举措，承载引领经济全球化健康发展的历史使命。2019 年 11 月 3 日，习近平总书记考察上海期间，针对临港新片区建设进一步提出"努力成为集聚海内外人才开展国际创新协同的重要基地、统筹发展在岸业务和离岸业务的重要枢纽、企业走出去发展壮大的重要跳板、更好利用两个市场两种资源的重要通道、参与国际经济治理的重要试验田"即"五个重要"战略要求。2020 年是临港新片区揭牌成立后的第一个完整年度，深入贯彻中央和上海市委精神，需要以前瞻视野和实际行动开创新征程，建设具有较强国际影响力与竞争力的特殊经济功能区和现代化新城。为此，疫情期间，临港新片区管委会党组积极谋划、统一部署，一方面，坚持着眼长远建设要求，投放一系列扩大开放的新政策，加强制度创新，布局前沿产业，强化城市功能，保障国家战略目标的稳步推进；另一方面，坚定承担当下紧迫任务，推出应对政策、预案和措施，严防严控、抗击疫情，推进复工复产工作，稳住招商引资局面。

（二）全面深化上海国际一流营商环境建设

2017年以来，上海已经连续多年在开局之际突出抓优化营商环境，助力中国营商环境的国际排名持续提升。2020年初为更好优化营商环境，上海市推出《上海市全面深化国际一流营商环境建设实施方案》，即营商环境3.0版改革方案，坚定不移把营商环境建设往纵深推进，打造国际超一流营商环境。营商环境3.0版改革方案覆盖面更广、要求更高，继续深入推进"一网通办"，深化数据互联和共享，并围绕加强、保护和激发市场主体活力提供一揽子制度供给等。而且，上海市进一步明确提出，要当好服务企业的"店小二"，无事不扰、有求必应。临港新片区是上海营商环境建设的标杆，上海特斯拉超级工厂从2019年1月工厂奠基，到当年年底交付，在临港上演了"当年开工、当年竣工、当年投产、当年上市"的奇迹。由此，不仅特斯拉上海超级工厂是中国对外开放的又一最新实践，而且国内外交口称赞的"临港速度"成为我国营商环境持续提高的真实写照。此次疫情期间，临港新片区从政府、园区到开发公司继续做好金牌"店小二"，全周期、全链条服务完整搭建起来，营商环境中的各环节全面转动起来，"临港速度"为企业复工复产提供有力支撑。同时，注重抓住典型，发挥特斯拉等一批大项目、大平台的示范带动作用。进一步地，让疫期特斯拉"享有"的全链条服务不再是特例，而是成为常态。

【思考题】

1. 此次疫情对临港新片区建设带来哪些冲击和影响？可采取哪些针对性的短期与长期政策举措？

2. "临港速度"对优化营商环境具有哪些深远意义？

（执笔人：中共上海市委党校抗疫案例项目组

李鲁　唐珏岚　信瑶瑶）

抢占产业新风口 "东方美谷"塑品牌
——奉贤区的疫情防控实践

【摘要】"东方美谷"作为奉贤区大健康产业标志性品牌,在过去的五年里,曾吸引了国内外一大批化妆品公司入驻,产能连续保持两位数增长,产业聚集效应非常明显。

进入发展上升期的第二个五年,遭遇了百年不遇的新冠病毒。疫情之下,大健康产业又一次被推向了风口,美丽健康产业也将进入全民需求阶段。今年以来,落实疫情防控和经济发展"两手抓、两促进"的要求,奉贤区围绕招商引资和企业服务两大重点工作持续不断地用力。一方面,借助互联网通过网上洽谈、在线推介、线上协调、在线签约等方式,开展"云招商"。2020年集中开展的"网络招商季"活动规避了疫情风险,有效开展政策、资源的精准招商推介,招商积累一批有效项目信息、引进签约一批优质项目、推进落地一批成熟项目。另一方面,扎实开展企业服务,切实为企业排忧解难。探索通过"共享员工"解决用工难的问题,选派干部做"驻企店小二",坚持"一企一策",优化机制,精准服务,一系列创新举措为奉贤产业提升和经济发展注入强劲动力。

【关键词】"东方美谷" 美丽健康产业 逆势而上

【引言】2016年8月,习近平总书记在全国卫生与健康大会上讲话时指出："没有全民健康，就没有全面小康。要把人民健康放在优先发展的战略地位，以普及健康生活、优化健康服务、完善健康保障、建设健康环境、发展健康产业为重点，加快推进健康中国建设，努力全方位、全周期保障人民健康。"

一、背景情况

奉贤，地处上海南部远郊，一直以来，区域经济基础相对薄弱，产业门类复杂多变，长期面临着"低、小、散、乱"的困局。在区域战略调整和经济结构转型的背景下，产业发展在坚持集聚、集中、集约的基础上，走过一段很长的艰难的探索路程。2015 年底，区委、区政府审时度势、顺势而为，在原有产业基础上，立足本土优势，梳理产业资源，进一步聚焦、整合和优化，提出打造以美丽健康产业为核心的"东方美谷"战略部署，进一步明确了"1+1+X"的产业定位，基本形成了以美丽健康、新能源为主体的产业体系。精确的目标定位，较好的产业基础，明晰的发展路径，加之独特的区域优势，使"东方美谷"美丽健康产业一经提出后便势如破竹，集聚效应日益显现，经济增长贡献率不断提高，不仅为奉贤经济发展实现加速度提供了强劲动力，也让"东方美谷"成为区域最有特色的城市标识和上海产业发展的新名片。

天有不测风云。正当奉贤人民在齐心协力推进美丽健康产业战略进入第二个五年，全力打造"东方美谷"升级版的当口，一场突如其来的新冠疫情暴发了。笼罩在阴云下的奉贤同全国各地一样，面对疫情防控和经济发展两难选择的当下，在全力以赴抓好疫情防控的同时，统筹推进经济社会发展多项任务，坚持防疫和发展"两手抓、两手硬、两不误"，全力打赢疫情防控阻击战和经济社会发展攻坚战，在战"疫"中跑出经济发展"加速度"。

二、主要做法

自 2020 年 3 月以来，还处在抗击疫情与复工复产中的奉贤，经济领域频频传来好消息：上海东方美谷与资生堂集团签署战略合作协议，百年品牌资生堂在奉贤建设研发机构；总投资超过 50 亿的 14 家生物医药和化妆品企业，即便受疫情影响不方便实地到场见面互动的情况下，通过"云上签约"纷纷投来橄榄枝。

从名不见经传到品牌价值超百亿，东方美谷作为奉贤精心培育的新产业品牌，经过五年多的厚积薄发，逐步成长为全市乃至全国大健康产业的高地，成为医药、美妆等行业先行者们趋之若鹜的发展福地。而今，奉贤的产业布局进一步放眼全球，从举办中日韩三国行业协会、企业共同参与的"云招商大会"，并在海外成立投资促进中心开始，东方美谷紧抓当下美丽健康产业的新风口，谋势而动、蓄势待发。

（一）抓复工复产，多措并举助企业渡难关

在这场疫情防控战中，政府既是指挥员、战斗员，也是监督员、服务员。既要带领企业筑牢联防联控、群防群治的严密防线，又要严格开展复工审查，帮助企业解决复工复产中遇到的各种问题，为企业发展保驾护航。

"共享员工"解企业用工荒。疫情期间企业复工复产，第一要务就是要保证员工到岗。春节前回乡的员工因遭遇疫情，很难及时到岗。而返沪人员需隔离满 14 天才能上班，不少企业因为员工短缺很难复工，而一些餐饮服务业则出现员工闲置。奉贤区创新搭建"员工共享"平台。位于工业综合开发区的中翊公司通过平台从悦华酒店获得 200 名共享员工，经培训后到生产车间上岗，这一跨界进驻，促成中翊公司 20 条生产线全面生产。

"银企合作"帮企业获取资金。考虑到部分抗疫物资生产制造企业因扩大产能等原因造成生产资金周转困难，奉贤区及时搭建"银企合作"平台，实现需求精准对接。金鑫生物科技与招商银行以疫情企业最优利率达成 2000 万元贷款协议，翡诺医药申报国家发改委疫情融资资金 800 万元，伯杰医疗获医学病毒基因组序列数据库和分析服务平台建设项目补贴资金 120 万元。

（二）创新招商模式，推动"云招商"常态化

认真贯彻落实疫情防控和经济发展"两手抓、两促进"的要求，紧紧抓住招商引资作为经济工作"牛鼻子"这一关键点，以"奉信、奉贤、奉献"工程为牵引，坚持"一体两翼"招商，以网络招商推介为重点，以小分队精准对接招商为突破，加大双引擎驱动力度，努力实现高质量的招商引资工作，坚决打赢"两场硬仗"，奋力夺取"双胜利"。

探索招商新模式，推行不见面招商，通过网上洽谈、在线推介、线上协调、在线签约等方式推进网络招商，项目洽谈边"面对面"为"屏对屏"，宣传推介边"实地走访"为"虚拟考察"，项目服务变"线下"为"线上"，项目签约变"见面签"为"线上签"，提供不间断的精准服务。

2020 年 3 月 17 日，东方美谷与资生堂集团正式签署战略合作协议。百年大品牌资生堂将在东方美谷成立研发机构。尽管之前双方已经有了很长时间良好的沟通，但疫情还是带来很多不便。疫情期间，奉贤方面与资生堂高层进行跨国视频连线，希望加快推动政企合作。政企双方均表示"等不及"要赶快促成这场共赢的合作。随着正式签约，这份跨国缘分终于如愿达成。3 月 27 日，"同心抗疫，美丽与健康相约"——2020 东方美谷投资促进全球云会议召开。活动将采用线上全球网络直播的方式，向拥有众多知名化妆品品牌的日韩等地发出精准推介。

2020 年，奉贤围绕"东方美谷未来空间"发展战略和"30 个投资促进中心、开展 300 场次投资促进活动、捕捉 3000 个投资项目信息"的目标任务，瞄准实体产业、服务贸易和城市功能型项目"三管齐下"，在 3—5 月集中开展"东方美谷未来空间"网络招商季，推动"3+X"系列网络推介活动，即 1 场东方美谷专题网络招商活动、1 场未来空间专题网络招商活动、1 场东方美谷园中园产业综合体专题网络招商活动和各街镇、开发区及国有企业 X 场网络推介活动。通过集中开展"网络招商季"活动，规避疫情风险，有效开展政策、资源的精准招商推介，招商积累一批有效项目信息、引进签约一批优质项目、推进落地一批成熟项目，成立若干专业招商小分队，为疫情解除后的小分队精准对接打好基础，并努力完成全年既定目标。

（三）"一企一策"，让企业早日回到发展正轨

面对不同企业的个性化问题，奉贤实行"一企一策"，采取针对性强的精准化服务措施，努力做到有求必应，有难必帮，帮必到位。

2020年2月，在奉贤东方美谷核心区，上海高束生物科技有限公司的生产车间里，一条全新的生产线转动起来，正式生产民用一次性口罩。公司作为一家生物科技企业，从决定转产做防护用品，到改造车间、调试设备，再到完成营业执照上经营范围的变更，前后只花了短短10天时间。企业负责人说，这一切"全靠'驻企店小二'的帮助。"

"驻企店小二"是诞生于疫情期间的新岗位，由奉贤区区级、镇级（含镇、街道、开发区、区属国企）分管领导、党员干部组成。目的是在区内企业最困难的时候，跨前一步伸出援手。截至2020年3月底，奉贤全区已到岗到位"驻企店小二"就有773人，对口企业5952家。

按照岗位职责要求，"驻企店小二"需要对区内所有在复工复产方面遭遇困难的企业实行无差别服务，也就是说无论企业规模大小，落地园区是否属于当地重点发展区域，对应服务的店小二都必须定期驻厂了解情况，并通过微信、电话提供24小时不打烊的咨询服务。其间，如发现问题，能够现场解决的就当场解决，对于现场无法办理、属地部门不能解决的，则通过上报全区的"奉贤企业直通车"微信公众号的"诉求专栏"，让问题在相关部门之间快速流转。为确保问题解决高效，部门流转和答复的时间也被明确规定。

受春节假期及新冠疫情影响，无论是企业的复工复产还是项目建设手续办理，都遇到了不少问题，而"驻企店小二"们加班加点、多方联络对接，只为助力企业解决难题，把疫情造成的影响降到最低，同时努力实现年初立下的各项目标任务。3月26日，上海工业综合开发区内的奥园置业项目办结施工许可证，从建设用地批准书、用地规划许可证、设计方案、工程规划许可证、土地证到此次的施工许可证，所用时间不到两周。

奉贤区之所以做这样的制度安排，是基于疫情期间针对不同类型企业的大量调研。调研中发现，让企业复工容易，复产却不易。有些企业人员、物资到位了，上游产业链却迟迟没消息；有些企业产能日渐恢复，下游却需求不足没了订单。这中间还有不少因行业差异、企业规模差异等导致的个性化问题，如果不实施"一企一策""一厂一方案"，政策很容易出现盲区，政府服务很难第一时间触达企业痛点，落实自然难以到位。而"驻企店小二"所要做的，恰恰就是为不同企业量身定制的点对点服务。比如傲珈生物技术有限公司，许多客户在海外。不久前，产品进口国要求公司对所提供的兽医卫生证书内容，按本国政策进行更改。正值全民抗疫时期，企业因忙着复工，未能从商检部门拿到更新后的证书，从而导致已发运的几个集装箱到达港口后两周都无法靠岸。来自奉贤区经委的"驻企店小二"了解情况后，立刻协调奉贤海关帮助企业上报国家海关总署特事特办，问题的解决比预想得快很多，最后企业顺利完成了这单生意。

到2020年4月为止，"驻企店小二"通过实地走访、电话调研、网络沟通等形式，共计解决企业复工复产问题数百个。其中包括台资企业运佳黄浦公司跨省产业链包装容器提早开工供应；熔喷布材料供应商大韩道恩公司融资诉求；上海麦宝实业有限公司、上海泛洲建筑安装配套有限公司等20多家外资外贸企业复工、进出口、资金流、原材料问题等，让企业真正回到发展的正轨上来。

（四）服务无缝对接，探索企业"零跑动"服务闭环

2020年3月，位于奉贤的奥园置业项目"建设用地批准书、用地

规划许可证、设计方案批复"三证，在同一天内交到上海市工业综合开发区规划建设部主管手里，这意味着，企业开工建设的计划进一步推进。这三个证是企业从缴清土地款后，到开工建设前必须拿到的材料和证明。"以前要辗转好几个部门，少说要等待几个月的时间。"之所以三证审批效率大幅提升，与当地新近推出的一项改革举措密不可分。奉贤区规划和自然资源局副局长何欢龙说，"撤销原建筑管理科、国土用途实施科及自然资源利用科，成立综合科、产业科、市政乡村科，将以往按业务类型进行'分段管理'的模式，调整为按照项目用地类型进行职能划分，施行'垂直管理'，这是我局为促进疫情防控期间工程建设项目早开工、早竣工、早投产，研究制定的新办法。"

事实上，这种从体制机制角度入手进行优化，从而根本上提升规划资源服务效率的改革方式，在全市范围内并不多见。何欢龙说，之所以迈出这样一步，正是因为疫情期间"不能接触、不能碰面"的特殊情况促成的。放在过去，办理这些事项涉及多个部门。流程上，至少需要流转七八个科室，顺利的话要六个多月时间。

为了帮助企业减少行政成本，破解"如何减少科室间相互征询、流转，减少服务对象多次出行"的难题，奉贤区规划和自然资源局向内"动刀"，着力构建精简高效、科学规范的政务服务体制。作为园区的店小二，王丹红说，现在为企业办规划、资源相关事宜，时间效率和空间效率都提升了。"改革后，我一个人可以同时帮企业代办多个项目，不再需要像过去那样盯着、追着各部门。"规划资源服务也实现了"一门进、一门清"。基本上，交一次材料，交到一个窗口，就可以等结果了。

疫情以来，奉贤区及早发布了降低困难企业成本，支持中小企业共渡难关的十条政策，除了关注如何降低企业财务成本、用工成本、时间成本外，如何进一步优化"一网通办"，创新政府服务方式，也被放在了至关重要的位置。

据奉贤区行政服务中心相关负责人讲，围绕如何达成企业"零跑动"的终极目标，奉贤从改革机制上着手，在现有的区、镇（街道、开发区）、园区三级代办服务网络基础上，进一步梳理排摸了全区社会投资类建设项目和政府类建设项目，主动对接企业，了解项目办理需求，及时提供精准帮办代办服务，最大限度提升办事效率，减轻企业负担。

截至 2020 年 4 月初，奉贤共公布"一网通办"404 项审批事项和305 项服务事项、自助终端 1093 项办事事项清单，发布网办流程图，提高公众知晓度和便捷度。同时，优先抓好土地出让、项目审批、方案设计等受疫情影响不大的关键环节，创新采取优化出让条件、定向推介土地、落实建设条件、保障项目资金等创新举措，加快项目前期工作，健全重大项目储备制度，做到"审批等投资"而不是"投资等审批"，让落地项目得以在疫情结束后，第一时间启动集中开工。

（五）逆势而上，抢抓产业新风口，前瞻性谋篇布局

疫情给全球经济带来重击，各行各业受到不同程度影响。一家刚入驻东方美谷仅半年的化妆品企业却公布了一组令人振奋的数据，2020 年 2 月，企业营业额非但没有减少，相反环比增长了 170%。疫情过后，以大健康美丽产业为发展重心的奉贤，或将迎来新风口。

然而，机会不等人，为了站在行业风口的第一梯队，从年初到 4月，奉贤的招商引资、项目推进一刻未曾停过。数据统计，仅仅两个

月中，奉贤就有 51 个实体产业项目实现落地或达成投资意向协议，总投资额 268 亿元，预计产值 308 亿元，预计税收 34 亿元。

奉贤区委书记庄木弟就是常年活跃在招商一线的"店小二"之一。为了国际大品牌资生堂项目早日落地，庄木弟曾"三顾茅庐"与日方企业高管碰面。疫情期间，充分利用跨国视频连线，开展"线上招商"。3 月 2 日，庄木弟亲自上线，与资生堂全球 CEO 通过视频互动，洽谈具体合作事项。奉贤方则以"驻企店小二"的身份和资生堂高层进行跨国视频连线，统筹推进疫情防控与经济发展"两手抓、两不误"。主要领导带动下的"云"招商，终于将项目敲定。

此外，还有千千万万奉贤区的"店小二"，咬住好项目不放松，创新招商服务方式，拿出最大的诚意，让企业心甘情愿结缘奉贤。2020 年 3 月，东方美谷・虹桥中心产业园举办了一场线上招商推介会，同时在上海、北京、郑州三个会场连线直播。短短 1 个小时，超 15 万人次在线观看直播，对接企业百余家，其中 20 家企业明确了落户意向。在另一场面向中日韩三国的全球招商会上，14 家涵盖生物医药、医疗器械、化妆品研发与生产、食品生产、农业科技等类别的企业入驻。其中，单单一家常州吉恩药业有限公司，准备在奉贤建设生产基地，用于多肽系列、小分子药物、大健康产品以及相关原料的研发、中试和生产，项目计划投资就达到 8 亿元，预计产值 8 亿元。奉贤区投促局相关负责人讲，这还只是奉贤今年招商活动中的一场。按照 2020 年度奉贤区投资促进工作目标计划，2020 年一共举办 300 场投资推介，捕捉 3000 个有效的项目信息，在国内外设立 30 个投资促进中心。

积极走出去招商的同时，奉贤还将围绕疫情过后全球大健康产业有望腾飞的新局面，加速推进建设国家级健康产业中心，探索在检测中心、科研攻关、疫苗研发等领域的新增长点，重点关注区域内药明康德、中生所、凯宝药业、和黄药业等一批行业标杆的集聚发展。正如区领导所说，"面对疫情，不能坐等，而是必须向市场学习，提前布局、提前准备、化危为机，找到区域经济新的发展途径，把疫情带来的负面影响降到最低，把正向拉动作用发挥到最大。"

"紧约束条件下也要学会长袖善舞"，如今，在区委区政府的领导下，奉贤正积极探索招商新模式，推行不见面招商，通过网上洽谈、在线推介、线上协调、在线签约等方式推进网络招商，项目洽谈边"面对面"为"屏对屏"，宣传推介变"实地走访"为"虚拟考察"，项目服务变"线下"为"线上"，项目签约变"见面签"为"线上签"，提供不间断的精准服务。

三、经验启示

"东方美谷"概念自 2015 年正式提出以来，从无到有，从有至优。由此，奉贤的美丽健康大产业每年都保持着高速增长，发展动能日益强劲，产业集聚持续提高，"东方美谷"犹如一只化茧成蝶的蝴蝶，翩翩起舞于南上海，经历了一场美的嬗变。2015 年以来，东方美谷产业取得长足的发展。即使是面对百年不遇的新冠疫情，奉贤的招商引资和东方美谷产业仍然取得难得的历史进步。在全国经济近乎停摆，全区其他产业下降严重的情况下，东方美谷产业主要经济指标表现亮眼，呈现出明显的抗压韧性。

面对国内外疫情发展的复杂形势，奉贤既保持忧患意识，又充满发展信心；在清醒认识当前困难的同时，也准确研判危机中蕴含的机遇。区委区政府统筹推进疫情防控和经济社会发展重点工作，全力以赴抓推进抓落实。经济职能部门勇当先锋，攻坚克难，抢抓机遇，逆势而上，坚决打赢疫情防控与经济社会发展两场硬仗，努力取得经济发展和社会稳定的全面胜利。

未来的奉贤将把"东方美谷"建设与贯彻供给侧结构性改革相结合，与推动经济高质量发展、创造高品质生活相结合，与营造一流营商环境相结合，全面提升"东方美谷"品牌的认知度、美誉度和影响力，努力成为上海"四大品牌"的重要支撑和新时代奉贤最有特色的城市标识。

（一）构建科技创新的产业高地

围绕创新平台、创新空间、创新人才、创新氛围，构建国际一流的创新生态系统，引导美谷企业加快技术创新、商业模式创新和组织方式创新，打造引领全球美丽健康产业技术变革和理论创新的策源地。在化妆品监管领域，将争取先行先试新的监管措施，以争取"两试点、两基地"建设工作为突破口，试点建立动物替代性实验中心，试点建立化妆品个人定制服务监管机制，推动监管人员培训基地建设和从业人员实训基地建设。在生物医药领域，深化与复旦大学、华东理工大学、上海应用技术大学、上海中医药大学、中科院上海巴斯德研究所等知名院所的合作，开辟政产学研用融合的创新平台。

（二）持续优化功能和配套服务

围绕企业需求，加大公共服务型功能平台的投入，集中建设公共技术平台、产业孵化平台、人才交流平台、高标准 GMP 厂房等功能性平台。具备商品展示、品牌体验、线上贸易和配套设施等功能的"东方美谷全球正品自由贸易港"投入使用；发挥奉贤综合保税区优势，加快推进"东方美谷"专业跨境电商平台落地；集会展展示、商务商业、旅游休闲、亲子娱乐等功能于一体的城市门户地标"Beautiful 第一时间"初步建成，"东方美谷小镇"先行区初具规模；旨在连接企业、客户和市场的交流体验平台"东方美谷文化体验中心"初步建成。

（三）加快打造高质量产业集群

以引进培育龙头企业、完善产业链条进一步推进食品、药品、化妆品产业高水平集聚，通过宣传推介和精准招商，将品牌精准辐射到目标企业。对行业领军的龙头企业，制定专项招商计划，逐一联络拜访，打造基础坚实、集聚充分的高质量美丽健康产业集群。定期赴国内外知名城市召开专题推介会，进一步深化国际国内合作，推动全球最好的美丽健康产业资源在美谷集聚发展。

（四）进一步加大传播度和美誉度

着力研究东方美谷品牌市场化运营的有效路径，完善东方美谷商标许可使用规则，实现企业自有品牌与东方美谷品牌的良性互动，整合美谷企业优质产品和知名品牌，探索在 BAT 等知名互联网平台上打造"东方美谷品牌旗舰店"，构建永不落幕的东方美谷"线上常年展"，让东方美谷品牌从 B 端走向 C 端。同时，进一步完善东方美谷产品追溯平台，提升品牌信赖度，真正让美谷制造深入消费者。

从"品质"到"品牌"的创造，东方美谷将着力打响"四大品牌"，持续擦亮"中国化妆品产业之都"名片，打造美丽健康的产业生态圈，不久的将来"东方美谷"必将成为中国化妆品企业走向世界的首发站、世界化妆品大咖进入中国的首选地。

【思考题】

1. 上海奉贤美丽健康产业在发生新冠肺炎疫情的情势下逆势而上，给各地统筹推进疫情防控和经济发展带来哪些启示？

2. 区域经济发展中如何抢抓机遇、乘势而上提升产业发展水平？

（执笔人：中共上海市奉贤区委党校　杜学峰）

把握楼宇经济特征　协调推进抗疫复工
——虹桥临空经济园区的疫情防控实践

【摘要】虹桥临空经济园区是长宁区对接上海国际贸易和航运中心建设、打造高端航空产业集聚区的重要功能承载区，拥有"机场城市、主城片区、商务社区"发展定位，入驻企业2600多家，各类楼宇170余幢，员工近10万人。疫情期间，临空园区党委紧抓楼宇经济典型特征，充分发挥"两新"组织基层党建工作的积累优势，充分调动广大党员、志愿者等社会各界力量主动性和创造性，使党的政治优势、组织优势、密切联系群众优势在园区各层面充分彰显和转化，持续推进疫情防控和企业复工复产工作，创造了一个上海园区楼宇经济抗疫复工的生动样本。

【关键词】临空经济园区　"两新"组织　楼宇经济　复工复产

【引言】2020年2月13日，上海市委常委会举行会议，传达学习贯彻习近平总书记在中共中央政治局常委会会议上的重要讲话精神和安全生产工作的重要指示，会议指出，抓防控、抗疫情是硬任务，抓生产、抓发展是硬道理。着力抓好扩内需、稳外需，着力抓好重点开发区域、重大项目引进、重点工程建设，着力抓好企业尤其是中小微企业的政策帮扶，着力抓好市场稳定、就业稳定、社会稳定等各项工作。

20 世纪 90 年代末，在浦东出现一类新的经济现象即楼宇经济。因为不少的楼宇本身就是一些公司总部，楼宇经济常以总部经济形式出现。楼宇经济具有知识含量高、创新能力强、地均产出和楼均产出高、产品附加值大等特性，是上海在有限空间资源内重点培育的引领产业升级并支撑财政收入增长的重要领域。如今"建成一幢，繁荣一片"的楼宇经济，已是上海中心城区的重要经济形态。长宁区作为代表性的区域之一，仅 38 平方公里的地域内，鳞次栉比地矗立着 80 多幢商务楼宇，楼宇内有 1.5 万户企业、覆盖 28 万自然人纳税人，占全区企业和自然人的比重超过 50%。

一、背景情况

虹桥临空经济示范区是上海唯一一家国家级临空经济示范区，具有面积小、含金量高（每平方公里税收达 18.7 亿元）、高端服务业集聚的显著特点。上海虹桥临空经济园区作为构成主体，自 1993 年成立以来经过长期发展，目前入驻企业达到 2600 余家，2019 年实现综合税收约 53 亿元，云集了联合利华、博世、伊顿、携程等一批国内外知名企业。同时，园区已成为"上海张江高新技术开发区"长宁分园，并于 2015 年获批"国家级电子商务示范基地"。目前，园区共有 130 余栋在用楼宇，上百卡口，各类通道难计其数。此次疫情防控，亟须在园区全部楼宇统一实施封闭化、信息化管理，将园区防疫网织得更密、更严、更实。与此同时，要积极回应疫情影响下园区企业的问题与诉求，加快企业复工复产工作。

临空园区面对疫情防控，要解决信息排摸难、人流管控难、防控人手缺等问题；面对服务企业复工复产，要及时回应园区企业的各种诉求。主要体现为：一是亟须协调保障防疫物资。疫情期间，绝大多数企业都面临着防疫物资紧缺的问题。同时，示范区企业办公区域多为敞开式大平层，工位狭小，人员相对集中，随着陆续复工，存在较大人员交叉感染风险。因此，企业希望进一步协调保障医用口罩、消毒水、额温枪等防疫物资，或牵线提供采购渠道，为企业落实各项防疫要求、降低办公区域隐患提供保障。二是减轻企业经营负担。包括降低企业税负，针对因疫情影响不能按期缴纳税款的企业，适当延期缴纳或减免部分税款；加强金融保障服务，针对示范区内受疫情影响较大行业和企业，以及具有发展前景但面临暂时困难的企业，尤其是小微企业加大金融支持力度，不盲目抽贷、断贷、压贷，切实压降利率费率水平，增加企业中长期贷款投放；鼓励业主单位减免部分企业租金；加强园区重点产业和民生类企业扶持，如疫情影响较大的航空、餐饮、住宿、文化、旅游、物流等关联重点和民生类行业。三是完善企业复工服务机制。包括提供疫情防控相关咨询服务，明确疫情防控标准和实施细则；实施灵活用工政策；加强与周边地区的交通联动，缓解居住在外地的员工自驾通勤时无法由高速公路进出沪的不便；建立企业慈善捐赠激励机制，增加企业荣誉感和社会责任感。

上海虹桥临空经济园区紧抓楼宇经济核心特征，努力实现企业复工登记备案、政策宣传对接、企业诉求调查、防疫管控检查"四个100%全覆盖"，做到推进疫情防控不松劲，优化营商环境不止步，当好企业"贴心人"。前期通过线上问卷、线下调研方式梳理出总部型企业、航空企业、互联网企业、时尚创意企业、成长型企业五类企业受疫情影响情况及面临的经营困境。针对陆续收到160家企业反映的300余项诉求抓落实，解决一批物资保障缺、员工就餐急、医疗服务紧难及法律援助需要等方面诉求，支撑中小企业共渡难关。截至 2020 年 3 月初，园区 95% 的企业已通过各种形式复工。

与此同时，3 月 2 日，《长宁区对接虹桥国际开放枢纽推进上海虹桥临空经济示范区建设 2020 年行动计划》发布提出，到 2020 年底充分实现虹桥临空经济示范区、虹桥商务区拓展区与虹桥商务区政策叠加和功能联动，自贸区新片区等相关政策和制度创新举措在示范区重点突破，涉及聚焦 5G、区块链等重点领域，推动新一代信息技术与产业深度融合。该《行动计划》为虹桥园区抗击疫情和复工复产工作提供了鼓舞支持。

二、主要做法

（一）建立"一个"系统，织密园区防疫网

打好抗"疫"之战，源头防控是关键。对社区而言要"控源头"，对园区来说则是要"卡喉咙"。为此，一方面，通过缩减卡口数量、集中管控力量，实现对园区楼宇的封闭化管理，园区入口精简到 80 余个，并配有专人登记和测量体温，确保楼宇出入口的唯一性。另一方面，编织一张"信息化"的防疫大网。临空园区借助大数据，快速有效地收集、研判、核查、处置各类突发状况，为防控疫情争取时间，提高精准度，拉紧疫情防控安全线。2020 年 2 月 17 日，园区突击开发的"疫情防控楼宇管理信息系统"正式上线，利用零接触、高效率的电子通行证模式，形成健康打卡、入园登记、发热报告、应急处置的全流程管理。3 月初，该系统已在园区楼宇和企业中实现全覆盖。使用者用微信、支付宝 App 扫描墙上的二维码，便可在"楼宇人员信息登记"页面填写来访人员、身份证号、手机号、是否有疫区行程接触史、身体健康状况等基本信息，通过短信验证提交信息后，便可生成实时电子通行证，经安保人员核查和测量体温后，即可进入楼宇。"一证一楼一用"，合理利用新技术新理念，用少量科学的环节，实现动态精准、无接触式人流掌控。

防疫，讲究的是人员的断和隔；复工，看重的是人员的流和聚。两个看似简单的工作背后，实际却充满了矛盾和挑战。如今，在大数据的协助下，不仅没有给企业复工带来负担，同时又大大提高了防疫效率，运行以来，备受企业和员工的好评。通过系统后台的统计数据，园区可以更直观、更准确地掌握企业员工的复工情况。据系统数据显示，截至 2020 年 2 月 28 日的一周以来平均每天约有 3.4 万人出入园区，较上一周增加约七成。2 月 21 日，园区一家企业突然接到区疾控中心通知，说有一名员工前去就诊，疑似感染新冠肺炎病毒。接到通知，企业立即将信息上报至园区。园区则通过大数据分析，短短几分钟便梳理出 2 月 17 日至 19 日与该员工有过密切接触的所有人，企业立即对这批员工采取居家健康观察措施。直到 22 日下午，随着疑似病例被正式排除，园区解除了警报。

（二）动员"两新"组织，凝聚抗疫合力

从 2020 年 1 月 23 日起，园区党委发动党组织各方力量迅速排摸了解各企业员工有关情况，园区 73 家"两新"企业党组织和广大党员群众，以第一时间发布温馨提示、连续多日排查企业人员、党组织主动担当、企业捐款捐物、党员坚守支援等各种形式发挥重要作用。在关键时期，"两新"企业党组织积极响应。100 多名基层党支部书记，第一时间把防疫提示发到 3600 多名党员，并加班加点进行信息排摸，加强对党员群众关心慰问。园区各级"两新"党组织全面排摸企业复工信息，严格按照上海市发布的提前复工要求，做好宣传提示工作，并协助相关企业做好复工材料报送审批工作。积极和园区、楼宇物业管理单位一起在所辖楼宇配置体温检测、卫生消毒等必要的防护措施，落实相关防控要求，确保"把住门、看住楼"，严防病毒入楼入企。在任务面前，"两新"企业党员主动跨前。联合利华上海供应链部门共有 29 名党员在春节期间放弃休息，确保物资顺利运送。丹纳赫的工程师们为了确保医疗设备能正常运转服务病患，奔赴全国各地区的医院紧急安装，调试和维修设备，践行着"无论发生什么，我们将保护生命放在首位"的目标。

抗疫当前，园区企业捐款捐物共克时艰。例如：上海尚诚消费金融股份有限公司党支部号召公司全体党员，以自愿交纳"特殊党费"的形式，为疫情灾区奉献一份爱心。携程启动 10 亿元供应商合作伙伴支持基金，为合作平台上的酒店、机票、旅游度假等合作供应商缓解资金周转压力。博世在武汉火神山医院施工第二天，积极协调仓储、物流等资源，在 48 小时内将价值约 20 万元的电动工具和附件等捐赠物资送达一线工地。博世中国慈善中心已募集到博世在华企业善款及物资价值 500 万元；爱奇艺通过湖北省慈善总会向武汉市等疫情严重地区捐赠 1000 万元，同时充分发挥媒体平台作用，捐赠精品电视剧播出版权，陪伴湖北省武汉市等地区共克时艰；碧桂园集团决定捐赠 1 亿元人民币，设立首期抗击新型冠状病毒感染肺炎疫情基金；丹纳赫集团总部和中国区运营公司将向疫情最为严重的武汉地区医疗机构捐赠一批价值人民币 1000 万元的诊断检测设备和试剂以及疫情防控急需的产品；史泰博迅速调集 30 万只口罩，5 万瓶消毒水，50 万只医用手套等必需品发往湖北；卡瓦集团第一时间捐赠专业物表消毒湿巾卡瓦布给湖北省疾病预防控制中心；日立物流紧急调拨日立诊断的全自动核酸提取仪一台等等。截至 2020 年 3 月初，累计收到园区 3323 名党员捐款 276529.09 元，73 个党组织、164 个党支部 100% 参与此次捐款。支援疫区的企业在园区还有很多很多，不胜枚举，这些企业，用他们实实在在的行动，体现了新时代非公有制企业的责任担当。

（三）用心用情服务，打好复工复产战

一是首创"三七"工作法。"三七"错峰工作法是临空园区领导班子在基层走访过程中琢磨出来的一个复工防疫妙招。在了解到园区企业复工有的是上下午错峰，有的是隔天错峰后，发现这样的错峰方式仍然存在交叉感染的风险，于是"三七"错峰工作法应运而生——即把公司队伍整建制分成三班，每七天一班采取错峰上班，中间 14 天的一个间隔时间，正好是一个完整的隔离期。保障了企业职工的生命安全和企业的正常运营，复工防疫两不误。园区融真置业等企业第一时间响应园区号召，将"三七"错峰工作法运用到企业复工复产中。

二是送上防疫必需品。临空办、临空公司党政班子成员走访了园区多家企业，在检查疫情防控工作的同时，了解企业复工情况，在感谢企业为疫情防控做出积极贡献的同时并送去防疫"大礼包"，共送出口罩 94200 个、耳温枪 118 个、酒精棉片 323 盒、方便面 80 箱。

三是服务企业精准化。一方面，临空园区对市政府发布的《全力防控疫情支持服务企业平稳健康发展若干政策措施》(28 条政策)，以及《长宁区关于应对疫情帮助企业共渡难关的若干政策措施》（15 条政策），结合企业实际需求进行精准推送，切实打通政策落地最后一公里。企业专管员们点对点宣传政府复工复产备案要求，指导企业做好在线备案，为每个企业填写复工复产清单，及时解答企业用工保障、复工规范、融资渠道等问题。另一方面，以调查问卷的形式对园区内所有企业按照经营类型，多批次、分重点开展调查，调查问卷涵盖企业现有的防疫物资数量、疫情对企业生产经营的影响、企业对相关政策的了解程度等，了解企业生产经营受疫情影响情况及相关诉求，共收到 163 家企业反馈的 305 项诉求。经梳理可分为防疫物资保障、租金及物业费减免、税收优惠或延期缴纳、金融支持以及降低社保压力等 10 个方面。园区对可以解决的问题通过推荐购买渠道、协调沟通等方式尽快落实解决，对需要相关部门协调的事项及时反馈跟进，使企业反馈的问题有人解决、有人跟踪、有人反馈。

四是当好企业贴心人。针对企业复工后的就餐、就医等问题，园区党委全力调动各方资源，解决"急难愁"问题。就餐方面，园区党委积极寻找区域内资源，通过微信公众号发布健康订餐渠道，推荐东航食品空餐地享的定制化、无接触、定时定点配送服务，目前已为园区瀚讯、报喜鸟、联强国际等 19 家企业提供就餐保障；就医方面，牵线园区易医健康管理咨询（上海）有限公司为企业职工提供 2—3 月份免费线上医疗咨询，免去医院就诊可能带来的交叉感染风险。同时，推送同仁医院的线上健康科普直播，帮助复工企业做好员工的防护措施宣传；法律保障方面，在疫情期间，园区企业润申律所用自身专业知识，在劳动用工、合同管理、合法合规等方面在线答疑解惑，为园区企业提供免费法律顾问服务，支撑中小企业平稳渡过难关。

（四）"志愿者召集令"，筑起爱心防疫线

自园区复工以来，每个楼宇和企业都面临着统计人数、测量体温、宣传解释等大量工作，园区各家物业出现人手紧缺的情况。为了充实人员力量，园区党委通过企业党组织发布"志愿者召集令"，发动企业党员参与园区疫情防护工作。临空防疫志愿者队伍于复工潮前夜正式组建。2020 年 2 月 17 日，志愿队伍在博世企业大楼、建滔商业广场、东方国信等 18 个志愿服务点就位，分布到园区 30 栋楼宇的重要出入口。先后招募 1039 名志愿者们在园区 53 个重要点位及各企业内部，他们用志愿服务守好楼、看好门，践行着"奉献、友爱、互助、进步"的志愿服务精神，协助企业做到防疫复工两不误。在园区两新党组织的发动下，两新企业中的党员、员工也纷纷报名参加防控志愿者。第一阶段为"看好楼宇门"，截至 2020 年 2 月 20 日，共招募 106 名园区志愿者在 30 个楼宇点位进行志愿执勤，高峰期间在楼宇进出口检查防疫、维护秩序，为筑牢园区楼宇安全防线贡献力量；第二阶段为"看好企业门"，根据企业复工和疫情防控需要，园区党委号召企业党组织成立"战疫情"党员先锋突击队，全面推进企业办公区域疫情防控工作。招募 532 名党员组成 163 支先锋突击队，疫情结束前，"先锋突击队"成员将持续不断对各企业内部防疫工作进行动态监督，发现问题、反馈问题，成为园区流动的督查员。园区的防疫志愿者在做好防疫工作宣传外，要协助所在楼宇测温点做好体温测量，帮助入楼人员扫码通行，要维护现场秩序，要监督楼宇和企业防疫措施落实情况。

金钟鸣是博世第二党支部书记，春节期间喜得一女，但在得知园区招募志愿者活动的他思索许久，一边是刚刚出生的孩子和还在月子里的妻子，一边是作为党组织书记的使命和担当，最终选择及时驾车回沪，在确保符合 14 天返沪隔离安全要求后，他立刻加入了楼宇防疫志愿者队伍，在博世中国大楼出入口配合保安人员测体温、查看楼宇电子通行证等工作。当被问到在两难抉择下为什么选择了尽快回上海，金书记告诉我们："在非常时期，党组织书记应该起带头作用，充分发挥党组织战斗堡垒作用。作为 IT 项目经理，我没办法像白衣天使在一线为更多的人奋斗拼搏，但我可以在自己的岗位上，尽自己所能做守护我们的家园，虽不在战'疫'一线，但我坚守在守护支部党员的一线。"志愿者队伍中党员率先带头、扎根一线的故事还有很多。

三、经验启示

2018 年在全国组织工作会议上，习近平总书记提出新时代党的组织路线要以组织体系建设为重点，要加强党的基层组织建设，扩大基层党的组织覆盖和工作覆盖。疫情当前，习近平总书记要求各级党组织和广大党员干部，必须牢记人民利益高于一切，不忘初心，牢记使命，让党旗在防控疫情斗争第一线高高飘扬。临空园区紧密联系楼宇经济这个最大实际，充分发挥"两新"党组织的基层战斗堡垒作用，使党的政治优势、组织优势、密切联系群众优势在"两新"企业中不断转化，充分调动广大党员干部、社会力量的积极性与主动性，顺利推进抗疫与复工任务的同时，也让"两新"组织党建工作在大战大考中淬炼。

（一）城市复工复产中的楼宇经济是重要枢纽

夺取疫情防控与经济社会发展双胜利，应结合重点区域实际，因地制宜采取措施。对上海中心城区而言，高集聚度、高显示度的楼宇经济与总部经济是其突出特点。楼宇经济是集聚现代服务业与制造业企业总部的高级经济形态，能够在非常集约的空间内汇聚可观的人才流、资金流、信息流，创造持续的就业与税收，产生的财富效应与节地效应非常明显，成为大城市中心城区经济发展的亮点。因为有不少的楼宇就是一些公司总部，因此楼宇经济又多以总部经济形式出现。如今"建成一幢，繁荣一片"的楼宇经济，已是上海经济的重要构成和总部经济的重要形态。浦东新区税收超过一亿元的"亿元楼"就有90余幢，长宁区80多幢商务楼宇内企业和自然人占全区的比重超过50%。不仅如此，上海之外的北京、广州、深圳等大城市和伴随我国新型城镇化进程快速崛起的其他一些中心城市，楼宇经济也在经历如火如荼的蓬勃发展，日益成为当地经济的引擎。由此，疫情期间，与长宁区临空经济园区类似，这些城市应在加快复工复产过程中高度重视楼宇经济的重要枢纽作用。

（二）楼宇经济抗疫复工注重"两新"组织党建引领

夺取疫情防控与经济社会发展双胜利，应注重发挥基层党组织优势，广泛动员社会力量共同参与。当前，随着经济社会结构的深刻变化，"两新"组织不断涌现，成为创新创业人才的富集地和经济社会发展的内动力。如何精准把握"两新"组织的规律和特点，增强党建工作的针对性有效性，让党的工作真正扎根到这个中国经济社会较活跃的领域之中，成为加强党的基层组织建设的着力点。楼宇经济的企业形态多元、产业多类、需求多样，更需要发挥"两新"党组织扎根基层、扎根企业的一线作用。近年来，长宁区坚持聚焦楼宇党组织组织力的不断提升，聚焦楼宇营商软环境的优化打造，聚焦党建引领楼宇治理格局的创新实践，不断推进长宁新时代楼宇党的建设工作从建起来、转起来到进入全面强起来的"3.0"版。这一背景下，近年来虹桥临空经济园区紧抓楼宇经济核心特征，结合园区经济、总部经济实际，坚持加强"两新"组织党建工作，取得了不少成绩。此次疫情期间，临空经济园区党委统一领导下，"两新"党组织基层战斗堡垒作用充分彰显，党的政治优势、组织优势、密切联系群众优势充分转化，充分调动园区各类企业和社会力量共同参与，持续推进疫情防控和企业复工复产工作，创造了一个上海园区楼宇经济抗疫复工的生动样本。

【思考题】

1. 上海楼宇经济、总部经济有哪些主要特点？疫情期间上海楼宇经济如何针对性实施有效防控措施？

2. 结合"两新"组织的抗疫复工表现，讨论"两新"组织党建工作发挥哪些方面作用，以及如何发挥？

（执笔人：中共上海市委党校抗疫案例项目组　李鲁　李秀元）

创新引领　共克时艰
——市北高新园区的疫情防控实践

【摘要】面对突如其来的新冠肺炎疫情，市北高新技术服务业园区（简称：市北园区）迅速响应中央、市、区各级党委和政府的安排部署，认清责任使命、主动担当履职，创新非常时期园区管理、服务和运营模式，筑牢园区联防联控阵地。

他们积极创新党建工作方法，坚持把支部建在项目上，通过打造党建新品牌助力复工复产。他们创新产业布局，为顺利实现"打造中国大数据产业之都、建设中国创新型产业社区"的发展目标，不惧疫情筹措资金加大新基建投入力度。他们创新管理模式，全力以赴帮助园区企业排忧解难，保障了企业安全有序复工复产。经过努力，市北园区内1470家企业复工复产率接近100%，取得了疫情防控与复工复产双胜利，为区域经济高质量发展和打造上海数字经济新高地奠定了良好的基础。

【关键词】创新引领　疫情防控　复工复产

【引言】2020年4月10日，习近平总书记在中央财经委员会第七次会议上指出：当今世界正经历百年未有之大变局，这次疫情也是百年不遇，既是一次危机，也是一次大考。当前，我国疫情防控形势已经越过拐点，但疫情全球大流行仍处在上升期，外部形势非常严峻，我们要切实做好外防输入、内防反弹工作，决不能让疫情卷土重来。同时，我们要举一反三，进行更有长远性的思考，完善战略布局，做到化危为机，实现高质量发展。

位于上海市静安区的市北园区，占地面积 3.31 平方公里，现有 149 栋办公楼宇、72 个出入口，在园区办公的企业总数逾千家，员工达 5 万人。如何在疫情逐渐趋缓的情况下，精准落实疫情防控和复工复产各项举措，奋力实现今年经济社会发展目标任务，就成了园区党委必须直面的现实课题和严峻挑战。

一、背景情况

市北园区创建于 1992 年，总规划面积 3.31 平方公里，其经营者市北高新集团公司是上海市静安区国有独资企业。在集团公司党委的科学领导下，经过近 30 年的发展，市北园区已从传统老工业基地一步步转变升级为创新引领的高科技产业园区。

党的十八大以来，市北园区突出数字产业集聚，逐步发展成为上海大数据产业基地，并正式提出了打造中国大数据产业之都的发展目标。作为首个"上海大数据产业基地"，市北园区已被纳入《上海市城市总体规划》和《上海市产业地图》，目前集聚了数百家大数据与人工智能产业细分领域的龙头企业。作为五个科创中心之一的上海大数据中心的核心承载区，目前全市近 30% 的大数据企业落户于此。作为经过三次产业升级脱颖而出的精品园区，市北园区注意发挥品牌优势，聚焦特色产业，瞄准人工智能、大数据、区块链等新一代信息技术领域精准招商，致力打造智能经济多元融合的生态圈。经过多年发展，现在的市北园区已乘上数字经济快车，园区企业全年实现营业收入突破 2000 亿元、总税收最高达到 95 亿元，每平方米税收产出超过 7000 元，单位土地税收指标在全市开发区中名列前茅。

面对疫情防控和复工复产，市北园区上下经历了严峻的考验。园区内共有 1470 家企业，有 5 万多名员工，园区有 149 栋楼宇、72 个园区出入口。要想形成全覆盖、无疏漏的最严格疫情防控管理，并保证在复工复产的基础上实现高质量发展，面临诸多问题。第一，防控工作人员严重不足；第二，防疫物资非常欠缺；第三，管理、服务体系不堪重负；第四，园区部分企业生存和发展出现困难。面对疫情带来问题和困难，集团党委积极创新园区管理、服务和运营模式，充分发挥党支部战斗堡垒作用和党员先锋模范作用，整合多方资源筑牢园区联防联控阵地。疫情防控工作启动至今，园区范围内未出现确诊病例，园区企复工复产顺利完成，为取得高质量发展奠定良好基础。

二、主要做法

面对突如其来的新冠肺炎疫情，集团党委坚决贯彻落实习近平总书记关于抗疫工作的重要讲话精神，抓住数字经济全面提速赋予的机遇，加快新型基础设施建设，创新管理服务方式，发挥党建引领作用，带领园区上千家企业的数万名员工，在危机中育新机，于变局中开新局，勠力同心，攻坚克难，最终取得疫情防控与复工复产双胜利。

（一）创新管理方式，统筹疫情防控

市北园区拥有上千家企业、数万名企业员工，如何确保疫情防控、恢复生产两不误？这是集团党委面临的复工"大考"。

1.党委重视，措施得力

早在疫情暴发之初的 2020 年 1 月 23 日，市北园区党委便紧急成立了疫情防控工作领导小组，启动应急响应机制，发布防疫工作告知书，并要求领导班子成员必须深入一线开展防疫工作。同时园区按片区、楼宇进行划分，做到点对点责任到人、全覆盖无死角的有效防控。公司党委副书记、总裁陈军表示，当前正处于疫情防控的关键时期，园区必须严格按照上海市委市政府和静安区委区政府关于疫情防控的工作部署，对企业复工相关流程、标准和规范必须从严从紧。陈军同时表示，在复工前，园区对提出复工申请的企业逐一进行"地毯式排查"，对于尚不具备条件的企业、按规定仍需延期复工的餐饮类企业，审核人员一律进行劝退。园区工作人员夜以继日的复核企业复工名单、排摸员工情况，制作、发放出入证；制定复工工作方案，一遍又一遍地研究完善。全力以赴，科学有序地做好疫情防控工作，坚决打好打赢这场没有硝烟的疫情防控阻击战。

2.创新服务，灵活管理

2 月 10 日是复工首日，在市北高新技术服务业园区内，104 家经过审核具有疫情应急处置预案、疫情防控物资配备齐全、防疫措施严格到位的园区企业有序复工。

在企业复工前，园区工作人员已封闭了部分道路、设置了 139 个测温点，确保进入园区办公的每一家企业员工必须进行全覆盖、无疏漏的体温测量。除此以外，园区还对所有办公室楼宇的大堂、消防通道、停车场、垃圾房等公共区域进行每日 2 次以上的消毒防疫，并对 220 部电梯、332 个洗手间、门把手、楼道扶手等重点楼宇设施进行消毒。除了严格的防疫消毒等措施外，园区还规定所有楼宇内复工的企业必须保证每个员工的工位之间留有 3 米以上的距离，每层楼面的员工数不超过 20 人。

在市北云立方、市北智汇园，园区采用的是适应人员密集场所监控的红外测温仪。这比"额温枪"至少快 3 秒，测温精度高，达到正负 0.3 度，而且非接触式测温，大大降低了交叉感染的风险。楼宇物业管理人员还将电脑搬到了入口处，直接输入姓名，搜索员工信息进行核对，从而使符合复工要求的员工进入办公区域的速度大大加快。为应对上班早高峰，园区还重新规划了人员进出路线，在进入园区的人行通道前，增设了鞋底消毒区域、预留了缓冲区域，使得排队的人群可以拉开间隔距离，尽可能减少人群集聚。

3. 党员带头，示范引领

在市北园区，有一支戴着红口罩、身穿蓝马甲的党员志愿者队伍，这些党员志愿者全部来自园区，分成七个临时党小组，承担了最有风险的测温点的工作。他们表示："最危险的地方，必须是我们党员上！""虽然党员也是凡人，面对来势汹汹的疫情我们也会害怕。但关键时刻冲得上去、危难关头豁得出来，才是真正的共产党人。""党员是一面旗帜，党员如果不去做，不冲在第一线，榜样的力量在哪里呢？所以我们必须去做！"

党员志愿者服务团队深入园区各个角落，为防疫复工贡献力量。在园区抗疫复工一线他们亮身份、强措施，展现园区高度；他们闻令而动、冲锋在前；他们不忘初心、敢打硬仗。在广大党员带领下园区一线工作者全员上阵，付出艰辛的努力使园区道路便捷畅通、楼宇环境干净整洁、人员出入井然有序。在最危险的时刻，园区党员用自己的行动带动身边的群众，让身边的群众不害怕不畏惧，跟着党员一起冲上前线，为抗疫出力，为中国加油！

（二）履行社会责任，筑牢联防联控阵地

作为静安区国有企业，市北高新集团积极履行社会责任，为抗疫工作做贡献，为社会献爱心。市北高新集团向华山医院、中山医院、瑞金医院、第十人民医院、上海市中医医院、市北医院、静安区中心医院、静安区闸北中心医院共8家医院捐赠了大量的防护口罩和防疫物资，为守护上海、支援湖北的一线医务人员献上绵薄之力。在市北高新集团的带领下，抗疫复工进程中市北园区涌现了许多爱心企业为社会献爱心、为共同抗疫贡献力量。

1. 企业担当，共同战"疫"

科勒发动机公司作为市北园区内的企业，在抗疫过程中用实际行动传递温暖，第一时间筹集了3000只医用口罩，捐赠给市北园区抗疫的一线职工。2月9日，科勒发动机重庆分公司在得知地方抗疫医疗物资短缺的情况时紧急行动，从重庆工厂匀出800只为维持生产而准备的口罩无偿捐赠给重庆芳华医院，用于该医院临床一线抗疫工作，为抗击疫情尽一份力。

大众物流努力保障市民用气安全和应急物质转运。为保证抗击疫情期间的安全供气和优质服务，大众物流的液化气配送部门坚守岗位，有力保障了上海市民的用气需求。面对疫情蔓延的严峻局面，公司快速整合所有人力物力进入全天候待命模式，并着手为各相关单位提供防疫应急物资爱心义运。随着上海主要入境道路的管控，1月30日，大众物流及时响应市交通执法总队需求，将大衣、帐篷、口罩等防疫应急物资无偿运送至各检测站点，以解燃眉之急。确保一线的道口监测人员能够第一时间获得补给。此外，大众物流为各公益机构、爱心企业捐赠的医疗物资提供义运，并与交通委道运局就保障药品的冷链运输、与上海市粮食局应急办就市区粮油后勤保障运输、与雷允上药业有限公司就防疫物资配送等需求进行爱心义运承诺，为第一时间调集运力提供坚实的物流保障。

洋码头网络积极打通医疗物资国际运输绿色通道。疫情警报拉响，上海洋码头网络技术有限公司就依托国外买手资源，全力采购口罩、防护镜、防护衣等医疗用品，以支持国内抗击病毒工作。2020年1月27日，洋码头紧急联系了德国买手，约定采购金额100万元的口罩，希望尽快将这批50万个欧盟FFP2标准的口罩等医疗物资输送至国内，同时在线上平台面向全国用户进行供应。然而时值春节假期，各银行网点均处于非营业状态。面对前线抗疫医疗物资紧缺的严峻形势，洋码头公司财务负责人单颖挺身而出，充分发挥党员模范带头作用，迅速整理出相关材料，当晚紧急联系中国银行共和新路支行的领导，并在15分钟内赶到银行，和银行协调帮助解决企业的汇付业务。通过努力，最终汇出100万元的德国口罩医疗物资汇款，保障了这笔紧急医疗用品交易的落地，也成功地锁定了这批一线急需的医疗物资。

热像科技无偿提供数百台测温计解燃眉之急。"赵总向我们无偿提供了200个测温计，正是现在最需要的，真是太及时了！"1月31日下午，上海生产性服务业促进会有关负责人非常激动地告诉市北园区的工作人员。上海市民政局原本想要采购一批红外测温计，分发给各养老机构使用；但未曾想到的是，上海热像科技股份有限公司总经理赵纪民在得知这一消息之后当即表示将直接捐赠分文不取。公司第一时间拿出了数百台测温计，通过捐赠的方式快速投入到了上海各区域的人流密集场所。为助力市北园区及区域内各家企业共同抗击疫情，公司还在总部经济园、智汇园、云立方、壹中心、新中新等重点地块和楼宇内免费提供测温计，为大家筑牢安全防线。

2. 守望相助，共克时艰

在集团党委的大力倡导下，园区内企业互帮互助分忧解难，协手战"疫"共克时艰，团结互助无私奉献的感人事例层出不穷。

2020年2月6日下午，当上海陶术生物科技有限公司总经理周洪新从工商银行静安支行负责人手中接过同意当场发放200万元信用贷款的《小企业借款合同》时，非常激动，连连感谢该银行和静安区政府财政部门、市北高新集团携手助力。原来在抗疫过程中，全国各地新冠肺炎新药研发机构，对陶术生物公司产品的需求量突然加大，这使得该公司在采购原材料时出现了资金缺口。市北园区获悉企业之难后，积极协调政府部门和银行以最快速度解决企业的困难。在3天内完成了从资料收集、贷款审批、账户开户到贷款放款的全过程。

为解决企业复工复产后面临流动资金压力。市北园区联系20多家金融机构助力复工复产。2020年3月27日，全国20多家知名银行和券商高层汇聚市北园区，参加由市北高新集团举办的"共克时艰共创未来——市北合作伙伴金融实体对接会"，了解市北园区产业发展情况和服务需求，并一致表示要为园区大数据产业发展和国际科创社区建设提供融资信贷等金融支持保障。

打响白领午餐"保胃战"。随着复工潮的到来，市北高新技术服务业园区内上千家高科技、大数据和人工智能企业的数万名白领员工也正逐步陆续返岗，而园区内绝大多数商业网点及企业食堂因疫情防控需要未开门营业，这令企业白领们手足无措，企业纷纷希望园区管理部门想办法提供放心午餐。面对企业的呼声，市北高新集团决定将为企业白领提供放心可口午餐的任务，交给下属全资子公司北上海大酒店。徐丹杰经理说："我们是国企，在这特殊时期必须行使社会责任，为园区企业员工供应卫生可口、实惠质优的午餐。"

发挥科技专长为园区战疫情出力。像航科技是市北园区内的一家无介质全息投影技术开发企业，专注于为用户提供全息影像显示与浮空人机交互操作解决方案，适用于汽车、医疗、航空等多领域。在园区抗疫复工中像航科技发挥自己的技术优势，用全息技术为园区楼宇电梯开发出无接触式电梯操作技术，使园区云立方上班的白领用上了无接触式电梯：手指轻轻点选浮空全息影像呈现的数字，便可不接触任何物理按键抵达目的地楼层，科技抗疫又立新功。

（三）推进产业创新，实现高质量发展

疫情在给经济带来困难的同时，也带来了数字经济的全面提速，线上消费、智能经济、智慧产业爆发式增长。作为首个"上海大数据产业基地"，园区党委决定化危为机推动经济社会发展，从眼前的危机、眼前的困难中捕捉和创造机遇。看准产业未来发展方向，筹措资金加大新基建投入力度。

1. 重点工程，全面复工

复工时，市北园区共计有 24 个工程建设项目，总投资达 325 亿元。为了在做好疫情防控工作的同时实现应复尽复目标，园区党委决定优先考虑重点工程，力争全面复工。

为了确保 22-01 项目推进过程中做到疫情防控和复工复产"两手

抓，两不误"，22-01 项目党建联盟单位成员，共同开展了"携手共织防疫之网，共促工程保进度"党建联盟单位倡议活动。充分发挥项目临时党支部的战斗堡垒作用和党员的先锋模范作用。号召党员关键时刻要发挥中流砥柱作用，加快推进工程项目建设。经过大家共同努力，市北高新 22-01 项目建筑工地率先于 2020 年 2 月 27 日正式复工，这也是静安区首批复工的项目。

聚能湾创新社区是园区集聚大数据与人工智能、5G+8K 超高清视频产业，打造升级版国家级孵化器的重要载体。为了确保该项目顺利实现 2020 年竣工的目标，园区党委组建支援队到聚能湾创新社区项目建设工地出入口设立健康观测点，对每位进场的施工人员进行测温登记和"随申码"检验，并对施工人员进行防疫常识和应急预案培训。

在市北云中芯项目工地，项目部采用了人员登记备案、日常体温测控、职工点对点接送、预设应急隔离区等诸多防控措施，并在宿舍区入口特别设置了缓冲区域，启用人脸识别系统，进出人员实施实名登记制度，加大现场与生活区消杀工作力度，全力做到职工健康与施工生产两兼顾。

2. 拓展空间，再创辉煌

受疫情影响，全国多个城市大批土地延期出让。然而，打赢疫情防控阻击战，同样离不开经济社会继续保持强有力发展作为坚强后盾。2020 年 2 月 18 日，市北高新以 21 亿元逆势拿地，倾力打造"静安市北国际科创社区"项目的最后一块拼图。该项目总建筑面积达 120 万平方米，预计于 2024 年全部建设完成，将成为静安区再造一个千亿级科创新城、实现"打造中国大数据产业之都、建设中国创新型产业社区"总体目标的重要标志。

2020 年 4 月 11 日，人工智能产业中心项目正式开工建设。该项目总投资 70 亿元，总建筑面积 27 万平方米，集办公楼宇、五星级酒店、近代工业建筑为一体，将瞄准尖端前沿技术、形成丰富应用场景、吸引顶级全球企业，预计将于 2024 年底交付使用。这是市北高新集团在短短 7 个月内，继市北云中芯之后的又一个标志性产业空间项目。

作为上海"3+5+X"重点区域，市北园区正在规划布局新型智慧城市，加快城市智能化更新。园区将以数据为核心、以 5G 为引擎，基于物联网、云计算、人工智能、区块链、虚拟现实等技术搭建智慧城市管理平台，形成一系列关于未来生活的智能场景。许多行业巨头、隐形冠军、独角兽企业已把目光锁定于此，纷纷前来洽谈并且表达出强烈的投资意愿。

三、经验启示

市北园区取得疫情防控和复工复产的双胜利，同时能够在国际国内经济遭受疫情严重冲击的大环境中逆势拿地跨越发展，至少有以下几个方面的经验和启示。

（一）党建工作创新是园区活力的保障

园区发展过程中战胜各种风险与挑战，都离不开党组织坚强的政治引领和强大的组织保障。同样，面对来势汹汹新冠肺炎疫情，如果没有园区党组织坚强堡垒和党员的模范带头作用，就不可能有园区 1470 家不同经济成分的企业步调一致地共克时艰，取得无一人感染且有序复工复产的大好局面。

长期以来，集团党委坚持以一流党建引领一流园区发展，以"三个出来"工作法（即将党员身份亮出来、让身边群众看出来、把周围骨干带出来），积极构筑"三圈同心"的园区党建工作新格局。

"亮"字当头，以品牌凝聚筑牢党组织核心圈。党员从最初的"亮身份"发展到"亮承诺、亮实效、亮对策、亮成果"，在工作岗位上当先锋、做表率。"看"字出彩，以服务凝聚引领企业骨干中坚圈。使党建工作与企业发展、人才培养、服务白领深入结合。"带"字增效，以文化凝聚辐射员工外弧圈。通过举办白领运动会、青年交友会、文化艺术节等活动，用活动陶冶人。

这"三个出来"、"三圈同心"的工作法是园区党建工作的大胆创新和有效探索，是以一流党建促一流发展的经验总结。进一步证明了有群众的地方就有党的工作，有党员的地方就有党的组织，有党组织的地方就有正常的组织生活和坚强的战斗力，这是我国基层党建的内在规律和基本原则。

（二）创新转型发展是园区永恒的主题

市北园区成立于 1992 年 8 月，从诞生之日起创新转型就是市北园区发展的主旋律。成立至今，市北园区开拓创新经历了三次成功转型发展。从"三废转移"承载区到轻工制造集聚区；从传统工业园区到生产性服务业园区；从转型发展示范区到新兴产业引领区。经三次园区转型，三次产业升级，实现了"凤凰涅槃"，完成了从黑烟囱到云园区的嬗变。凭借"大数据"、"云计算"等战略新兴产业，一跃成为上海市"创新驱动、转型发展"的示范园区和静安区"一轴三带"

发展蓝图中一颗闪亮的明珠。

（三）创新产业集聚是园区高质量发展的依托

2018 年 11 月，习近平总书记在考察上海时指出：在实现中华民族伟大复兴的关键时刻，要增强科技创新的紧迫感和使命感，把科技创新摆到更加重要位置，踢好"临门一脚"，让科技创新在实施创新驱动发展战略、加快新旧动能转换中发挥重大作用。要把握机遇，创造更优质环境，优化要素配置，努力实现更多重大科技突破。

市北园区在发展规划上聚焦数字经济、特色产业，瞄准人工智能、大数据、区块链等新一代信息技术领域精准招商，集聚各方资源，加快打造智能经济多元融合的生态圈。明确产业定位顺势而为大力推动大数据、云计算、智能制造、生命健康、新材料等战略性新兴产业、未来产业在园区的发展；整合技术资源、产业链资源和金融资源，加强基础设施升级扩容为园区高新科技企业的发展拓展空间创造条件，使市北园区成为打造智能核心研发能力和服务能力的重要创新载体，建成中国创新型产业社区，实现经济社会高质量发展。

【思考题】

1. 园区党建是如何在统筹疫情防控和复工复产中发挥作用的？

2. 市北园区以创新引领实现三次转型升级带给我们怎样的启示？

3. 如何在新发展阶段践行新发展理念，推动园区高质量发展？

（执笔人：中共上海市静安区委党校　王耀华）

第四部分

科技赋能助力防控精准化

小小三色"随申码" 疫情防控精细化
——上海的疫情防控实践

【摘要】为协助各基层一线加强疫情防控力量、快速校验个人身份、提升人员出入通过率、减少登记核查时间,上海"一网通办"依托移动端"随申办"打造的"随申码"于2020年2月17日正式试点上线。上海市大数据资源平台依托其汇聚的国家及本市公共管理机构数据,经过数据建模、分析评估等技术手段,"一网通办"可测算出市民的"风险状态",并用红、黄、绿三色"随申码"进行标识,成为市民在出入居住地和办公场所时的一张特殊的"通行证"。

【关键词】随申码 疫情防控 精细化管理

【引言】为全力打好疫情防控的阻击战,各级政府部门都投入了巨大的人力、物力、财力来实施社区封闭管理、居家隔离、人员动态管理等一系列措施,工作涉及面广、头绪繁杂,令一线工作人员备感压力,并且存在较大的被感染风险。随着返岗复工陆续展开,各类返沪人员逐渐增加,如何辨别人员的健康状况、避免出现聚集性的传染事件呢?原来的方法通常是在公路交通要口、汽车站、火车站等交通卡口人工进行检测,手工填报,费时费力,这种"人海战术"和传统的人工管理模式难以满足精准防控疫情的内在要求,如何确保疫情精准防控成为日益紧迫的现实问题。

一、背景情况

从卧室到客厅，到厨房，再到阳台……居家兜兜转转近一个月，人们纷纷吐槽，"实在憋不住了，想出去走走！"然而，能走到哪里去？进出小区凭限次出入卡。即便必须出去办事，也是诚惶诚恐、行色匆匆。疫情之下的网格化管理，让社区变得可防可控，但也让社区与社区之间成为相对封闭的"孤岛"，社区居民因不能自由出入活动而变得郁闷。诚然，数字化生活可以让人们实现信息的自由流动，电商平台亦可以实现物流联通，然而人是具有社会属性的动物，人们需要工作、需要学习和社交，个体需要流动。显而易见，抗"疫"时间越长，人群的流动性需求就更为现实和必要。

其实，人员出行与隔离不应成为一对矛盾，而是应通过科学和精准的方法区别开来，让该出门的人出门，该隔离的人隔离。建立人群健康身份的识别机制，并促成健康身份信息在社区、机构、单位和公司之间的互认互通是实现人群健康流动的一个重要前提。

二、主要做法

"随申码"是上海依托"一网通办"的移动 App"随申办"为上海市民打造的一款三色动态管理码。结合新冠肺炎疫情防控的需求，赋予"随申码"健康出行、防控管理的相关信息，目前已在线下园区、街镇等多个场景试点应用。同时，"随申码"也已开放给微信、支付宝、钉钉等平台，也欢迎社会第三方机构深度使用，共同为上海市民工作生活提供便利。值得注意的是，"随申码"不只是疫情期间使用，今后也会作为上海市民的生活服务码提供各类服务，为上海市民提供更多的便利。

（一）三色动态管理

为适应新冠肺炎疫情防控需求，"随申码"首先上线的，就是健康出行、防控管理功能。具体来说，上海市大数据资源平台依托其汇聚的国家及本市公共管理机构数据，经过数据建模、分析评估等技术手段，"一网通办"可测算出市民的"风险状态"，用三色进行标识：显示红色说明是未解除医学管理措施、确诊未出院、疑似未排除等人员，建议隔离。显示黄色说明是重点地区来沪未满14天的人员，建议观察。显示绿色说明是未见异常或已解除医学管理措施的人员，可以通行。对于建议隔离和观察的人员，可使用"我的防疫战"健康打卡服务，记录每日体温，做好自我健康观察。

上海"随申码"的后台大数据来自方方面面，多源校核，有卫健、公安、交通等部门，也有运营商、航空、铁路甚至一些互联网公司提供的数据，经大数据计算，动态更新，结果更客观更准确，并根据用户的实际状况而动态变化。

（二）服务群体多元化

一是面向广大民众，在出入居住小区、办公地点等场合，可通过"随申办"移动端的"随申码"亮码服务或者通过线下扫码出示随申码，作为"出入凭证"参考。绿码人员可自由通行，由社区、单位和个人落实相关健康监测和健康管理；红码、黄码人员禁止出入公共场所，并自觉接受相应的隔离管理及治疗措施。

需要指出的是，上海"随申办"同样支持境外人士注册"获码"

功能。港澳台及外籍人士只要在支付宝进行实名认证，就能通过"随申办"支付宝小程序、"随申办"App，顺利获取"随申码"。港澳人士也可直接通过注册"随申办"App实名用户，获取"随申码"。

二是为交通卡口防控人员、社区小区防控人员、科技园区、商务楼宇人员管控工作提供支撑，防控人员可以通过使用微信、支付宝、"随申办"App扫描用户出示的"随申码"核查获取用户基本信息、健康防控状态信息、当前定位信息，便于快速记录上报核查信息。

"随申码"小程序同样适用于全市范围内人员流动性较大的行政机关、企事业单位、工厂、医院、学校、酒店、综合办公楼、商业楼、文化体育场馆、景区等公共场所，及建设工地、封闭式管理的居民小区（村组）等。

（三）便捷的出入通行证

"随申码"可作为进入居住小区、园区、工厂厂区、商务楼宇、乘坐公共交通工具以及各级行政服务中心、医疗卫生机构（发热门诊、定点收治机构除外）、电信银行服务网点等公共管理和服务机构的通行凭证，无须另行开具相关证明材料，同时鼓励支持各类企业利用"随申码"做好企业内疫情防控工作。小区居民、家政人员、维修人员、访客在进出小区的时候，除了测量体温并出示相关出入证之外，也可以通过"随申码"来证实自己的健康情况。普通市民在出入小区、办公地点等场合时，可打开"随申办"移动App，面向防控人员和设备，对"随申码"进行亮码；也可以像在购物时扫描店家提供的支付码一样，扫码实体的"一网通办"二维码，在手机上即时生成"随申码"。不管是何种方式，"随申码"都有条件成为一份出入参考凭证。

"随申码"，为小区保安、街道工作人员引入电子扫码无接触式的信息确认方式，从而提升了小区居民、楼宇园区工作人员管理的工作效率和安全防范水平，切实保障进出人员的健康安全，为疫情期间的人员管控开启了新模式。

（四）助力政务服务再升级

自 2020 年 2 月 24 日起，上海市近 1500 家线下政务服务大厅已全面启用"随申码健康"服务，"绿码"通行，办理业务的人员需要出示"随申码"，显示绿色的方可进入大厅办理业务，有效提升线下办事秩序与安全。

需要进入大厅办事的市民，可提前通过"随申办"（App、微信和支付宝小程序）或"健康云"注册为实名用户并获取"随申码"，减少现场操作等待时间。市政府相关部门同时也表示，如果市民没有智能手机、无法出示"随申码"，可按照常规步骤，在现场进行信息登记申报。无论是通过手机出示"随申码"，还是现场登记信息，都需要测量体温。启用"随申码"的政务服务网点包括上海各区行政服务中心、各街镇社区事务受理服务中心，以及各市级部门的政务服务网点。

徐汇区行政服务中心副主任关屹介绍说："除了在少数人流高峰期出现了短时间有四五名市民停留在门口扫码等候进入的情况，绝大多数时间，查验'随申码'这一步骤并未造成人流积压。相比手写登记，'随申码'的信息来自政府部门，真实可靠，用起来也很放心。"

黄浦区行政服务中心一位工作人员也表示："服务中心自 2 月 3

日开始对外服务，日均线下平均接待 200 多人，随申码的使用率在
92%—95% 之间，个别人的手机调不出随申码或者老年人不会用，会
采用原有的方式来处理。"

为全面加强来院访客的健康管理，上海市浦东新区人民法院也将
"随申码"运用到疫情期间的来院访客健康管控当中。该码支持绿、
黄、红三色动态管理，助力更好地掌握访客的健康状况，并在后期结
合基于人脸识别及人员定位的访客管理系统，对来访人员运动轨迹进
行跟踪。

来院访客入院前，可事先通过"随申办"App、"随申办"支付
宝小程序、"随申办"微信小程序三个渠道自行生成代表其个人健康
状况的"随申码"，也可现场打开微信、支付宝或者"随申办"App
的"扫一扫"功能，扫描院内张贴的上述渠道的二维码，生成"随申
码"。防控人员可根据该实时生成的个人"随申码"上的身份证照片，
与访客进行"人码一致"的对比，进院访客的"随申码"必须呈现绿
色，方可表示"可以通行"。浦东法院后续还将运用智慧访客管理平
台，对来访人员的去向进行记录，同时通行卡中的定位芯片也可形成
访客当日的行动轨迹，方便后期对相关场所进行消毒等工作。

（五）精准识别重点回沪人员

随着各地开始陆续返岗复工，巨大的人口流动再次给疫情防控工
作带来挑战。"随申码"基于公安、交通、通信等大数据综合研判可助
力服务街道社区、道路交通卡口，快速识别重点地区回沪人员，有效
支撑社区第一时间落实重点地区回沪人员居家隔离等各项措施，有效
缓解基层工作人员的工作压力，提高疫情防控工作的效率和准确度。

来沪人员须按照上海进沪相关防控规定，通过"随申办"（App、支付宝小程序、微信小程序，可手机填报"来沪人员健康登记"），或者登录"健康云"平台完成线上"来沪人员健康登记"，主动上报个人信息，登记完成后才可获取"随申码"。全体外地返沪人员、市民、居民都可上支付宝、"随申办"App申领。申领成功后，可在工作园区、街镇、社区等多处使用。

"你申请随申码了吗?"刚从老家绍兴返回浦东住处的王先生，在浦东张江汤臣豪园一期被保安"拦停"。王先生出示绿色健康码并测量体温后快速通行。而前不久从安徽返沪的小杨，对随申码的使用感触更深。"由于我们是租客，刚回上海的时候真的麻烦，身份证、房东承诺书、村社防疫安全证明、复工证明……"小杨说，前些天天天追着社区问政策规定，现在好了，一个码搞定，手机还能查近日出行轨迹，可以明明白白证明自己了。

"现在有了健康码，我们只要严格把好进门这一关，单向体温检测，减轻了不少工作量。现在绝大多数老年人也申请了健康码，真的很方便。"一小区入口的值班人员表示。

浦东公租房公司也积极响应联合租户、众志成城共渡难关，通过上海发布的"随申码"针对受理中心以及浦三路930弄、上南路3323弄和枣庄路1029弄等集中管理小区，进行出入动态管理，降低了人员高密度聚集小区发生交叉感染的风险。

在各大入沪的高速入口处，更能感受到随申码的快速便捷。已成功申领上海健康码绿码并且完成"健康出行申报"的司乘人员，进入高速公路防疫检查点后，只需出示健康出行码与身份证，完成体温检测，即可通过专门通道驶离，过程仅需15秒左右。

"随申码"的广泛使用使交通卡口防控人员、社区小区防控人员、科技园区、商务楼宇的防疫人员能更快速地记录上报核查信息，减少了直接接触，大大减少交叉感染的风险，也节省了大家的时间。

（六）返岗复工的有效保险

全国大部分地区的疫情防控取得重大成效，并进入返程复工阶段后，大批人员进入各地城市，给疫情防控带来压力，复工潮带来了疫情反弹的隐忧。显然，在一手抓防控，一手抓复工，两手都要硬的情况下，需要克服困难，采取更有效的预防措施，保障各地复工复产有序开展。此前，各地大都采取人工填表、申请书、审核、承诺书等方式，不仅手续烦琐、效率低下，也无法做到全程追溯，难以达到严格防控的效果。而且，各地政策不一、互不相认，导致出现人员跨地区流动时，就要面临重复检测、填报、隔离等，费时费力，耽误企业复工时间。

"随申码"的优势在于便捷、高效，避免了重复填报申请。依托支付宝微信等平台和实名认证能力，用户无须重复注册，健康申报信息将自动匹配入库，审核通过的可申领健康码，需要通行时出示手机，扫码识别即可知晓健康状况。而且，健康码采取"绿码、红码、黄码"三色动态管理，对于出入疫情重点地区的人员，会根据其行动轨迹，进行动态变化，使得健康码全程溯源，更便于防控管理。

园区、商户通过运用"随申码健康"助力入驻企业复工以及往来客户的疫情防控，利用信息技术为疫情防控赋能，实现电子登记、全程溯源、一码通行的效果，达到了防控复工两不误的目的。

嘉定工业园区把员工的健康绿码作为企业复工的前提条件，辖区内重点楼宇均落实了"健康指导员"，引导楼宇内员工通过随申码出入，外来办事人员由指导员现场指导申领，登记后凭码进入。园区负责人介绍说，"今天早晨8点到9点这一个小时，进去的员工就有300多人，多亏有了这个随申码，测个体温校核一下绿码就可以进去了，不然又是身份证、又是通行证还得一个个登记，这队伍排到中午都不一定能进完呢！有了这个随申码，我们可以很直观地了解到进入楼宇人员的健康状态，减少了排队登记的时间，即使在早上上班高峰期也很少出现人员集聚拥挤，降低了交叉感染的风险。"

（七）跨省域的互通互认

虽然长三角各地区都普遍使用了"红、黄、绿"的三色"健康码"，但规则不统一，三色对应的具体规定不一样，对人员的隔离措施也不同。而且，"健康码"存在很强的地域性限制，本地与异地"健康码"不互认，导致"健康码"不能跨省市使用，无法做到"一码行天下"的效果，每到一地都需要重新填报信息、申请，不利于人员跨省市流动，也阻碍了复工复产政策的落实。

2020年2月27日，长三角三省一市再次召开视频会议，深入学习贯彻习近平总书记在统筹推进新冠肺炎疫情防控和经济社会发展工作部署会议上的重要讲话精神，围绕统筹疫情防控和经济社会发展，进一步合作建立五项工作机制。其中一项便是建立长三角健康码互认通用机制，在一手抓疫情防控、一手抓经济社会发展过程中，加强协同、精准衔接、相互赋能，充分发挥"3+1 ＞ 4"的效应，助力疫情联防联控、精准防控，同时方便市民有序出行，帮助恢复社会生产生活秩序。

　　长三角地区共享互认健康码，江苏、浙江、安徽三省的健康码效力与上海"随申码"等同。按照"有码认码""无码认单"原则，为三省一市乃至更多省市为务工人员返岗、企业复工复产、群众工作生活提供更多便利。根据健康状况、来源地、曾经与病例接触程度等情况，市民的"随申码"分为绿码、黄码、红码三类。持绿码的市民可自由通行；持红码、黄码的市民禁止出入公共场所，并应当自觉接受相应的治疗或隔离管理措施。

　　按照协议，长三角地区遵循"机制相通、规则互认、数据共享"原则，围绕复工返岗、跨省出行、基层管控等场景，通过技术升级、机制微调等方式，实现两省疫情防控"健康码"互认，提升疫情防控期间跨省出行便利性。长三角地区的健康码可通过三种方式实现跨省互认：一是"亮码"互认，持对方省份"健康码"人员，可参照本省"健康码"规则予以亮码通行或落实相关管控措施；二是"验码"互认，双方可通过扫码验证方式，提取对方省份人员出示的"健康码"信息，共享人员健康状态等数据，确认应采取的管控措施；三是"转码"互认，跨省使用"健康码"时，验码省份同步提取发码省份相关数据，自动转换生成当地"健康码"。

　　2020年2月19日，在长三角一体化示范区内，上海青浦区、江苏吴江区、浙江嘉善县三地往来人员、车辆通行证实现互认。根据相关通告，三地检查点对往来人员经核实身份无误、体温测试无异常后，可在本区域通行，免去重复登记环节，节省通行时间，同时参照本地居民对待，不要求采取隔离措施。人员、健康码的跨省互认，避免了重复检测、认证环节，极大提升了长三角区域内资源要素的流通，提高了防控复工效率。此外，长三角一体化发展示范区执行委员会还制定了信息动态互通互鉴，人员流动互认互通，共保物资运输车辆通行，合并交界点临近卡口，应急物资互帮互济，社会治安联合管理等联防联控机制，有效促进了示范区企业复工复产。截至2020年2月26日，一体化示范区规模以上工业企业已复工3099家，复工率达到了96.1%。

三、经验启示

"随申码"是大数据技术在防疫领域的一次生动运用，能有效平衡疫情防控和企业复工关系，有力推动"两手抓""两手硬"。对于市民而言，一方面线上操作就能获得，既自主便利又减少现场填表申领带来的面对面接触风险；另一方面现代信息码取代纸质证明，使用十分方便。对于企业而言，这可以准确掌握员工健康状况，便于及时作出工作安排，也利于实施对应防控措施，减少复工复产带来的防疫风险。

（一）"随申码"是疫情精准防疫的一把利器

"随申码"是上海运用数字化信息技术助力疫情防控和城市精细化管理的一次成功实践。"随身码"的三色动态管理让个人健康信息汇总为居民防疫大数据，能有效分析每一位在沪及来沪居民的"千人千面"，并按其情况定制防疫管理举措。"随申码"建立了人群健康身份的精准识别机制，并促成健康身份信息在社区、机构、单位和公司之间的互认互通，解决了人员出行与隔离的矛盾，让该出门的人出门，该隔离的人隔离。

对于市民而言，一方面线上操作就能获得，既自主便利又减少现场填表申领带来的面对面接触风险；另一方面，"码"上通行更便捷，在线申请免去了到单位开证明的麻烦，减少了被传染的风险；上班"企业打码"、下班"社区扫码"、出行"健康亮码"，简单明了易操作。对企业而言，这可以准确掌握员工健康状况，便于及时作出工作安排，也利于实施相应防控措施，减少复工复产带来的防疫风险。

对政府而言，"码"上监管更精准，依托红码、蓝码、黄码、绿码管住重点人、放行健康人，同时通过行踪轨迹比对、综合研判，既可以为精准防疫提供第一手资料，也能提醒市民做好必要的防护工作。

（二）"随申码"是城市精细化治理的里程碑

在此次疫情的防控当中，数字化、网格化等精细化治理手段开始被各地相关部门重视并广泛使用，"随申码"可谓是一个重要里程碑。经此一"疫"，城市公共治理有望带上"数字化思维"。数字化城市治理强调各治理主体应充分借助新兴技术，创新运用数字技术、网络技术，尤其是移动互联网、大数据、超算技术、云计算，引导治理资源重点投向公共风险预测、公共风险识别、公共风险评估等环节的技术开发、系统建设，为城市治理建构起有科技支撑的数字化预警系统。

推进城市治理现代化，需要发挥包括数字技术在内的科技支撑作用，坚持人民群众需求和问题导向，逐步形成基于系统治理、依法治理、综合治理、源头治理的数字化转型框架，打造以数据驱动、平台应用、人机协同为主要特征的治理新模式。

（三）"随申码"是诚信社会建设的一块试金石

"随申码"的推出，不仅是数字化精准管理的一次有意义的尝试，也是对社会公共信任的一次大检阅，在这疫情防控的关键时刻，需要我们许下一个不见面的承诺，用诚信打赢这场防控疫情的攻坚战。"随申码"就是诚信社会建设的一块试金石，其中行程、接触人群、身体状况等信息，完全依靠自行填写。自觉是最有效的措施，对不自觉的人严惩，是对自觉的人最好的保护和褒奖。虽然有大数据系统可以核实每个人填报信息的真实性，但这是一项复杂而巨大的工程，不可能面面俱到，这就需要每个人自觉诚实填写。政府实施科学管理的同时，更需要民众的自觉与诚信。现代社会，每一个人的生活都不能仅仅依赖于个体，而必须更多地依赖于社会生活中的他人，依赖于政府部门及公共机构，依赖于存在这个社会的规则，自觉遵守这个规则，诚信对待他人和社会，是对社会的最大的贡献。

（四）"随申码"是一次社会治理模式的重构

"随申码"不仅是一种新的技术应用，它更是重构了一种高度扁平化的社会治理新模式，将社会上个人—部门—单位—社区—街道—县区—地级市—省—国家，这七八个层级的管理模式直接简化为两个层级，那就是用户和平台，所有用户直接填录信息，平台自动统计管理，时时刻刻统计分析汇总，均不用任何人工插手，管理人员从日常烦琐的记录、统计职责中解放出来，只要应用这个这个系统进行身份识别就可以了。

更高的管理层级也无须进行机械统计、汇报，直接应用这个统计结果就可以了。统计结果将通过实时的可视化数据向管理人员进行展示，这也是手工统计报送的简单数据很难做到的。通过这一个程序，减轻了海量的行政成本付出，将有限的行政管理资源投入到更紧要的防控工作当中，将直接提升防控能力和效率。而将相关统计数据与现有数据进行自动关联、分析，时时展现背后隐藏着的社会运行规律，更是将整体的社会治理水平提高到新的高度。

【思考题】

1. 上海运用数字技术助力新冠疫情精细化防控方面主要有哪些好的经验做法？还存在哪些短板？

2. 数字化时代，领导干部如何利用好普惠＋科技、平台＋技术等信息化手段来助力城市精细化治理？

（执笔人：中共上海市委党校抗疫案例项目组

陶振　鲁迎春　王扬）

担当报国　科学防疫

——上海联影医疗科技有限公司的疫情防控实践

【摘要】面对严峻的新冠肺炎疫情，上海联影医疗科技有限公司及党总支坚决贯彻落实党中央、国务院和上海市委市政府的决策部署，履职尽责、迅速响应，表现突出。在抗击疫情行动中，联影担当报国，竭尽全力为抗击疫情捐赠科学防疫设备与服务；联影党员先锋舍身忘己、不畏艰辛，奋斗在抗疫最前线；复工复产之际，联影董事长薛敏致全体联影人的一封信，为全体员工再鼓士气，助力抗疫。在抗击疫情的战役中，上海联影医疗科技有限公司党总支不忘初心，牢记使命，履职尽责，发挥党员先锋模范带头作用，展现出卓越的领导力、出色的组织力与高效的执行力。

【关键词】基层党组织　履职尽责　发挥优势　党组织组织力

【引言】新冠肺炎疫情发生之后，习近平总书记从全局视野和系统思维出发，多次召开会议、听取汇报，层层深入部署，指导打赢这场疫情防控的人民战争、总体战、阻击战。

习近平总书记在 2020 年 1 月 27 日作出重要指示强调，在当前防控新冠肺炎的严峻斗争中，各级党组织和广大党员干部必须牢记人民利益高于一切，不忘初心、牢记使命，团结带领广大人民群众坚决贯彻落实党中央决策部署，全面贯彻坚定信心、同舟共济、科学防治、精准施策的要求，让党旗在防控疫情斗争第一线高高飘扬。上海联影医疗科技有限公司党总支积极响应习近平总书记的指示，战守初心，担当报国，履职尽责发挥优势，筑牢抗疫战斗的技术堡垒。

一、背景情况

上海联影医疗科技有限公司是一家全球领先的医疗科技企业，致力于为全球客户提供高性能医学影像、放疗产品及医疗信息化、智能化解决方案。公司于 2011 年成立，总部位于上海，同时在国内外设立众多子公司及研发中心。

联影拥有一支世界级人才团队，包括 140 余位海归科学家，500 余位具有行业研发及管理经验的专业人士。截至 2020 年初，联影人才总数达 5000 人，其中 40% 以上为研发人员。联影当前已向市场推出掌握完全自主知识产权的 69 款产品，包括一批世界首创和中国首创产品，整体性能指标达到国际一流水平，部分产品和技术实现世界范围内的引领。

以"成为世界级医疗创新引领者"为愿景，"创造不同，为健康大同"为使命，联影正在构建一个以预防、诊断、治疗、康复全线产品为基础，以 uCloud 联影智慧医疗云为桥梁，以第三方精准医学诊断服务为入口，以大数据为智慧，由智能芯片与联影 uAI 人工智能平台全面赋能的全智能化医疗健康生态。通过与全球高校、医院、研究机构及产业合作伙伴的深度协同，持续提升全球高端医疗设备及服务可及性，为客户创造更多价值。

中共上海联影医疗科技有限公司党总支属于"两新组织"范畴。联影党总支有几个比较明显的特点：一是基数大，可能是全国党员人数最多的基层党总支；二是年纪轻，公司党员同志平均年龄仅为 30 岁；三是学历高，党总支中研究生及以上学历的党员占比约为 85%。这些特点和公司整体的高精尖人才结构特点是一脉相承的。

2014 年 5 月，习近平总书记在视察联影时指出："'健康梦'是'中国梦'的一部分。因此，医疗水平要不断提高，要满足人民基本要求。要改变我国医疗设备产业与国外的差距，要有排头兵、要有弄潮儿，要立足国内、放眼全球，着力实施创新驱动发展战略"。联影作为民族医疗企业的代表，联影党总支作为全国先进基层党组织，在这场疫情防治的战役中不忘初心，牢记使命，与最前线的白衣天使并肩作战。不惧艰难冲锋在前，奋勇扛起抗疫大旗，走到哪，就要把光和热传递到哪。在最需要联影的时刻，贡献出自己的全部力量。

二、主要做法

（一）担当报国，竭尽全力：上海联影党总支疫情行动

CT、DR 等医学影像产品是新型冠状病毒肺炎监测的必要设备。自疫情暴发以来，联影积极行动，迅速响应与落实国家防控疫情策略，充分发挥自身优势，快速调集资源并优化产品，在奋力加强研发与生产的同时，从未停止过逆行的脚步。联影的支援抗疫行动，得到了 910 多家媒体的采访报道。

1. 无偿捐赠高端医学影像设备、服务及其他物资

疫情发生后，联影很快同股东一起捐赠了价值 1.1 亿元的高端医学影像设备及医用防护物资：第一时间向武汉捐赠价值 1000 万元的智能 CT、DR 等医疗设备及防护用品；后携手股东上海联和投资与上

海信投，为武汉"方舱医院"捐赠价值 5000 万元的方舱 CT 设备及相关服务；与上海联和投资共同向疫情严重的河南捐赠价值 5000 万元的 CT 设备及相关服务。

2. 先后组织了三批"勇士军"共 300 多人，深入湖北及全国各地抗疫最前线

在战"疫"中，他们不畏感染风险，顶着巨大压力，24 小时待命，随时响应每一个抗疫需求；他们克服重重困难，科学施策，分秒必争，短短一个多月完成了近 300 台 CT 和 DR、20 家方舱医院的设备装机（日常工作量的 5 倍）。他们不仅与时间赛跑，多次实现安装速度的极致突破，甚至还在武汉火神山、雷神山医院创造了"医院尚未封顶，大型医疗设备就已进驻"的奇迹。联影"勇士军"们为医院集中收治患者提供不可或缺的设备支撑，为全国抗疫胜利持续贡献坚实力量。

3. 加强科研攻关，为全面打赢疫情防控战提供强大科技支撑

疫情暴发后，联影迅速集中力量，不到 1 个月，便自主研发了 uAI 新冠肺炎智能辅助分析系统，并赋能于联影首创的智能"天眼 CT"设备，使其可自动识别病人摆位，实时远程"遥控"扫描，向医生精准推送参数，在大幅提高扫描速度的同时，极大降低了医生感染风险。为缓解医院超负荷的收治压力，联影方舱医院 CT 率先在武汉投入使用。此外，联影还紧急搭建并不断完善 uCloud 远程诊断平台，并于 2 月中旬成功推出业界首个 5G 赋能抗疫平台整体解决方案——新冠肺炎智能筛查分级防控体系，通过"影像+AI+5G+专家"四位一体全覆盖，推进大批量＋网格化筛查与分诊，显著提高了疫情监管能力，缓解定点医院及社区诊断压力，实现现场培训等。同时，联影积极参与上海市新冠病毒诊断与治疗创新品种研发及产业化项目的实施，有7个项目同时申报。

4．联影启动"人才特招令"

联影及下属子公司面向全国提供覆盖高端医学诊疗设备、人工智能、医疗芯片、生命科学仪器、第三方精准医学诊断等各大业务板块的68类职位、共计1067个工作岗位，将在同等条件下优先录取所有参与湖北抗疫工作的医务人员家属子女。

5．参与国际援助

2020年3月7日，中国红十字总会派遣志愿专家团队一行7人，从广州飞伊拉克首都巴格达，携带高端医学影像设备、核酸检测试剂盒等人道救援物资，支援伊拉克新冠肺炎疫情的防控工作。在这支国家队中，联影紧急调度资深临床培训专家加入志愿者专家团队，为伊拉克当地医生提供疫情相关影像技术培训；联影的两款战"疫"主力设备也随队被紧急捐赠给伊拉克抗疫前线。

（二）舍身忘己，不畏艰辛：上海联影党员先锋奋斗在抗疫最前线

面对严峻的新冠肺炎疫情，联影公司党总支始终团结带领高层领导与广大党员职工战守初心，担当使命，众志成城，迎难而上，以国产高端医疗设备企业的民族担当和党员的高度责任感，筑起保卫人民群众抗击疫情的坚强堡垒。他们在各自岗位上，争分夺秒，开展了一次与生命的激烈赛跑。同时，在公司党总支的号召下，部分优秀党员积极响应公司的"勇士召集令"，从国内各地主动请缨参与到武汉的抗击疫情战役中去。

1. 时间就是生命，每一次交付都是军令状！——曲峰

曲峰是总部客户关系管理党支部的资深老党员，同时也是一名部门中层管理人员，在这次组织联影第一线团队的工作中表现极为英勇，以身作则、带头示范，关键时刻敢担当、有作为，担负起公司承接的火神山医院项目的重要工作。时间就是生命！把每一个交付当作军令状执行的曲峰博士，在疫情"风暴核心"，始终在积极行动，带领着湖北销售团队"三过家门而不入"，连续十多天没有回过家，直接驻守医院通宵协调；积极协调工程师从全国各地集结，志愿组成"联影勇士军团"，深入湖北数十个装机现场；组织协助搭建 UIH CLOUD 远程诊断平台，缓解定点医院筛查、诊断压力……他说，"工作一旦开始，完成前不会再停下。"

2. "能快一秒就是一秒！"——火神山勇士队

火神山医院是抗疫期间全中国目光最聚焦的地方，在五千万"云监工"的热切"监督"下，一组印有联影 LOGO 的集装箱从大卡车上被吊装进了火神山。1 月 30 日，这短短几分钟的直播画面看似寻常，却创下了一个前所未有的纪录：第一次医院尚未封顶，大型高端医疗设备就已进驻。集装箱里装载的正是由联影支援并火速从上海发来的三台高端 CT。为了驰援这项十万火急的战"疫"工程，联影紧急成立了覆盖研发、生产、销售、物流、服务、培训的"特别项目组"，加码人力物力，并按照 2 月 1 日交付的"死命令"倒推时间，"挤干海绵里的最后一滴水"——应对这批设备的交付。为了争分夺秒完成这个"不可能"的任务，来自新疆、东北等全国各地的联影工程师集结成平均年龄仅 27 岁的"火神山勇士队"，他们以六人一组实行三班倒"接力"装机。在异常复杂的条件下，联影工程师必须随机应变，在与时间赛

跑的同时，充分协调各方资源，始终坚定"能快一秒就是一秒！"。

3. 不惧艰难，践行初心——李志宇

李志宇是售后服务部门的一名设备安装工程师，作为联影党总支的年轻党员，他冲锋在前，确保疫区设备高效安装。1月25日，当得知公司正在召集勇士需要前往一线时，作为党员的他毫不犹豫地找到相关责任人报名。在得到组织确认后，他简单收拾行李，便即刻动身从东北沈阳出发，前往上海与其他同志汇合。26日凌晨到达后，在没有休息的情况下，又经过12小时的长途跋涉，途中克服了许多困难，如下雪封路重新设定路程等，最终到达武汉。27日早上9点随武汉当地工程师前往武汉侨亚康复医院，投入到高端CT机的紧急安装工作中。经过大家的共同努力，原本需要4天安装和调试时间的设备，当天下午就成功交付给了医院。28日，由李志宇带队的"勇士小分队"又马不停蹄地赶赴武汉花山街社区服务中心安装CT。经过10个小时的奋战，终于又一次顺利完成安装任务。而在这整整10个小时里，李志宇同志全程没吃过一口饭，没喝过一口水，没去过一趟厕所，怕浪费仅有的防护服，他自穿上就未曾脱下。三天的持续鏖战，正是党员的初心，使他不惧艰难，勇敢漂亮地完成了一次又一次交付任务。1月30日他又开始决战火神山医院，李志宇在抗疫现场疲惫又坚定地说，他会一直努力下去，直到打赢这场战役。

4. "大难不等人，当务之急是把设备生产出来尽快运往前线"——加急生产小队

新春倒计时还剩不到一分钟时，联影的生产人员已经在优秀党员干部的带领下进入了极为紧张的加急生产状态。大家没能感受到节日的热闹，厂区内静得只听得见机械齿轮的转动。随着疫情迅猛而至，

全国 CT、DR 等影像设备全面告急，眼看工厂接到大批生产任务，所有人都决心春节坚守工位。有人退掉早早定好的机票、火车票，有人则是在回乡途中调头折返。这个除夕夜，只有由泡面、简餐组成的"年夜饭"、家人亲友都不在身边，但"应急生产小队"却干劲满满。在人手极其短缺的条件下，小队启动"两班倒"24 小时轮班生产，以有限的人力，应对骤增的生产需求。他们说，"我们也会疲惫、也会累！但大难不等人，当务之急是把设备生产出来尽快运往前线。"疫情当前，无数平凡人牺牲小我，共克时艰。1 月 20 日之后，联影常州、上海、武汉生产团队实行"两班倒"，日夜连战近 300 个小时，确保供给充足的"炮弹"运往疫情防卫战前线。

5. 冲锋在前，保障前线——严嘉炜

严嘉炜隶属于客户关系管理部，是一名备件服务工程师，在新冠肺炎疫情发生后，他作为一名年轻的党员同志，冲锋在前，积极关注各方动态，在武汉急需备件支持，但春节期间人手短缺的情况下，主动要求参与库房备货，并和一名库房同事在 3 个小时内备齐了 158 个备件紧急发往武汉，完成了日常需 3 个月完成的同等工作量。大年初四，为支持值班同事赶赴武汉支援，严嘉炜同志又主动前往备件库房支持发货，保障前线工程师的工作，一直忙到深夜才离开公司。

（三）复工复产，再鼓士气：联影董事长薛敏给全体联影人的一封信

全体联影人：

今天是春节假期后正式开工的第一天，看到大家健康平安地归来，我着实从心底感到温暖与动容。这个春节，很不容易。突如其来的疫情席卷大地，改变了很多人的生活。身处与疫情密切相关的医疗行业，许多联影人放弃与家人的团聚，或冒着风险深入疫情一线，或坚守后方，全力为抗击疫情提供支援。这些勇于担当、不惧艰险的联影人让我深深感动。

抗击疫情的联影人之中，有第一时间冲向前线的服务工程师；有在疫情一线奔走联络、日夜统筹的销售团队；有深入前线，为医生"雪中送炭"的U+团队和临床培训团队；在大后方，有日夜赶工生产的"幕后英雄"；跨越封锁，为前后方"打通生命通道"的是我们的物流团队……在这场与疫情抗争的战场上，每一位联影人都给我们留下了诸多感动，在此我无法一一列举，但你们每一个故事都会刻在联影的历史上。我深深地为每一位联影人感到骄傲和自豪！同时，也衷心感谢英雄的家属们，承受巨大的心理压力，超越"小家"，成就"大家"！家国有难，我们身处关乎国计民生的战略行业，责无旁贷。疫情暴发后，公司第一时间向武汉捐赠价值1000万元的医疗设备与防护用品。随着疫情不断升级，公司携手股东上海联和投资与上海信投，为武汉"方舱医院"捐赠价值5000万元的CT设备及相关服务。接下来，联影与上海联和投资还将共同向疫情严重的河南捐赠价值5000万元的CT设备及相关服务。

在这个关键时期，联影人要挺身而出，为国家和社会创造更大价值。我们是行业里为数不多的、有能力为抗击疫情贡献解决方案的企业。作为民族医疗事业的排头兵，我们不仅要在一线抢险，还要借助人工智能和远程医疗，全力为国家提供更多的解决方案，为全民的健康管理及科普教育贡献一份力。

　　各位联影人，这场战役还没有结束，疫情仍旧在全国蔓延，前方对移动 DR、CT、智能诊断、远程诊断的需求远远超出我们的想象，这些都考验着我们一线沟通、全球供应链调度、生产、物流、服务、培训等全方位的应急能力。此外，一些适应疫情特殊场景的特色产品、特色应用也在考验我们的创造力、爆发力。为此，我们每一个联影人都要咬紧牙关，复工后加足马力，齐心打赢这场仗。……我们要抓紧时间，助力抗疫一线解困的同时，创造出更大的行业价值，为国家经济回暖助力，为亿万人民的持续追梦助力！今天，是联影新一年的起跑线，相信风暴很快就会结束，联影人必将以勇气、信念、坚守与全国人民一起迎来风暴后的彩虹！

上海联影医疗科技有限公司董事长　薛敏

2020 年 2 月 10 日

三、经验启示

　　习近平总书记 2020 年 3 月 2 日在同有关部门负责同志和专家学者就疫情防控科研攻关工作座谈时指出："疫情发生以来，全国科技战线积极响应党中央号召……为打赢疫情防控这场硬仗提供了有力科技支撑。"习近平总书记又强调，基层党组织和广大党员要发挥战斗堡垒作用和先锋模范作用，广泛动员群众、组织群众、凝聚群众，全面落实联防联控措施，构筑群防群治的严密防线。面对疫情，联影党总支抗击疫情的行动以及党员先锋模范作用，充分体现了基层党组织优秀的领导力、组织力与执行力。在其有力的领导组织下，公司充分发挥了作为一家医疗科技公司的专业优势，为抗疫工作提供了有力支撑。

（一）主要经验

1. 联影党总支充分发挥党组织的领导作用，展现了卓越的领导力

基层党组织的领导力，主要体现在能够从思想上、政治上、组织上掌控和建设企业，确保企业组织健康发展。联影党总支书记邵燕萍表示："我们基层党组织要积极响应习总书记对疫情防控工作的指示精神，要在这场严峻斗争的实践中考验、锻炼我们的党员干部，激励引导广大党员同志在危难时刻挺身而出、英勇奋斗、扎实工作。"只有不断增强领导力，才能充分发挥基层党组织的领导作用，凝聚起完成各项任务、推动企业组织建设发展的强大合力。在新时期两新基层党组织还要充分发挥两个作用，充分发挥党组织在企业职工群众中的政治核心作用和在企业发展中的政治引领作用。联影党总支牢记"两个作用"，在国家有难之际，挺身而出，竭尽全力捐助设备提供服务，承担了国产高端医疗设备企业的社会责任，发挥了基层党组织的政治引领与组织领导功能。

2. 联影党总支提升党组织的组织功能，体现了出色的组织力

基层党组织的组织力主要是指基层党组织为完成其承担的职责任务，实现党组织的工作目标而组织、凝聚、影响基层社会各方面力量的能力。从疫情凶猛，武汉告急，公司贴出"勇士召集令"，大批职工挺身而出；组成在疫情一线奔走联络、日夜统筹的销售团队；深入前线，为医生"雪中送炭"的 U+ 团队和临床培训团队，跨越封锁，为前后方"打通生命通道"的物流团队还有日夜赶工生产的"幕后英雄"。这些党员与员工竭尽全力的付出无不展示联影党总支在此次疫情防控战役中出色的动员组织能力。而这一切都要归功于联影党总支一贯注重提升党的组织功能，注重基层党总支的组织力建设。联影党总支组织委员许超感慨："作为高科技企业的生力军，我们党总支平时坚持科学化、精细化、智能化管理，采取了很多'硬核'措施，通过加强'精'与'情'相结合的组织力建设，在此次抗疫战斗中突显成效。"

3. 联影党总支引领企业打造民族品牌，展示了高效执行力

此次联影在疫情行动中展现出高效的执行力与敬业精神。例如，在全民关注的火神山医院，一支平均年龄27岁的"联影铁军"，"三班倒"日夜不停，36小时完成3台CT设备的极限装机调试，创下行业里前所未有的"医院尚未落成，高端医疗设备就已进驻"的奇迹。同时，以总部客户关系管理支部党员为主力的"联影勇士军"不仅深入抗疫前线，而且在大后方坚守岗位，为抗疫行动提供了巨大的支持。轻伤不下火线，该支部书记王刚始终率先垂范、迅速响应，并积极带动支部党员同志应急处突，复工复产。联影之所以在这次抗疫行动中展示如此高效的执行力，跟联影党总支聚焦前瞻性技术、引智聚才、凝心聚力等党建措施密不可分。

（二）启示

作为基层党组织，联影党总支履职尽责发挥优势，在家国有难的关键时刻挺身而出，发挥战斗堡垒作用，必须在平时就注重党组织的领导力、组织力与执行力建设。

1. 加强基层党组织的领导力建设

作为基层党组织，首要的领导力就是把关定向能力，认真贯彻执行党的理论和路线方针政策，始终保持清醒头脑，增强"四个意识"、坚定"四个自信"、做到"两个维护"，在大是大非面前始终旗帜鲜明、立场坚定。其次，基层党组织的领导力还体现在营造学习氛围，不断提升党组织的综合水平；再次，基层党组织要抓中心工作，完成大项工作，要加强科学统筹，周密部署协调，精心组织，确保各项工作有计划有步骤、保质保量完成。

2. 加强基层党组织的组织力建设

组织力建设主要体现在以下几个方面：提升政治领导力为统领，坚持和加强党的全面领导；突出抓好基层党组织带头人队伍建设，拓宽选拔渠道和视野，不拘一格用人才；建强基层组织体系，基层党组织的作用和力量，要靠完善的组织体系和整体的力量来充分体现；以提升为民服务力为基础，建强支部战斗堡垒；以提升党组织凝聚力为重点，培养基层党员骨干，增强党员队伍服务功能，落实在职党员认领服务项目，加强基层党员志愿者队伍建设，搭建各领域党员发挥作用平台等。

3. 加强基层党组织的执行力建设

基层党组织的执行力是党组织关键时刻表现的重要考察方面。加强基层党组织的执行力建设必须构建权责清晰、分工合理、任务到人、时间到点、运转高效、落实保障的精细化管理体系，充分发挥基层党组织在推动重大任务、重点工作中的领导作用，引导基层党组织负责人及其班子成员扛起主责、抓好主业、当好主角。通过对工作内容指标的量化、分解，建立更加科学规范的考核机制，营造良好公平的工作环境，激发党员干部工作热情，确保提高工作效率，增强基层党组织的凝聚力和战斗力。

【思考题】

1. 上海联影医疗科技有限公司党总支是如何履职尽责发挥作用，筑牢防疫战斗堡垒的？

2. 在公司抗击疫情的行动中，联影党总支是如何做到一呼百应迅速行动的？

3. 上海联影医疗科技有限公司疫情行动的党建经验与启示有哪些？

（执笔人：中共上海市委党校抗疫案例项目组

杨国庆 宁本荣 孙美佳）

数字赋能　"e起战疫"
——杭州市高新区（滨江）的疫情防控实践

【摘要】面对突如其来的疫情，各地在疫情防控方面做了很多积极的探索，积累了不少有益的经验。疫情防控期间，杭州高新区（滨江）组织部主动服务基层，积极探索数字化手段的应用，早于杭州健康码推出"e起战疫"信息化平台，在基层防疫中起到了重要作用。疫情缓解后，高新区（滨江）又对"e起战疫"进行了功能拓展与场景深化，推出"美好e达"数智化应用系统，更好地服务基层，成为数字赋能基层治理的典型案例。

【关键词】新冠疫情　"e起战疫"　数字赋能

【引言】新冠肺炎疫情是新中国成立以来传播速度最快、感染范围最广、防控难度最大的重大突发公共卫生事件。疫情的突然暴发，给各级部门都带来很大挑战。尤其是身处防疫一线的基层社区，既要外防输入，又要内防扩散，时间紧、风险大、手段缺乏。杭州在数字化应用方面一直走在全国前列，高新区（滨江）更是杭州数字经济的高地。在防疫经验不足的情况下，杭州各级部门和各城区积极主动地探索数字化手段的赋能疫情防控与复工复产。高新区（滨江）党委组织部紧抓"社区管人管门、园区复工复产、服务百姓生活"的痛点，成立三人信息化小组，自主研发"e起战疫"系统，为战"疫"提供智慧支撑。从 2020 年 2 月 7 日 "e 起战疫"上线至当年 6 月底"美好 e 达"推出，"e 起战疫"系统共覆盖 60 个社区、205 个小区、34.3 万名住户、23 个园区、893 家企业和 4.5 万名企业员工，生成 190 万余条实时数据。"e 起战疫"系统的开发、应用与转化，在服务保障疫情防控和经济社会发展"两手都硬、两战全赢"中起到了巨大作用，具有典型性。

一、"e 起战疫"信息化平台推出的背景

（一）创新、高效是杭州高新区（滨江）的内在基因

杭州高新区始建于 1990 年，是国务院批准的首批国家级高新技术产业开发区之一；滨江区设立于 1996 年 12 月，行政区划面积 73 平方公里。2002 年 6 月，两区管理体制调整，实行"两块牌子、一套班子"，下辖 3 个街道，60 个社区，常住人口 45.5 万人。2015 年 8 月份，国务院批复同意杭州国家级高新区建设国家自主创新示范区，是全国第 10 个自主创新示范区。

作为杭州国家自主创新示范区核心区，高新区（滨江）基本形成了以数字经济为核心的现代产业体系和数字经济全产业链，培养和集聚了一大批立足滨江、持续创新的优秀企业。在人民日报社人民智库发布的浙江省 56 个市（区）城市能级排名中，杭州高新区（滨江）稳居浙江"城市能级第一区"。伴随着高新区的成长与发展，也成长了一支素质高、站位高、懂高新、信息化、国际范的干部队伍。创新、务实、高效的工作作风，扁平化管理的运作模式，成为服务高新区（滨江）社会经济发展的重要动力源。

（二）新冠疫情给基层抗疫工作带来了巨大挑战

面对突如其来的新冠肺炎疫情，滨江组织部干部迅速下沉一线，参与社区出入管理及人员排查等基层防疫工作。在基层服务中，组工干部发现，社区的出入登记、电话沟通、隔离人户排查以及物资配送服务等工作，都是人工记录，基层防疫人员往往白天忙于登记、晚上还要统计数据。白天的纸质记录，往往需要3个人晚上加班加点做3个小时，才能转为excel表格上报街道，费时费力，苦不堪言。

与此同时，随着全市实行分类分区有序复工，杭州迎来返杭大潮。返杭人员首次进入小区、园区，都需进行详细的信息登记、身份比对，流程多而且耗时，不仅等待时间长，还存在交叉感染风险。对一些新杭州人比较集中的小区和园区来说，工作量会更大。以滨和社区为例，作为高新区的人才社区，该区总人口大约有4000—5000人，其中93%以上属于流动人口。抗疫一级响应开始时，正值春假期间，这些人的去向、流动情况、身体状况需要一一排查、登记。社区工作人员加班加点，打电话一一核实、记录，摸清了4000多人的基本情况，信息资料整整填写了6本。摸清底数以后，滨和社区在三个小区设立了三个卡点，实行"一查二测三核"的出入管理工作，卡口执勤的任务非常重。

二、"e起战疫"信息化平台的研发、应用与转化

（一）基层抗疫难题催生数字化需求

针对基层防控工作在人力排布、工作机制、表格负担等方面存在

的问题风险，滨江区组织部多次开展头脑风暴，讨论如何缓解基层防疫工作压力。在实际观察中，大家发现，社区干部一边用社区公用手机拨打居民电话，一边手动记录。能不能在打电话的同时，进行数据录入以减轻后续工作量呢？在滨和社区参与服务的组工干部商丽萍、金秋开始探讨数字化的解决方案，试图解决社区干部一边打电话一边数据录入的便捷方案。目标明确后，滨江组织部随即成立了"信息化专班"，连夜开发"e 起战疫"信息化平台。在深入调研的基础上，"3 人专班"对"e 起战疫"的功能和界面进行反复修改与讨论，共做了 6 个方案、8 轮修改，经过 7 天不分昼夜地研发，"e 起战疫"最终在 2020 年 2 月 7 日上线试运行。

（二）在杭州健康码推出之前发挥作用

"e 起战疫"早于杭州健康码推出，在基层抗疫的关键节点发挥了重大作用。通过"e 起战疫"信息化平台，社区干部在打电话的同时，可以在自己的手机上进行勾选记录，数据直接传到后台汇总成 excel 表格。"e 起战疫"界面最左边只有五个栏目，在一对一辅导社区的过程中，社工 20 分钟内就能上手。使用"e 起战疫"有三个好处：一是一键拨号，不用手动输入 11 位手机号，平均拨打一个居民电话可以节约 10 秒；二是自动形成电子台账，能够省去 3 个社工每天晚上 3 个小时的工作时间；三是干部对照电子清单提问勾选，减少了培训成本，也减少了信息漏问的频次。以滨和社区为例，随着复工返杭，截至 2 月 15 日，该小区的居家观察户近 400 户。"测体温、倒垃圾、送餐、拿快递等各项需求量增大，单凭微信群联系，调度难，还容易漏。"滨和社区党支部书记王晓芳说。"e 起战疫"增加了"居家户"

服务和社工任务管理功能，不但有隔离时长提醒功能，居家户还能在小程序上提交需求，社工可以实时查看，通过楼栋归类、一键统计等方式，合理规划送餐等需求，避免了社工重复跑、不断接听电话、翻看微信群。

（三）功能升级，自动连接健康码

杭州推出"健康码"后，"e起战疫"系统随即升级，及时拓展功能，自动连接健康码，实现"一键跳转、二码合一"。此外还新增了体温功能，测温后自主上报，后台自动汇总，异常即时预警。接触更少，也更安全，工作效率得到大幅提升。新出入小区或园区人员不用扫两次码，只要扫一扫"e起战疫"，在完成人员登记的同时，还自动完成跳转健康码、记录体温、收集反馈需求、计算隔离期、统计汇总数据等一系列工作，既简单又便捷。以滨江区东方通信科技园为例，该园区企业如果全员复工，上下班人数高达六七千人，仅第一批复工人员就达到600人左右。但复工以后并没有出现园区负责人担心的排长队入园的现象，因为每位员工只需出示杭州健康码，并扫码进入"e起战疫"小程序，入园名单内的员工就能领取园区专属卡，点击上班后即可入园。为了避免个别人员用截图入园，在专属卡上，还会显示滚动弹幕，保安一眼就能分清，操作非常方便。

进入2020年3月份以后，中国疫情趋稳，但欧美国家新冠肺炎疫情大面积暴发，越来越多的华人华侨选择回国。"e起战疫"系统再次升级，对境外返杭人员数据进行精准追踪，如果用户来自境外城市或者身份证号填写的是护照，后台会将此用户信息及时反馈给社区，帮助社区精准甄别、提前准备。

（四）从"e 起战疫"到"美好 e 达"

随着应急响应等级的下调，社区、园区卡口逐步撤销，"e 起战疫"也完成了抗疫使命。但对这一信息化平台的应用却没有终止。尤其是对社区工作者来说，由于"e 起战疫"在使用过程中积累了大量的居民数据，社区在进行居民服务工作时，依然会登录系统进行数据查找与分析。由战转平，如何更好地深化服务成为滨江区思考的新课题，一款新型资源共享平台——"美好 e 达"应运而生。

2020 年 6 月 10 日，滨江区委组织部正式发布"美好 e 达"组工数智化应用。作为一款微信应用小程序，"美好 e 达"依托云计算、大数据、区块链和云存储等，进行管理服务"直达""再造""细分""数智"，针对不同群体提供专属服务，以数字赋能基层治理，真正实现美好生活"e"触即达。

"美好 e 达"具有以下特点：

一是，场景分类让服务精准触达各类群体。针对人才、干部、党员、党代表、社区书记、社工、居民等 7 类群体，"美好 e 达"分类设置专属应用场景，根据群体需求，灵活排布功能"九宫格"，真正实现服务精准触达、高效黏合。比如针对滨江干部创建的"干部 e 达"，九宫格中排布了"谈心谈话"模块，干部点击即可在线预约组织部部长或党委书记发起谈话。为退休干部设计的"暖滨心"模块，一改以往老干部活动碎片化、临时通知、多层申报等弊端，全部活动 e 键推送、e 屏预告、e 键申报、e 线流转等。当然，美好生活的需求很多，7 类应用场景不可能"包打天下"。作为一个共享资源平台，"美好 e 达"的更大优势在于，在设置统一端口的基础上，未来可在"e 达"

无限拓展 N 个应用场景、M 项特色服务，"7+N+M"真正实现对服务对象的全人群覆盖、深需求挖掘、全区域整合。

二是，流程再造让审批管理更精准更便捷。以往的数智化政务系统，虽提供了便捷的在线办理通道，但系统间力量分散，信息相对孤立，未能真正实现办理流程的至精至简。"美好 e 达"正是针对这一痛点问题，进行业务数据资源整合、政务服务流程再造，打掉"中间层"，实现政务服务"一键响应""一站办理""一次办好"。

三是，行为感知让数据驱动基层治理转型。除了提供精准高效的服务，"美好 e 达"的另一个核心功能便是通过海量数据归集、服务对象行为感知，自动进行大数据集成分析、人群分类精准画像，犹如"智慧大脑"为基层治理提供决策辅助，让工作不仅是"实践出来的"，更是可以精准"算出来"，为党建引领基层治理探索出一条全新路径。比如，在实际工作中，社区书记在"书记 e 达"界面，即可实时查看"力量图谱"。尤其在战疫复工等重大事件、日常推进社区治理中，e 达能帮助其快速了解社区核心力量（街道三套班子）、中坚力量（社区两委）、骨干力量（党员）、依靠力量（威信高人士、志愿者等）、协同力量（企业社团负责人等）等的即时分布情况，根据响应时间、事件类型、关系网等要素，找到最合适的力量人群，及时调配资源，最大限度凝聚各方力量，推进社区共建共治共享。

三、"e 起战疫"的社会影响与应用局限性

（一）"e 起战疫"的社会影响

"e 起战疫"推出后，社区版首先受到了广大社区工作者的欢迎。

滨和社区书记王晓芳认为，这个系统大大降低了社区工作人员的工作量，同时也帮助社区摸清了人员底数，为后续开展其他工作提供了便利。新州社区社工叶晓红也认为，虽然社区居民没有百分之百地应用这一系统，但社工应用非常频繁，因为系统集成了所有的居民信息，手机点开就可以很方便地查找。

"e 起战疫"园区版也是广受好评。东方通信园区总经理周雪康介绍，上班高峰期，如果五六百人同时在一个卡口排长队，不但影响工作，还会造成人员集聚的防疫隐患，"无接触"的数字化流程刚好解决了这些难题，而且能做到人员进出记录全程可追溯。

"e 起战疫"也受到了不同媒体的关注。《杭州日报》、杭州网、新华网等媒体都对这款数字化抗疫平台进行了报道，新华网浙江频道发布了《浙江杭州：滨江区"e 起战疫"智能化复工复产按下"加速键"》专题报道，认为复工按下"快进键"的还有滨江开发的智能"e 起抗疫"系统，不仅是 24 小时"守门员"，也是数据"分析员"。此外，省市区领导对"e 起战疫"的开发与探索也给予了高度肯定。

（二）"e 起战疫"信息化平台的局限性

面对瞬息万变的疫情，从国家到基层对数字工具的应用全面加速创新，有力保障了疫情防控。与其他应急工具的迅速推出一样，"e 起战疫"既带来了很多工作的便利，同时也有其不足之处。

一是数据不够畅通。面对疫情，基层急需的数据无法及时获取，初期数据录入仍然需要大量人工，使得系统推出后不能即时投入使用。基层网格管理四个平台的数据，也不能与"e 起战疫"打通，在大数据获取方面还存在一定的障碍。多个平台的共同使用，也增加了基层工作者的工作量。

二是使用不够彻底。"e起战疫"共分三个版本，园区版、社区版、居民版，初衷是希望三个主体都能广泛而便利的使用。实际在使用过程中，园区版和社区版使用比较广泛，也非常受欢迎，居民版的覆盖率和使用率则没有园区和社区高。一方面说明这一信息化平台与居民需求的对应性方面还有一些差距，另一方面也说明目前居民参与基层治理的积极性仍然需要提高。

三是数据不够精准。数据化平台需要对人、户等基础数据精准实时采集，但用户基于隐私及其他方面的考虑，不会主动进行实时的信息更新，基层工作人员也无法完全掌握社区居民的信息变动情况，数据的更新依然依靠人工摸排，信息具有滞后性，精准度也有欠缺。

四、经验启示

（一）基层治理创新首先需要思维转变

基层治理创新不是基于政府的单向思维，而是政府部门与社会基层双向互动产生的正反馈。政府部门需要树立基层导向、服务思维，更多考虑社区居民及社会各阶层人员的应用需求，调动社会各阶层参与社会治理的积极性和主动性。通过智慧化转型，使传统的被动服务模式转变为主动性的响应式服务。

（二）信息化思维是可以在实践中培养的

疫情期间，通过倒逼使用、快速入门，使基层尝到了信息化减负增效、科学管理的"甜头"。事实证明，哪怕操作使用者是一线保安等文化水平并不高的群体，只要功能清晰、界面操作简单，就一定能使受众"会用、爱用"，而一旦在实践中培养起了信息化思维，将对未来的工作产生"蝶变效应"。从被动开发"e起战疫"到主动拓展"美好e达"，形象地展示了信息化思维的逐步形成过程。

（三）基层信息化平台需要厘清长效机制

"e起战疫"系统是基层组织、基层治理多功能的集合端口，在数据完善和一定现在规则约束的情况下，可实现对党员、社区矫正人员、上访人员、独居老人、流动人员等多个维度群体管理。后续的长效应用与深入应用，既要对不同业务场景的功能模块进行持续开发和常态化运营维护，也要对基层信息数据进行及时更新。这就需要突破工具化地数字化应用思维，真正建立大数据平台和大数据思维，推动基础数据生产和收集的标准化，推动不同信息平台的数据共享，真正实现数据"一个口子进、一个口子出"。

（四）数字化人才是加速政府数字化应用的催化剂

社会功能从线下到线上的转变，不是临时的迁移，而是结构性的替代。更多人连接到数字基础设施中，本就是数字化社会发展的趋势，只是疫情加速了这一进程。高新区（滨江）早于健康码推出"e起战疫"平台，抢到了数字赋能抗疫的先机，既有偶然性，又有必然性。偶然性在于高新区（滨江）刚好有"程序媛"的人员组成，必然性在于组工干部急基层所急、想基层所想的工作积极性与主动性，没有内部"程序媛"，也会通过其他渠道进行软件开发，但时间上就会晚一些。由此可以设想，对各级各部门机关干部进行数字化培训或者引入数字化技术人员充实干部队伍，也是加速政府数字化应用的催化剂。

2020年新冠肺炎疫情的暴发，是一次突发性的公共卫生事件，考验着政府的应急抗疫能力。高新区（滨江）在统筹推进疫情防控与复工复产方面的数字化尝试，体现了基层政府依托数字化手段服务社会的意识和能力的不断提升。"e起战疫"的开发和使用均早于杭州健康码，在统筹推进疫情防控和复工复产的治理实践中起到了积极作用，是数字赋能基层治理的积极尝试和有益探索。

【思考题】

1. 基层治理中如何兼顾技术手段与非技术手段的平衡？

2. 如何推动基层治理从数字化手段到数字化思维转变？

3. 如何促进社区治理信息化、智慧化转型？

（执笔人：中共杭州市委党校　胡秀丽）

"三通"赋能 科技战"疫"
——宝山区的疫情防控实践

【摘要】宝山"三通"(包括"社区通""园区通""商圈通")均是嵌入手机微信的掌上移动平台,通过党建引领、政府主导,打通政府服务管理资源,推动线上线下同频同步,拉近政社、政企、政商距离,打造引导基层自治共治、优化营商环境、精准管理服务的一体化云平台。疫情期间,宝山区充分发挥互联网、大数据的技术优势,积极运用"三通"智能化治理系统,为疫情防控配上"最强大脑"。

【关键词】"三通" 科技防疫 智慧治理

【引言】习近平总书记指出:"要强化智能化管理,提高城市管理标准,更多运用互联网、大数据等信息技术手段,提高城市科学化、精细化、智能化管理水平。"面对此次突如其来的疫情,作为人口导入大区的宝山区,如何织密疫情防控网络、保障城市有序运行?特别是随着节后大量人员返程、大批企业陆续复工,为新冠肺炎疫情防控工作带来更大压力和难度,时刻考验着宝山区的社会治理体系与能力。

为有效应对新冠肺炎防控工作和因新冠肺炎带来的社区、企事业单位管理的新难题与新挑战,宝山区紧密依靠广大党员干部和市民群众,充分利用信息化智能化手段,采取精细化人性化管理,以最大决心、最严举措、最大努力做好疫情防控,织紧织密防控网络,坚决遏制疫情蔓延势头，保持全区经济社会发展和市民生活稳定。

一、背景情况

宝山区在社会治理过程中发现了一个常见而又很难解决的问题——缺乏一个有效采集和分析各方诉求的平台系统，服务群众、企业和商户往往只能靠经验，常常出现街镇、园区、居村的党组织和职能部门做了大量工作，但是许多群众知晓度不够、许多企业感受度不高，许多商户响应不积极的"尴尬"境况。并且，伴随着社会网络化以及网络社会化，社会治理的问题日益呈现出多元化和复杂化的特征。所以，打破传统的管理模式和工作方法，让公共资源和服务需求精准对接，让居民、企业和职工随时随地"看得见、找得见、叫得应"，拉近政企、政社、政商的距离就显得尤为迫切。

从坚持问题导向出发，为了更好地满足群众、企业和职工的不同需求，提高政务服务效率，提供精准公共服务、提升企业与群众的获得感幸福感和满意度，宝山区相继启动"社区通""园区通"和"商圈通"智能化治理创新探索。宝山"社区通"自2017年运行以来，已成为国内由党和政府主导的、区域内覆盖率最广、活跃度最高的网络共同体。2019年，宝山区探索将"社区通"的成功模式向园区、商圈渗透，启动"商圈通"和"园区通"建设试点，努力打造以党建为引领、以移动互联网为载体、以街镇、园区、商圈的党组织为核心，以企业和企业员工为主体的智能化治理系统。

面对此次新冠肺炎疫情，宝山区不断强化智能化管理，积极运用智慧化手段搭建全域抗疫"防护墙"，充分发挥"三通"在疫情防控中的智能化信息化优势，及时发布疫情信息，上线疫情防控版块，进一步打造有热度有温度有效度的"线上宝山",坚决守牢疫情防控的"最后一公里"。

二、主要做法

（一）充分发挥"信息速递"功能,当好疫情防控"宣传员"

新冠肺炎疫情来势汹汹,如何在第一时间普及疫情防控知识,及时发布社区防控公告,引导居民正确认识疫情,切实增强居民的自我防范意识是开展抗疫工作的第一步,是能否取得防疫胜利的基础和前提。宝山"三通"充分发挥自身覆盖面广、影响面深的优势特点,第一时间发布疫情防控相关信息,及时答疑解惑,缓解民众焦虑、恐惧的情绪,有效引导居民科学认知、应对疫情。

防疫宣传全覆盖,线上专栏更全面。 在宝山"社区通"上,宝山区各居村发布的信息主要有"冠状病毒如何防治""使用过的口罩如何处理"等专业防疫知识以及"疫情防控排查""活动室关闭""楼道消毒"等社区重要通知,旨在引导居村民科学认知疫情,做好自我防护,坚决做到不造谣、不信谣、不传谣,合力营造科学防治、理性应对的社会氛围。同时,在线直播社区干部、党员志愿者春节期间坚守岗位、抗击疫情等工作情况,用正能量感染引导居（村）民配合排查,有效保障社区居民生命健康和社会大局稳定。

互动交流无距离,解疑释惑获认可。 各居村实时关注居民就疫情防控等问题发布的主题帖,主动回应群众关切、及时答疑解惑,有效纾解了公众的焦虑情绪和恐慌心理,努力当好人民群众的贴心人和主心骨。"对于疫情防控,我们宝山三村做了哪些措施? 还请告知。"在友谊路街道宝山三村"社区通"的身边事栏目中，一位居民在线发帖询问小区情况。"你好，物业已吩咐保安将小区边门关闭、对外来车辆及人员进行登记、居委会每天在排摸登记近期回沪外来人口、对湖北返沪人员进行居家隔离并测温、每天做好小区消毒工作。"居委会主任当天立即在线回复，获得了围观居民的集体点赞认可。

广而告之显成效，人人知晓共抗疫。居民通过"社区通"平台，足不出户便可知晓社区防疫动态，在尽可能降低交叉感染风险的同时，学习科学的防疫知识，不断增强防疫意识。截至 2020 年 2 月 4 日，共发布疫情防控主题帖 3.5 万余篇，累计有 145 万余人阅读，点赞 78 万余次，回复 54 万余条，回应处置居村民关切问题 1.25 万个，有效引导居村民科学认识和应对疫情。

（二）开通线上"口罩预约"服务，当好疫情防控"安全员"

疫情当前，口罩作为个人防护的基本物资，如何做到及时精准发放，既能满足百姓需求，又能避免密集排队造成交叉感染？"社区通"充分发挥自身在互联网时代社会治理的"实名制""组织化"等优势，在 2020 年 2 月 3 日紧急上线"口罩预约"功能，减少线下聚集风险，让居村民少跑一次，精准助力社区防疫战场。

口罩预约新上线，社区居民齐点赞。2 月 3 日晚上 10 点 33 分，每一位手机上安装"社区通"的宝山居民都收到一条推送："重磅：宝山社区通'口罩预约'功能上线啦！"这让很多人感到"眼前一亮"，马上仔细阅读预约说明。仅仅过了 30 分钟，这条推送的阅读量达 5 万人次。12 小时之内阅读量超过 13 万人次。"这么晚推送阅读量还这么高，关注度还这么大，这在我们社区通平台也不多见。可见居民们有多关心！"宝山区民政局工作人员感叹。

线上平台显优势，便捷高效又安全。"社区通"线上预约平台开通后，仅仅半天时间，线上预约人数已达百人，这不仅减少了居委会人员的工作强度，还有效降低人员聚集，避免了交叉感染的风险。"居民们都说，社区通在这个特殊时期发挥了很大的作用！"月浦镇庆安四村居民区书记陈玉琴兴奋地说道。"一大早，居委会就通过'社区通'公告、楼门张贴、黑板报、电子屏等广泛宣传新上线的预约功能，马上就吸引了 152 位居民的预约申请。"月浦镇宝月尚园居民区书记庄燕介绍。先行试用的月浦镇开通 2 个半小时内，即收到 63 个小区、10 个村共 885 户居村民的预约。

网络地基早打牢，在线预约成现实。与一些临时研发推出的"预约"小程序相比，上海宝山"社区通"作为政府在基层治理的互联网基建设施，早就打好了"实名制""组织化"等"地基"，有效确保了预约信息的准确性，这使得在短时间内推出"口罩预约"等功能成为现实。

（三）火速上线"疫情防控"专栏，当好疫情防控"护航员"

宝山区作为上海的"水路门户"，地理面积大，外来人员多。随着疫情防控战役的不断深入，基层工作压力持续加码，如何充分发挥社区在疫情防控中的阻击作用，严格落实外防输入、内防扩散的防控要求，任务十分艰巨。关键时刻，"三通"适时上线"疫情防控"新板块，赶在返沪高峰之前开通了"线上防控快车道"，极大地方便了疫情信息的收集和处理，有效缓解了疫情防控压力。以"社区通"为例，为有效协助防控疫情、方便社区干部线上收集信息，"社区通"

快速上线"疫情防控"新板块，对接最新工作要求，提供个人行程上报、提供疫情线索、寻求帮助等功能。其中，"个人行程上报模块"颇受欢迎。

防控有方又有爱，居家隔离亦温暖。家住罗店镇佳境苑的90后小蒋是江苏人，在佳境苑小区已租住两年多。2020年春节，小蒋和老公小张带着孩子老人一家5口回湖北老家过年，没想到回上海时正赶上疫情暴发。由于小蒋两年前加了"社区通"，看到疫情板块后就主动上报了行程线索。居委看到后，第一时间与其进行联系确认，并和社区卫生服务中心的工作人员上门查看，指导她实施居家隔离。佳境苑居民区党支部副书记还与她加上了微信好友，每天主动联系她两次，询问体温情况及生活需要，并帮她代购蔬菜等生活必需品。

社区关爱暖人心，贴心服务送家门。2月2日上午，佳境苑居民区党支部副书记一如往常的微信联系小蒋，没想到联系不上，着急之下居委干部赶紧电话联系小张，才知道他们家中有个两个月大的婴儿，有先天性肺炎，现在小孩有点气喘，由于不能外出不知道该怎么办才好。党支部书记朱静华就第一时间帮他们联系社区医生上门看诊，让夫妻俩终于不用再忧心。小蒋对居委的贴心服务表示由衷感谢，她说疫情当前，居委工作人员不辞辛劳的工作，让她在这段困难时期，感受到了社区大家庭的温暖。

科技加持助战"疫"，织密疫情防控网。宝山区民政局相关负责人介绍，"个人行程上报模块"以区卫生部门要求填报表格内容为基础，整合多部门需要填报的数据内容，开发了智能化、结构化的填报界面。近期返沪（来沪）的居村民在线填写行程信息后，居村委可查询并导出所需时间段内的个人行程上报数据，及时了解返沪（来沪）

人员的行程详情，根据是否停留或途经湖北省、近期是否有发热、咳嗽症状等重要信息，来判断返沪（来沪）人员是否应当纳入重点人员，针对性开展下阶段工作。新板块上线后仅3天，即收到442个小区982位居村民的主动上报。

（四）坚持防控发展双管齐下，当好复工复产"服务员"

随着国内疫情形势逐渐好转，部分企业开始复工复产，如何在有效防控疫情的同时，积极有序推进复工复产，破解"双挑战"难题？在复工复产的关键阶段，宝山区充分发挥信息技术赋能作用，做到线上线下"双发力"，满足基层疫情防控和企业复工复产的多层次需求，助力全区"战"疫与复工复产"两手抓"。

一线战"疫"好帮手，彰显战"疫"硬实力。 随着各地疫情逐步缓解，企业逐渐复工，为了做好企业复工前后的疫情防控工作，"社区通"项目组开发的"宝山区企业返沪（来沪）人员健康信息申报系统"于2020年2月7日正式上线。企业负责人通过扫描二维码登录申报系统，就可在线登记填写企业员工健康信息，且随时更新、汇总、反馈企业每日已复工人数和返沪（来沪）人数等情况。该系统主要为基层与企业统计汇总企业员工、居住性类住宅（酒店式公寓、服务式公寓等）人员的健康信息提供便利的信息化工具，切实减轻了企业与基层人员排摸与数据统计的工作量，助力各街镇（园区）与企业共同做好疫情防控工作。同时，通过该系统实现企业复工数据统计全覆盖，为下一步研判疫情发展，做好全区疫情防控工作的分析决策夯实数据基础。

科技战"疫"显担当，防控稳产双胜利。 如何让园区内企业严格落实防疫工作，确保疫情期间的生产安全有序，成为摆在园区管理员面前的一道新课题。宝山区通过"园区通"平台，有效破解了"园中园"管理难题，真正打通了企业疫情防控的"最后一公里"。各街镇（园区）运用"园区通"平台第一时间传达上级要求、宣传"上海宝山"等官方信息，针对企业提出的"像我们这样的企业什么时候能复工？""园区有教育培训机构，学生什么时候能开学？"等问题，第一时间通过平台向企业解答，引导党员群众有的放矢地做好防控工作，助力园区防疫抗疫。

精准服务促发展，当好金牌"店小二"。餐饮、娱乐类企业受疫情影响比较大，有的企业复工早，一时可能招不到员工；有的企业复工晚，部分员工赋闲在家。入驻商圈的企业复工后，员工复岗是一个非常迫切的问题。通过运用"商圈通"平台，能够为入驻企业提供一个人员信息收集汇总的平台，为暂时不能复岗的员工提供一条临时就职的道路，帮助企业更加高效地盘活和用好人力资源、降低用工成本。"商圈通"平台系统，打通了政府、商圈、商户之间的桥梁，将防控和复工复业各项举措抓实抓细抓落地，切实维护了商圈的安全和有序。

三、经验启示

党的十九届四中全会提出："完善党委领导、政府负责、民主协商、社会协同、公众参与、法治保障、科技支撑的社会治理体系。"2020年2月10日，上海市发布的《关于进一步加快智慧城市建设的若干意见》中也进一步强调：要坚持全市"一盘棋、一体化"建设，更多运用互联网、大数据、人工智能等信息技术手段，推进城市治理制度创新、模式创新、手段创新，提高城市科学化、精细化、智能化管理水平。宝山区"三通"智能化治理系统正是在党建引领下，积极运用信息化智能化手段，改革创新党群工作体制和政府管理体制，以精准服务和精细管理为特点的智慧城市建设探索，实现了党群关系更密切、资源融合更深入、事务处置更快捷、政务服务更高效、公共服务更精准、营商环境更优化的工作成效，支撑智慧社区、智慧商圈和智慧园区建设向深度发展，把宝山打造成一座善感知、会呼吸、有温度的智慧城市。在此次抗击新冠肺炎的战役中，以"三通"为代表的智慧力量发挥着愈发重要的作用，通过运用科技的"硬核"力量，为宝山和广大市民撑起一把"保护伞"。通过将宝山"三通"置于智慧城市建设的大视野中，可以从党建引领、科技赋能、精准服务三个维度出发，凸显其继续发挥成效的长效机制作用。

（一）党建引领有新实践

宝山"三通"始终坚持党建引领，不断强化党的领导地位，把党的建设渗透到基层治理、产业发展、商业运营等各个领域。通过将党组织、职能部门、企业和群众都整合在同一个平台之上，能够让党和政府的好政策好服务被第一时间知晓、获得和应用，企业与群众的诉求被第一时间倾听、回应和解决。在互动沟通、解决诉求和提供服务中，增强党组织的领导力、凝聚力和号召力。在整合商业资源、生活资源、生产资源、服务资源、政务资源的过程中，将这些资源转化为党密切联系群众的政治资源，既密切了新时代的党群关系，也促进了经济社会发展。

（二）科技赋能有新突破

宝山"三通"智能化运行系统在系统开发和板块设计中突出"资

源集成"，将线下的党政资源均汇聚在线上，通过扁平化的网络结构，问题导向的工作模式，开放透明的空间格局，打破了部门间横向的信息壁垒、资源壁垒、职能壁垒，突破了竖向信息传递、工作联动的速度和效率问题，实现全方位地"上下联动、左右协同"，切实推动政务服务资源的充分整合和融通。党政部门通过充分调动各类资源共同解决企业和群众的痛点难点问题，企业和群众得以"一网集聚、一键畅享"，并形成可复制和推广的优质高效互联网时代政务服务模式和精细化管理模式。

（三）精准服务有新推进

宝山"三通"通过广度的信息聚合、深度的数据挖掘、能够有效推动各类信息技术与居村民生活、企业经营、商圈服务的结合，形成跨企业合作、跨产业合作，打通企业产业链，加深信息化与工业化的深入融合。"三通"沉淀的大量数据、资源、功能融通后，将释放出巨大的信息生产力，社区人员资源引流商圈、商圈资源导入园区、园区资源与周边社区资源互通、功能互补，切实推动智慧城市建设。通过将大数据技术运用在社会治理当中，能够真正聚焦社会治理当中的"真问题"，提高新时代党建引领下服务群众的精准性和实效性。

在未来发展中，宝山区将立足区域特点和发展实际，持续优化"三通"项目：一是扩大"三通"的覆盖面和影响力，加大推进力度，提升板块热度，吸引更多用户参与，进一步提高"三通"效度。二是完善"三通"界面设计和功能设计，丰富版面内容，更精准对接居民、企业、职工需求，更加密切彼此联系，提供更为优质的服务，推动协商共治。三是思考探索与"一网统管"等工作的有机结合。四是探索将 AI 等新技术引入"三通"，和园区管理、商圈管理的发展结合。五是结合"智慧商圈""智慧园区"建设，对接社会化资源，引入专业服务，延伸政务服务外延。六是融通"三通"数据和资源，加强大数据分析应用，加强资源整合融合，通过线下党政资源、企业资源在线上汇聚交融，激发出"线上宝山"的综合作用。

【思考题】

1. 结合案例，试谈"三通"在抗疫过程中发挥了哪些作用？

2. 在科技战"疫"的过程中，除了"三通"之外，还有哪些有效的信息化手段？

3. 试谈如何运用信息化的科技手段实现疫情高效管控和城市精细化管理？

（执笔人：中共上海市宝山区委党校　石磊　胡欣然）

第五部分

使命担当成就可爱"抗疫人"

最美逆行者：第一批援鄂医疗队

【摘要】新冠肺炎疫情是百年来全球发生的最严重的传染病大流行，是新中国成立以来我国遭遇的传播速度最快、感染范围最广、防控难度最大的重大突发公共卫生事件。面对突如其来的疫情，党中央迅速做出全面部署。上海市第一批援鄂医疗队闻令而动，除夕夜奔赴武汉金银潭医院。他们抵达后，迅速搭建组织架构，成立临时党组织，以特别能吃苦、特别能战斗的精神状态，与时间赛跑，与病魔较量，用舍生忘死、大爱无疆的行动彰显了初心和使命。

【关键词】抗疫　初心使命　最美逆行者

【引言】2020 年 3 月 10 日，习近平总书记在武汉看望医务工作者时指出，"广大医务工作者坚忍不拔、顽强拼搏、无私奉献，展现了医者仁心的崇高精神，展现了新时代医务工作者的良好形象，感动了中国，感动了世界"，"是新时代最可爱的人"。

一、背景情况

2020 年庚子年的春节，新冠病毒肆虐神州，荆楚尤甚。1 月 20 日，国家卫健委发布 1 号公告："经国务院批准，国家卫生健康委决定将新型冠状病毒感染的肺炎纳入《中华人民共和国传染病防治法》规定的乙类传染病，并采取甲类传染病的预防、控制措施。" 21 日，武汉卫健委发布通报：武汉市共有 15 名医务人员确诊为新型冠状病毒感染的肺炎病例，另有 1 名为疑似病例。23 日下午，根据国家卫健委的统一部署，上海将从全市市级医院、部分区属医院和承担传染病防治任务的专科医院中组建 3 批医疗队。24 日除夕夜，上海 135 人的医疗队，在临危受命的上海交通大学博士生导师、市第一人民医院副院长郑军华的带领下，风雨中逆行武汉抗击新冠肺炎疫情，成为全国第一批到达武汉的地方支援医疗团队，他们的出征感动了全国，被称为"最美逆行者 No.1。"

二、主要做法

（一）出征在除夕夜：不计报酬、无论生死

2020 年 1 月 24 日除夕团圆之夜，上海市第一批援鄂医疗队出发前一个半小时，市第一人民医院副院长郑军华的手机响了，是上海市卫健委领导打来的电话。他知道出征的时间到了，"坚决服从组织安排，完成组织重托！"

除夕夜 9 时许，虹桥机场 T2 航站楼内灯火通明。出征令发布 3 个半小时后，52 家单位的 135 名队员从上海四面八方如期达到。他们当中有 37 名医生、93 名护士和 5 名院感专家。这是他们的第一次见面，彼此并不熟悉。不同的医院文化、不同的学科背景，怎样才能在很短的时间内做好和武汉金银谭医院的对接？面对这支"混编旅"，作为领队的郑军华第一时间该做些什么？

飞机即将起飞，郑军华拿起了扩音器，"我们受国家卫健委、上海市委市政府、上海市卫健委的重托，以及同行与家人的叮咛，奔赴

前线，要以自己最好的状态，共同抗击新型冠状病毒肺炎"。"我们要把困难想得更多一点、更复杂一点，更严峻一点"，"要先把组织体系建立起来，要成立相应的工作组，包括党组织、党支部和党小组"。郑军华明白，这是一场必须要打赢的无准备之战，第一批援鄂医疗队就是奔赴战场的"尖刀排"，必须冲锋在前、开疆破土。

（二）战斗在风暴眼：扶危渡厄、医者担当

25 日凌晨 1 时 26 分，东航 MU5000 航班顺利抵达武汉天河机场。"我们抵达时武汉已全面封城，气氛无比紧张，那时大家对新冠肺炎的认识也不多，整座城市笼罩在恐惧之中。"尽管郑军华对困难做了充分的思想准备，但意外的发生还是超出了他的心理预期。上午 10 点，稍做休息的他带着部分团队负责人到达金银潭医院，准备按计划接管两个新病区。但没想到的是，院方希望他们能接管北二楼和北三楼 ICU 病房两个病区。郑军华当时心里就"咯噔"了一下，因为治疗新收病人和直接治疗重症病人完全是两回事。但他还是接下了这个任务，"因为我们是最先来的，当时确实没有其他队伍可以担此重任"。

封城后的武汉正处于凌乱无序之中，抗疫物资的严重不足给第一批到达的医疗队带来极大的风险和巨大的压力。在医疗防护用品和生活物资保障短缺、团队磨合和建设需要时间、传染风险极大和团队行政人员缺少等重重困难之下，如何尽快盘整病区并开展精细化的治疗？时间就是生命，郑军华很快在全员大会上公布了"一线抗疫方案"。

适合武汉的"上海救治"。郑军华提出"把上海医疗服务的精细化管理举措和一整套的操作规范全质量管理的理念不折不扣地'搬'

到武汉"，要求在上海怎么做的，在武汉就怎么做。根据这个方案，他将来自30多家医院的医生和专家进行了科学分组，统筹安排好综合救治所需要的专业团队。同时，指挥专家组对病区空间的使用与排布进行了调整，要求每位队员在第一时间内熟悉医院病区的方位、空间分布，清楚各种医用物资、药品尤其是抢救物资的摆放位置，学会使用当地医院的信息系统。随后的几天，他身先士卒，带领医疗队延续"6—8个小时一个班头"的排班，常常不吃不喝坚持6—8个小时，硬是把"上海模式"成功"搬"运到武汉。

1月28日晚，上海市援鄂医疗队第一临时党总支正式成立。作为党总支书记的郑军华要求党员树立"敢打必胜"的信念，做到"一名党员一面旗帜"，要在危难时刻挺身而出、英勇奋斗，在大战中践行初心使命，在大考中交出合格答卷，要用党员的先锋模范作用、党支部的战斗堡垒作用带动感染身边的人。经过十来天的磨合，医疗队很快形成了团队精神，一个月内就建立起一整套完整、系统的院感制度和措施，并对清洁区污染区等区域的智能化监控系统、隔离病房内外的视频沟通系统、智能机器人查房等方面进行了相关探索。此外，还与后方合作建立起对湖北、武汉和全国疫情预测的模型。

科学专业的"上海防护"。 郑军华认为，救护与防护同等重要。抵达武汉的第二天下午，他就组织专家队伍对全体医护人员开展高等级的专业防护培训。"没有培训一律不上前线"，"我们要有信心打赢这场战役，但是也要用科学的防控保护好自己，保证零感染"。医护人员进舱后，除了近距离、高浓度接触新冠病毒外，还会感到缺氧，喘不过气来。有的护士会呕吐、血压升高、胸闷、气急，出来后全身极度疲乏、夜间失眠，心理负担很重。为了实现零感染，郑军华要求自已把医疗队的每个细节都把控好，不仅要确保医疗物品、生活物品到位，而且要确保队员们在身体和心理上不出问题。

市胸科医院的"90后"男护士张俊杰来武汉前，虽然一直在重症监护室工作，对呼吸机、监护仪等医疗设备并不陌生，但在医疗队规定的最严苛的三级防护标准下，穿着严密的防护服、戴着N95口罩工作，对他来说也还是头一回。交班脱下防护服的他，就像跳进游泳池一般，贴身穿的白色手术服完全被汗水浸透，胶鞋里倒出来的汗水都能装满半个矿泉水瓶。"只有自己保护好自己，我们才是一个有战斗力的团队。"郑军华的这句话被牢牢地刻在每个医护队员的心里。

精益求精的"上海作风"。面对新冠肺炎，郑军华曾坦诚地说："我们的医疗队对于疾病的治疗，正在不断积累经验，我们也在不断改善我们的流程，找差距，补短板，持续改进。"为了全力救治危重病人，医疗队很早就成立了插管、ECMO和CRRT三个小组，进一步加强医护间的协作和配合。为了帮助患者改善呼吸困难的状况，来自复旦大学附属中山医院呼吸科的副主任医师蒋进军向本院申请调拨了一批专门为适应中国人脸型而研发的"钮式面罩"。这款面罩可以通过胃管的通道解决胃减压排气、反流和鼻饲营养等问题，提高了有效给氧的效果，减轻患者并发症的发生。在20多天的驻守中，他还发明了可以让医护人员和病人在进食时"隔离"的口罩，以降低一线相互传染的概率。

对病患的护理十分重要。医疗队从病房管理、患者护理、到给患者制定康复护理计划等都有周密的安排。护士们不仅需要负责医学护理，还需要给患者做生活上的护理。他们要给病人喂水喂饭，解决上厕所、尿液和粪便外溢等问题。帮病人梳头、剪指甲也成为日常工

作。给无创呼吸机面罩给氧的患者喂饭更是精细活，一碗稀饭喂完常
常需要 1 个半小时。由于疾病导致的呼吸困难，有些病人会出现情绪
低落、焦躁厌世和拒绝治疗等情况，护士们要给予安慰，当好患者的
"陪聊"，为患者的康复提供心理支持。复旦大学附属中山医院 ICU 护
士长徐璟说，"要让病人战胜病魔，一定要鼓起他求生的欲望，让他
感到我们没有放弃他，家人也没有放弃他，这样他（她）才能有继续
活下去的信心，我们医护人员的努力也会事半功倍。"

　　超前一步的"上海研究"。 为了弄清新冠肺炎的病理，让更少的
人得病，让得病的人最快得到治愈，郑军华的团队提出做全国第 1、2
例新冠肺炎逝者病理解剖的建议。2 月 15 日深夜和 16 日下午，通过
与患者家属多次沟通和交流，在获得家属同意后，医疗队在 10 个小
时内完成了所有涉及遗体使用的法定手续，为湖北法医病理学专家、
湖北省司法鉴定协会会长刘良及其团队的研究工作奠定了基础。此
外，上海医疗队还时刻关注病情演变规律、流行病学特点、诊疗方案
的有效性、以及病毒感染的生物学改变等，对现住院病人和之前死亡
病例资料加强研究、摸索规律，探索更好的救治方法，争取拿出更多
临床循证医学证据，为早日战胜新冠肺炎做出上海的贡献。

　　顶级医学期刊 JAMA 子刊（JAMA internal medicine）3 月 13 日
在线发表最新成果，上海医疗队首次揭示促进 COVID-19 ARDS 发生
和从 ARDS 发展至死亡的危险因素。率先提出从入院至 ARDS 发生
和从 ARDS 发展至死亡两阶段病程可能存在不同的病理生理特征，临
床需要据此及时调整治疗策略。同时为了总结普通型及重型冠状病毒
肺炎的流行病学及临床特征，以提高对该病的认识，有利于加强防
控，促进早期诊断，他们回顾性分析截至 2020 年 2 月 6 日在湖北省

武汉市金银潭医院康复出院的 463 例普通型及重型新型冠状病毒肺炎患者的临床资料。本组所有患者经积极抗病毒、抗感染、氧疗以及对症支持治疗好转出院，中位住院天数为 12 天。结论提示，中老年人、低白蛋白血症和患有高血压、糖尿病、心肺等基础疾病的患者是高危人群。无发热、淋巴细胞减少，符合流行病学特征的患者也应尽早完善胸部 CT 及核酸检测以早期诊治。为了让更多的临床特征让医学界尽快了解和分享，他们迅速将这一重要研究成果发表在《上海医学》上。

一脉相传的"上海人文"。在前线的那段日子里，他们经历了很多很多，有过悲伤和自责，更有反思中汲取前行的力量。夜深人静时，郑军华的脑海里总是闪现出一个个动人的故事和一张张感人的图片，于是，他挥笔写下《战疫一线，医学人文之光熠熠生辉》一文，发表在 3 月 9 日的《文汇时评》上。这是来自武汉战"疫"第一线、来自上海 1640 余名医疗队员身边的三个不同寻常的镜头：

2 月 15 日，武汉金银潭医院北三楼，一位感染新冠肺炎的危重症患者不幸逝世。上海市第一批援鄂医疗队的护士们决定护送这位逝者"最后一程"。从病房到走廊楼梯口，总共 50 米，平时几秒钟就可以走完的路，这次足足走了 8 分钟。因为"我们不能让任何东西碰到逝者，要让他走得顺顺利利。"医院走廊里摆着不少治疗柜，护士们一边小心翼翼推着病床缓缓行进，一边每个人依次轻声喊着："老先生，一路走好！"参与送行的 90 后护士吴怡颖说，这是一位护士姐姐教给她们的"仪式"，一场安静的告别，庄重而肃穆。

3 月 4 日，一张来自武汉三院重症病区的照片，也打动了很多人。上海市第三批援鄂医疗队队员、仁济医院 37 岁的医生余跃天，在地上"跪"了整整 10 分钟，他从患者胸腔中缓慢抽出 500 毫升气体，成功地让一位呼吸困难的患者转危为安，慢慢地开始呼吸顺畅。

3 月 5 日，在武汉大学人民医院东院，复旦大学中山医院援鄂医疗队队员、27 岁的刘凯医生在护送病人做 CT 途中，停下脚步，让已住院近一个月的 87 岁老先生欣赏了一次久违的日落。落日余晖下的两个身影——病人和医生，一个 87 岁，一个 27 岁，相距一个甲子。这个瞬间，成就了最美的相聚，照片迅速在网上刷屏……

郑军华认为，这些令人难忘的镜头发生在上海援鄂医疗队并非偶然。从某种程度上说，故事中所承载的医学人文精神，与上海城市精神、城市文化的内涵一脉相承。"短短的 50 米，走得很漫长。"这份仪式感，没有人看见，也没有人记录，但正是这样一个感人的细节，让人们体会到浓浓的医学人文情怀。这是医者对逝者的尊重，是上海医疗文化代代相传的"规矩"。在这场没有硝烟的战争中，许许多多的"人文关怀之光"闪耀在前线，驱散着疫情的"阴霾"。

（三）凝聚在党旗下：不忘初心、不负誓言

郑军华手中有个花名册，135 医疗队员中有 59 位党员，1 位预备党员，比例占到 44%。必须尽快地把党员组织起来，发挥党组织的战斗堡垒作用，在战斗的一线"坚决贯彻落实习近平总书记的重要指示精神，让党旗在防疫战线上飘扬"。他们抵达武汉后的第三天，党总支书记郑军华走上讲台，上了全国抗击疫情前线的第一堂党课。

一堂特殊的党课。1 月 28 日晚，上海市援鄂医疗队第一临时党总支全体党员大会第一次会议举行。来自 52 家医疗单位的党员们齐聚一堂，倾听主题为"勇担当、善作为"的党课。郑军华在党课上说："勇于担当是中国共产党人鲜明的政治品格。中国共产党自诞生之日起就自觉把对国家、对民族、对人民的责任担当写在自己的旗帜上。近百年的历程，是一代代中国共产党人勇于担当、不懈奋斗的历程……"医者的担当和党员的担当，让党员医务工作者成为这场战役中最勇敢、最有影响力的"白衣战士"。

用行动履行誓言。市第一人民医院呼吸与危重症医学科医师组组长周新教授是这支队伍里年龄最大的"兵"，66周岁的他有着48年的党龄。他是国内知名的呼吸科专家，具有防控SARS和H7N9的丰富经验。"他不只是敬业，每次遇到突发公共安全事件，发生在危难时，他总是冲在第一线。"市第一医院呼吸科主任张旻记得，此次医院发出支援湖北召集令后，周新第一时间报了名。当时考虑到周新是上海市的重要专家，还考虑到年纪关系，科室里的同事都觉得他留在上海更好。无奈他很坚决，一肩挑起医疗组组长的重任。

初至金银潭医院，新环境、新病种，在人生地不熟的情况下，周新总是主动靠前一步，亲手为患者进行高风险的气管插管操作。每当直面患者唾液、飞沫与可喷溅分泌物时，他又挡在了所有人的前面。在金银潭医院鏖战的一个多月里，这位老党员不仅负责制定患者治疗方案，还每天进污染区查房。在医疗物资紧张时，又总是把防护效果最好的物资留给他人。

把危险留给自己。像周新这样的优秀党员，在武汉前线并不少见。他们在危险和困难中的表现总是感动着身边的战友。"被党员抢去了……是指党员抢着去气管插管了！"吴志雄医生这样"抱怨"过。党员周新教授、陈德昌教授、熊维宁教授、陈贞护士长在病人需要插管时挺身而出的举动让吴志雄也很有感触。他说："我不知道，他们是不是因为觉得'我是党员，我要这样说，这样做'，但在我看来，这就是事实，他们就是冲在了最前面，他们也确实是一名党员。而我，希望与这群优秀的同事靠拢，向党组织靠拢，争取成为他们中的一员。"在"尖刀排"里，榜样的力量就是这样感染着一个又一个战士。

1月28日，在医疗队临时党支部会议召开前，所有成员都收到了同一条短信。"上海医疗队的第一次党员大会将在今天晚上七点半举行，欢迎非党员参加。"来自龙华医院的护理组组长甄暐收到短信后，握着手机的手有些颤动。下班后，她脱下防护服，向会议室方向奔去。"旁听"了郑军华书记的党课后，"勇担当、善作为"6个字在脑海里挥之不去。她不顾身体的疲倦，在入党申请书中写道："最危难的时候，总能听到一句——共产党员，跟我上！"她清楚地记得初来武汉的一次搬家。为了保障大家休息好，并降低同屋交叉感染的可能，有一部分人要搬往离医院更远、住宿条件相对简陋的宾馆去。谁愿意搬？临时党总支一声令下，全体党员先搬！党员们整理行囊的那一刻，甄暐被深深地击中。她希望加入这样的组织，成为其中的一员。

火线上淬炼灵魂。2月25日晚9点，奋战在武汉市金银潭医院的第一批上海医疗队，如期举行了一次党员宣誓仪式。经过组织考察和战"疫"考验，甄暐与其他4名队员一起，面对党旗，举起右手，郑重宣誓"我志愿加入中国共产党，拥护党的纲领，遵守党的章程……随时准备为党和人民牺牲一切，永不叛党。"

与甄暐同时宣誓的，还有来自华东医院外科重症医学科副主任医师吴志雄。外表高冷的他在一个多月内，竟然先后递交了两份入党申请书。第一封写在除夕夜。接到出发通知后，他把自己最真实的感受写下来，放进出征行囊，准备带去武汉。而抵达虹桥机场整队集合时，他被当时出征的士气所感染，鼓足勇气将入党申请书递给了送行的院党委书记。没有豪言壮语，只说了一句，"请党组织考验我！"医疗队临时党总支成立后的第4天，吴志雄再次写了一封入党申请书交到郑军华手中。

在医疗队入驻的武汉金银潭医院，身为第3医疗组组长的吴志雄负责10余名重症患者的救治工作。重症患者的病情重、变化快，考验的是医生的经验累积与应对能力。吴志雄带领他的小组一次又一次得出色完成任务。在郑军华的心里，他就是一位能打善战的"猛将"。

"出发的时候我点过一次兵"，郑军华如数家珍地谈到这支队伍的党员人数和比例。"135名队员，59位党员，1位预备党员"。如今，队伍中的甄暐、吴志雄等16位优秀的队员经过组织的严格考验和缜密程序，火线入党。"一个人的所作所为，会感染另一个人，也能点亮另一个人。党员的担当作为，必然会影响到群众。"令他骄傲的是，"尖刀排"队伍中党员的影响力爆棚。医疗队还有68人向临时党总支递交了入党申请书。

3月17日，按照党中央和国务院的部署，方舱医院和非重症定点收治医院工作的医务人员开始撤离。大家知道，取得战"疫"胜利的曙光即将来临。郑军华叮嘱队员们，"越是即将出现胜利曙光时，越要保持高度警惕，坚决克服麻痹思想、厌战情绪、侥幸心理、松劲心态，踏实做好院感相关工作和预案，进一步提高病人的治愈率，降低死亡率，完成我们承担的重担。"作为开疆破土的"尖刀排"，战斗还将继续！

没有一个冬天不可逾越，没有一个春天不会来临。3 月 31 日，上海第一批援鄂医疗队顺利完成任务凯旋。飞机落地那一刻，郑军华眼眶红了。这是一支上海出发最早、思想准备最短、成熟经验最少、物资最不充分、防护条件最差、危重病人最多和奋战时间最长的医疗队，也是全国第一支到达武汉、第一支在抗疫前线开讲党课、第一支提供尸体解剖病案和第一支发表高水平临床研究经验论文的医疗队。他们以优异的成绩向党和全国人民交出漂亮的答卷。

2020 年 9 月 8 日，全国抗击新冠肺炎疫情表彰大会在北京人民大会堂隆重举行。在会上，习近平总书记提出"生命至上，举国同心，舍生忘死，尊重科学，命运与共"的伟大抗疫精神。作为全国优秀党员代表的郑军华对这 20 个字以及蕴含的"五大精神"有着深刻的体会，他捧着优秀共产党员勋章和奖励证书说："这是一份沉甸甸的荣誉，不仅仅属于我个人，更属于我们上海首批援鄂医疗队的 135 名队员，属于上海市 18 万医护人员。"

三、经验启示

（一）制度的优势

抗击新冠肺炎疫情是一场惊心动魄、艰苦卓绝的战役。在这场战役中，以习近平同志为核心的党中央，坚持把人民生命安全和身体健康放在第一位，统揽全局、果断决策。全国迅速形成统一指挥、全面部署、立体防控的战略布局，有效遏制了疫情大面积蔓延，有力改变了病毒传播的危险进程，最大限度保护了人民生命安全和身体健康。事实再一次证明，中国共产党所具有的无比坚强的领导力，是风雨来袭时中国人民最可靠的主心骨。社会主义制度所具有的非凡组织动员能力、统筹协调能力和贯彻执行能力，是集中力量办大事，确保人民群众生命安全和健康的制度保障。

（二）组织的威力

党的力量来自组织，组织能使力量倍增。我们党的基层党组织和党员队伍，是世界上任何其他政党都不可能具有的强大组织资源。抗击疫情期间，全国460多万个基层党组织在一线冲锋陷阵，充分发挥战斗堡垒作用，成为打赢这场战役的主导力量。上海市第一批援鄂医疗队在前线建立临时党总支，把党员组织起来，把信念树立起来，把党的方针政策贯彻下去，统一认识、统一意志、统一行动，形成了战胜各种困难的强大政治力量。党旗飘扬在抗疫一线，党组织成为一线的中流砥柱，党员有了自己的"精神家园"，医护工作者有了自己的"主心骨"，这是取得战"疫"胜利的重要因素。

（三）斗争的本领

敢于斗争、善于斗争是中国共产党人的政治本色。党在领导中国革命、建设和改革的过程中，一直贯穿着革命的斗争精神，正是依靠坚持不懈的斗争，才取得一个又一个的胜利。当今中国正经历着具有许多新的历史特点的伟大斗争，习近平总书记要求党员加强斗争历练，增强斗争本领，永葆斗争精神。抗击新冠肺炎就是一场没有硝烟的斗争。勇担当也要善作为，在医疗物质短缺、短期内病死率过高的情况下，郑军华领导的团队能够担当起接受重症病房的重任，靠的是过硬的斗争本领。他们身上所拥有的专业主义精神，给金银潭医院以最大量收治病人的"底气"。

（四）牺牲的精神

"为有牺牲多壮志，敢教日月换新天。"中华民族从危难中奋起，走向民族复兴，是以无数人的牺牲为代价的。"牺牲"，通常指为了正义的目的舍弃自己的生命。在战火纷飞的革命年代，牺牲就是舍弃自己的生命。在建设社会主义的和平年代，牺牲除了用生命做代价外，还有更为丰富的内涵。上海市第一批援鄂医疗队白衣执甲、逆行武汉，"不计报酬、无论生死"，不单是对个人利益的牺牲、对家庭亲情的牺牲，也是对生命健康的牺牲。他们承受着难以想象的身体和心理压力，"以生命赴使命，用大爱护众生"，是光明的使者、希望的使者，是最美的天使，是真正的英雄！

（五）信念的力量

习近平总书记指出："信仰、信念、信心，任何时候都至关重要。小到一个人、一个集体，大到一个政党、一个民族、一个国家，只要有信仰、信念、信心，就会愈挫愈奋、愈战愈勇，否则就会不战自败、不打自垮。"信仰、信念、信心是迎接一切挑战考验的精神支柱。上海第一批援鄂医疗队在武汉67天，医护工作人员一直保持着昂扬向上的状态，一定是精神的支撑、信念的力量。对郑军华而言，实现了自己在出发时的承诺，出色地完成上级党组织交办的任务，将每个队员平平安安地带回家，给组织一个交代，给家人一个交代，是一种信念，更是对自己入党初心的回望。

【思考题】

1. 作为封城后第一批到达武汉的援鄂医疗队，郑军华面临哪些棘手问题？他是如何解决的？

2. 这支医疗队被称为"最美逆行者No.1"，您认为最"美"在哪里？为什么？

（执笔人：中共上海市委党校抗疫案例项目组

吴志洁　赵刚印　韩晓燕）

"铁将军"：长宁区的"宝武书记"

【摘要】在抗击新冠疫情的社区一线队伍中，一批由爱岗敬业、经验丰富的国企干部职工转型而来的居委会书记，在自己全新的工作岗位上释放着独特的光与热，忠实践行初心与使命。为打好这场疫情阻击战，他们似火如钢，用奉献精神、先锋精神诠释着最"硬核"担当；用多元化的知识结构及实践经验，凸显出社区抗击疫情策略的多重选择；用快速的学习适应能力磨砺出个体的成长，探索着社区危机治理这项复杂而艰巨的课题。

在这过程中，宝武书记用亲身经历向我们提出了社区危机治理中"变"与"不变"的命题，更加明确了党组织不变的政治引领作用，及危机干预战略的多变性；向我们展示了社区防疫攻坚战中的"匠心独运"，诞生于恰到好处的工具理性，更来自一以贯之的人本核心；向我们有力陈述了要共筑社区危机治理的"钢铁长城"，需要书记们个体的不懈努力，更需要以党建为引领、为统筹，构筑起更加完善的危机治理体系。

【关键词】党建引领　社区危机治理　疫情防控　宝武书记

【引言】习近平总书记曾强调"社区是疫情联防联控的第一线，也是外防输入、内防扩散最为有效的防线"，向我们深刻阐释了社区疫情防控的重要性。这场不见硝烟的战役考验着整个社会的治理体系，以及每一位社区干部的治理能力。疫情发生以来，社区工作者们贯彻落实习近平总书记的重要指示和党中央的决策部署，英勇奋战在基层疫情防控第一线，为遏制疫情扩散、保障群众生活作出重要贡献。在长宁区，有一批特殊的居委会书记，他们都是社区工作新鲜人，却被居民美誉为社区里的"铁将军"。在"铁将军"们的故事里，社区成了疫情阻击战中牢不可摧的"抗疫堡垒"。

一、背景情况

在 2017 年以来，为进一步充实长宁区基层社会治理力量，加强社区党务工作者队伍，尤其是居民区党组织书记队伍建设，长宁区结合宝武集团（中国宝武钢铁集团有限公司）、华谊集团（上海华谊集团公司）和氯碱公司（上海氯碱化工股份有限公司）等国有企业转型发展契机，定向招聘了一批爱岗敬业、经验丰富、热心社区事务的国企干部职工充实到居民区党组织书记和社区工作者队伍中。这些干部职工均为党员，且年富力强，素质较高，在原企业中多是一线管理岗位或党务工作者，具有较高的政治修养和意识，具备较强的组织管理能力。自抗击新冠肺炎疫情战役打响以来，这批刚刚转型开启新职业历程的"宝武书记"不畏艰难，始终奋战在社区一线，以他们独有的品质践行着自己的初心和使命，展现了钢铁职工特有的拼搏精神，尽显不怕苦不怕累的共产党员本色，铸就起居民区防疫的"钢铁长城"。

二、主要做法

自基层抗"疫"防控阻击战打响以来，在长宁区统一部署、街道具体指导、各部门有力支援下，宝武书记们将社区防疫工作作为当前社区工作重中之重，针对基层社区防疫的具体形势、难点问题及权益需求，忠于职守发挥社区党建引领作用，各尽所能探索防疫工作有益路径，谱写了一篇颇具"宝武特色"的抗疫经验。

（一）似火如钢，用实际行动诠释最"硬核"担当

防控就是责任，时间就是生命。在与时间、与病毒赛跑的群防群控战"疫"中，宝武书记们的"铁肩膀"勇挑"千斤担"，以雷厉风行的执行力和高度的责任担当冲在第一线。

第一，守土尽责、全心奉献。华阳路街道西一居民区党支部书记徐煜与他的妻子胡亚萍（一名社区卫生服务中心口腔科的护士）并肩奋战在抗"疫"第一线。早在2020年1月23日，社区全面进入疫情排查的第一天，在只有一个口罩防护的情况下，徐煜就接到了需要协助医护人员上门排查疑似人员的通知。从那天开始，夫妻俩就开始了"连轴转"的工作节奏。二月初，口罩供不应求的紧张时期，徐煜接到"预约登记购买口罩"的新任务，为保证登记工作井然有序，他带着居民区团队，设计登记流程，布置登记点，确认材料，仔细消毒，一遍一遍预演现场……直到深夜才放心离开。次日清晨6点，徐煜把妻子送到了单位门口，看着她坐上大巴，奔赴检测站道口，万般担忧只化作一句"侬自己当心"，就驱车返回防疫工作的另一个战场。周家桥街道锦屏居民区党总支书记王勇，在1月23日接到街道召开防疫紧急会议通知后，毅然放弃了春节返乡给老母亲过农历八十大寿的计划，退掉了机票投入工作。他对老母亲说："生日咱们在视频上过，我们一起点蜡烛、吃蛋糕。等国家太平了，我回来给您补过，咱们不

是还有一个公历生日嘛!"周家桥街道武夷居民区党总支书记张浩云是个"80后",在这次突如其来的防疫工作中,他也和上海数千名居民区书记一样,放弃了休息,放弃了与家人的团聚,加班加点在居民区值守。1月23日这天正好是张浩云大女儿的13岁生日。可等他忙完工作回到家已是深夜,女儿早已进入梦乡。翌日一早,其所辖6个小区的居民就在楼里看到了居民区在昨晚深夜张贴的《关于湖北人员登记信息的通知》,正式打响了社区防疫防控工作的第一枪。在这些宝武书记的奉献精神感染下,居民有的自发为居民区提供N95口罩,有的把自己从日本旅游买回的口罩,放在电梯口向邻居免费分享;有的居民直接捧着大盒全新3M口罩交给党总支书记:"书记工作不容易,这些口罩你们拿去用吧,你们更用得上。"宝武书记的硬核担当换来的是社区全体居民更强的凝聚力和责任感。

第二,英勇果敢、冲锋在前。战"疫"打响后,新华路街道香花居民区党总支书记张金辉率先发出号召:"居民区通宵值班男同志上!",带头值通宵班。有时刚值好夜班,吃两口面包,就要到街道参加疫情防控会议,然后和居民区干部对接下一步计划,在这十几天的工作"闭环"中,他的行程表没有空白。"我手机24小时开着,你们有事随时找我。"社区隔离人员在家生活不便,情绪激动、惴惴不安,张书记主动和他们添加微信,安排党员干部、志愿者送菜上门,让在家隔离人员感受到社区关心,极大缓解了隔离人员心中的焦虑和恐慌。一次,社区医院反馈一名武汉来沪人员不在辖区内的登记地址,电话联系中他也含糊其词,不愿和医生见面。张书记反复解释劝导、上门与其家属沟通,终于消除其疑虑,如实上报实际居住地,配合及时做好异地隔离转移,避免了隔离人员"失联"的情况发生。

第三，较真碰硬、不负使命。除夕当天，虹桥街道何家角居民区党总支书记方郁欢带领居民区党总支和党员骨干奔赴辖区内"小旅馆"逐一排摸，重点排查新入住疫情地区来沪人员。通过排查，某旅馆内发现了一位快递小哥对于同住人问题闪烁其词。方书记敏锐察觉，借跟随旅馆工作人员上门之机观察，果然发现他刚从疫情地区来沪的妻子。为切实执行隔离医学观察，让原计划春节回老家团聚的夫妻心甘情愿地留在这里，居民区党总支可谓是想尽办法，也终于用温暖感化了夫妻俩，得到了他们的支持配合。有人说，这事情是方书记和居民区"没事找事"、"自找苦吃"，方书记却说，"疫情就是命令，防控就是责任。与病毒的赛跑，我们绝不能输在起跑线！"新华路街道新华居民区党总支书记张召平也是如此，自春节以来以居委为家。2月1日夜里，接到居民忧心忡忡来电，举报小区某号有陌生外来人员刚刚入住。张书记马上前往求证，经详细了解后得知"陌生外来人员"是长期居住在这里的江苏籍租客的家属，没有离开过上海和房间，也不与周围接触。随后，书记将情况反馈居民，感谢居民守望相助，同时也做好情绪疏导工作，在居民区营造了重视疫情但不恐慌的良好氛围。

（二）刚柔相济，疫情当前给予群众安心和放心

在抗击疫情的关键时期，宝武书记们将自己在企业工作中的独特工作知识和经历重新转化，与社区治理的新岗位有机组合对接，形成新的社区工作思路与方法。在这过程中，他们展现出胆大心细、勇于探索的优良品质，匠心独运，刚柔并济，精准施策，为社区防疫工作平添效率和温度。

第一，"宝武"式工作法，再造防疫金刚钻。"宝武人在社区岗位上就是一张白纸，要勇敢地在社区中闯一闯，不要害怕失去了避雨的屋檐，不要墨守成规，开放自己的思维想法，换个角度也许会有新的收获，人生也许还有不一样的精彩！"这是周家桥街道武夷居民区党总支书记张浩云的心声。在基层防疫战线上，他提出应用 PDCA 循环法执行防疫工作流程，使得防疫管理等思路方法得以在循环往复的自查与调整中不断优化。在口罩预约登记工作中，周家桥街道范北居民区党总支书记宋键将企业中一些优秀做法进行转化，从"人机料法环"（人员、消毒设备、预约凭证材料、扫码登记法、确保登记场所环境通风）等五个维度思考，研究制定出了口罩预约"五步工作法"（即预约登记点设在室外通风处、登记点桌椅设备勤消毒、对排队人群测量体温、排队领取预约凭证、扫二维码进群获取信息）。其中，"扫二维码进群获取信息"大大减少了排队人群的等候时间、缩短了登记预约流程；这些防疫措施获得广大居民一致认可，同时也因其科学高效、安全可靠、可复制的特点，成为值得效法的新式"金刚钻"。

第二，群众工作有温度，以人为本解民忧。新华路街道左家宅居民区党总支书记唐林翔所在社区有居民 5000 多人，出租户达 500 余户，防疫任务艰巨。他深刻认识到要把控好防疫工作的"大门"就是要走进群众的"心门"。春节伊始，一户武汉回来的一家五口主动配合居家隔离。但是随着居民区防控措施进一步增强，外卖进不来，家里没存货，怎么办？唐林翔赶忙留下个人联系方式，表示居民区将提供一切力所能及的帮助。当天晚上，一份长长的生活用品清单发到了他的微信。值了一夜班的唐林翔清晨就骑着自行车去附近菜场采购，辗转多个菜场寻找缺少的食材，赶在上班前将清单采买齐全送去居民家。此外，面对左家宅居民区 500 多户出租户的实际情况，唐书记决定主动出击，协同业委会和物业，查清所有非产权人居住房。他们逐一上门张贴告示，对居民反映强烈的重点户协同民警一起约谈，确保疫情期间严禁开设短期租房。听到居民的感谢，唐书记只说该感谢那些主动要求到社区参加防疫的社区工作者、在职党员、党团员志愿者和社区志愿队伍。江苏路街道江苏居民区党总支书记杜俊杰，与社区民警、卫生中心医务工作者组成三人小组，每日和重点隔离人员见面测体温，提供各项日常生活便利服务。辖区内园区多、台资企业多，他主动跨前，做好台资企业驻留员工口罩登记、生活需要等服务。台资企业"默空间"负责人为此深受感动，专门从台湾寄来 200 只口罩捐赠给江苏居民区……这场战"疫"中，民心安稳是宝武书记心之所系，同频共振才能释放更大力量。

（三）久炼成钢，战"疫"前线磨砺成长践初心

哪里有疫情，哪里就是战场。书记们经此一"疫"，更是在实战中砥砺前行，迅速成长。与此同时，整个社区防疫体系也在区域化大党建引领下加速构建起来。

第一，加速学习，本领提升。华阳路街道的建宁居民区党支部书记马开骏，2020 年 1 月中旬才正式任职，面对突如其来的疫情，他主动请缨参加春节加班值守。2 月 1 日，居民区接受紧急培训，为第二天一早的现场预约登记购买口罩工作进行准备。马开骏想到前些天在药房门前排起的抢购长龙，不免担心居民集中登记带来的交叉感染风险。于是，在原党支部书记陈璐的帮助下，他们按小区分块制定登记名册，设计了"一口排队、多口受理"的方案。新老书记并肩作战，

带领居民区干部们，有的制作登记台账、有的在办理点划分等候和登记区域，还有的在小区、楼道内张贴宣传告示……又经过一轮、两轮、三轮的现场演练，终于让每一个工作人员将流程熟稔于心。充足的准备工作，确保了建宁居民区口罩预约登记井然有序的开展。

第二，加速适应，能力提升。华阳路街道长二居民区党总支书记张健，今年52岁、身为南京人的他，除夕前2周刚到居民区报到。他没想到自己从企业转岗后在上海的第一份工作，就遇上了这场疫情。在他所在的长二居民区，共有4200多名居民，其中中老年人占比接近80%、外来租户占比接近40%。小年夜前，张健就带领居民区干部在77栋居民楼的楼道或防盗门上都贴上了2张防疫告知书、2封致居民信等"4张纸"。生怕有居民漏看，张健叮嘱楼组长要戴好口罩入户通知，在微信群里提醒居民代表相互通过网络传递疫情防控的提醒。年前，党总支加紧走访，对辖区里的沿街商户，尤其是长支菜场对面的小商户们进行了详细的防疫宣传。年后应对租户们的集中返程，张健也与街道派出所携手提前做好了预案，掌握返沪人员的行车路线、途经地点，及时通报备案。

第三，加速转换，格局提升。周家桥街道武夷居民区党总支副书记傅佳杰2019年12月刚刚到社区，在总支书记张浩云带教下，正逐渐熟悉居民区的工作要求和辖内居民的情况。这次疫情防控，对于张浩云和傅佳杰来说，是一次挑战也是一种考验。整个春节假期，他们放弃了休息，加班值守。小年夜，他们与各个居民区的楼组长、党员骨干初步排摸了辖区内湖北籍来沪人员情况，当天查到辖区内武汉户籍在户人员14人。两人带头对接几户居家隔离的居民，陪同社区医生上门测量体温、了解情况，隔离期间每天购买生活用品上门、回收生活垃圾。"武夷的1976户居民都好，我们才能放心"。这是两位书记面对这场疫情所下的决心。

第四，加速构建，体系升级。"宝武书记"能够迅速成长，有效经验能够在各居民区形成连锁效应，与防疫体系构建密不可分。例如街道层面构建的党建网格在第一时间发挥了信息交流整合、优化推广的载体作用——网格功能迅速由"日常工作机制"转换到"非常态工作机制"，由街道领导挂帅，网格长和网格长定期召开的党建网络会议内容被直接切换至疫情防控"频道"，让网格内各居民区和共建单位能够及时交流抗疫先进做法，相互借鉴参考；街道层面的工作微信群则直接成为各个居委沟通防控措施思路的平台，使最新理念与方法能够第一时间得到讨论和完善。

三、经验启示

社区防控是疫情防控的基础环节。在重大疫情冲击下，社区组织体系能否快速适应环境变化，及时发挥作用，实现危机情境下的高效应对，对宏观的社区治理体系，以及作为社区微观系统中最为重要的螺丝钉——居民区书记们提出了严峻挑战。案例中所刻画的这些"宝武书记"，既是社区防疫战中所有居民区书记的微观缩影，更是在"非常态"治理情境中，体现出"非常态"思路的一股新生力。

（一）变与不变：社区危机干预的"核心命题"

"危机干预"是现代社区治理中不可回避的重要议题。"宝武书记"在社区防疫工作中的经验告诉我们，处理好这个核心是回答好"变"与"不变"的命题。第一，"不变"：党组织的政治引领作用。中共中央在今年一月印发的《关于加强党的领导、为打赢疫情防控阻击战提供坚强政治保证的通知》中强调要"充分发挥基层党组织战斗堡垒作用和共产党员先锋模范作用",并对"建立健全区县、街镇、城乡社区等防护网络"做出明确指示。在党强有力的政治引领和支撑下,"宝武书记"们所夯实的,不仅是这个工作岗位的工作职责,更是政治承诺与担当。他们用行动诠释了社区危机干预的政治基础——全心全意为人民服务的宗旨意识。这是打好社区疫情防控阻击战的前提保障。

第二,"变":"应时而变"、"应需而动"。不同社区具有不同特点和资源。疫情防控不存在现成的参考模式、组织结构或功能安排。这就需要社区领航者的随机应变。应对社区危机,应善用多样化战略提高效能和效率,使社区在"外部环境"以及"内部安排"之间达到互相和谐的状态。这次疫情暴发带来的外部环境改变让书记们不得不放下常规工作,带领团队接招各种"新动作"。这些未有先例的工作如何开展?"宝武书记"巧妙转化思维,各有巧径。

街道层面根据疫情防控要求做了应战重组。对于居委会内部的职责功能,"宝武书记"也各有考量和安排。有的综合评估性别、年龄、个人特质做出近似帕累托最优安排,让最合适的人做最适合的任务;有的妥善调整工作模式,避免疲劳作战,保持高效运转……如是种种权变,可谓是对社区危机干预权变观的生动注释。

(二)转化与运用:社区防疫攻坚战中的"匠心独运"

"宝武书记"们作为来自国有企业的优秀人才,大多具有一线管理岗位工作经验或者党务工作经验。他们将企业管理的思维与社区防疫工作有机融合转化，形成行之有效的防疫策略，为社区防疫工作输入了更多有益举措。

第一，未来的社区治理取向是"没有标准答案的管理艺术"。"宝武书记"根据自身所处的内外部环境，因地制宜把生产管理、人力资源管理等多方面理论，与社区防疫管理工作的实践有机结合起来，研制出诸多适当方法，灵活运用在解决实际问题中，并且取得显著成效。"宝武书记"之所以能够让这些管理理论从"科学"升华成为"艺术"，最重要的是他们清楚：虽然自己所熟知的理论和方法可以提供一定指导，但并不是解决一切问题的标准答案，需要根据社区千变万化的情况进行转化运用。

第二，现代社区危机干预需要"恰如其分的工具理性"。防疫工作关乎人民群众生命安全，容不得一点闪失，需要如同管理企业生产过程一般严丝合缝：设计合理，过程、结果可控。"宝武书记"将既有知识经验巧妙转化和运用到社区防疫工作中，取得了极佳的实践效果。例如"人机料法环"思维导图迅速成为各居民区广泛借鉴的有效防疫方法，其原因就在于其在"全面质量管理理念"指导下，产生了优质的基层防疫效果：例如根据"人机料法环"寻找影响防疫工作质量的重要影响因素，订立若干防疫指标；运用 PDCA 工作法实现防疫工作科学管理……这些质量管理的工作思路使得社区防疫过程迅速变身成为全员（社区全体参与、重点人士全覆盖）、全面（防疫标准和机制全覆盖）、全程（严控细节，注重评估）的"生产过程"。

第三，以人为中心"既是终点也是起点"。基层社区组织如何在严峻形势下，激励和调动组织成员的积极性主动性创造性，完成社区防疫特殊使命？"宝武书记"的经验让我们看到"人的因素"首先应当成为解决问题的"逻辑起点"：在全面质量管理模式中的关键一环是"全员"投入。他们应用头脑风暴等多种方式让所有居委干部参与到本社区防疫工作方法的制定过程中。疫情当前，除了强调党员的初心和使命，在实质上也做到对每个人主观能动性的尊重，让各位居委干部跳脱任务执行者的单一身份，真正将这次社区疫情防控阻击战看作实现组织使命和个人价值的契机。

第四，"人的因素"应该是所有防疫工作最关注的"落脚点"。社区居家隔离意味着一部分社区居民将实际体验到由"灾难"带来的冲击，包括物质的，更包括心理的。"宝武书记"借鉴日本"事前维修"设备管理思路，通过建立隔离人员专属微信群，手机全天候 standby 等方法，主动跨前对接和动员资源满足隔离人员多样化需求，减少居民负面情绪。这个过程是艰辛的，然而他们所积累的经验却也为我们打开了一个近似于企业管理"用户体验"概念的新视野——关注社区居民的"感受和体验"能够将之转化为切实的社区资源、社区资本、也可以打开新的社区多元治理空间。

（三）成长与合作：构筑社区危机治理的"钢铁长城"

一个社区要在危机中展现韧性，不仅需要个人的智慧和奉献，还必须依靠不断完善的制度和机制。

第一，在成长中探寻社区危机处理的资源与过程。"宝武书记"的社区防疫工作能取得优异战绩，归功于不断开拓新思路，也归功于努力汲取与发扬传统社区工作法宝——党的群众路线。通过将各类社会主体无一例外视为社区抗疫的重要成员，熟悉群众掌握信息、依靠群众盘活资源、为了群众多方沟通，极大增强了社区凝聚力，提升了抗疫能级。

第二，在合作中求索应对公共危机的制度与机制。社区防疫工作考验着社区治理体系自我适应和调整的灵活性——是否有相应的制度安排，让社区随时准备从常态治理切换到非常态治理的状态。"宝武书记"的诸多经验能够得以及时梳理成有效防疫机制，背后应当追溯到整个市—区—街道层面逐层精细的防疫战略。只有当组织联合起来形成合作网络，"先进理念""有益经验"这类稀缺资源才能最大程度释放效能。而这一切的有效黏合与催化，依靠的正是党组织在宏观层面的引领与统筹。以区域化大党建为基础，多维度、全覆盖的沟通及工作体系，让我们在这次疫情阻击战中得以在最短时间内围绕各社区主体的"共同需求、共同目标、共同利益"开展交流合作及资源共享，并取得较好的防疫成绩。

【思考题】

1. 如何利用多学科交互融合优势，促进专业社区工作进一步发展？

2. 如何通过党建引领构建更高水平的社区危机干预体系？

（执笔人：中共上海市长宁区委党校　段佳佩）

"硬核"干部：共产党员张文宏

【摘要】 在抗击疫情中，为什么张文宏广受青睐？从张文宏面对媒体的言语风格和回应内容，从他在抗击疫情科普宣传中的有力发声，以及在日常工作中体现的医者仁心三个方面可以看出网民青睐的"硬核"干部的特质。

【关键词】 张文宏　硬核　医生　专业

【引言】 在抗击新冠肺炎疫情中，张文宏医生始终保持着昂扬姿态，勇立潮头，以一个"硬核"医生、"硬核"专家、"硬核"干部的饱满形象，广受网民青睐。"硬核"一词属于网络语言，一般用于比喻"很厉害、很强大"，引申而言形容一个人具有才华出众、能力出众、业绩出众的鲜明特征。从张文宏"走红"网络反映出，社会期盼"硬核"干部、事业需要"硬核"干部、时代需要"硬核"干部。中共中央印发的《关于进一步激励广大干部新时代新担当新作为的意见》强调，党员干部要切实增强政治担当、责任担当和历史担当。"硬核"形象背后的深层支撑是什么？体现了党员干部应该具备什么样的担当？从张文宏成为网红医生的其言其事，体现了他作为一名党员干部怎样的优秀品质？对领导干部提高媒介素养有何启发？对新时代如何培养、选拔、使用干部和人才有何时代启示？

一、背景情况

1993 年从上海医科大学毕业后，张文宏就进入复旦大学附属华山医院感染科，至今已经干了 26 年。常年身处感染科第一线，张文宏是真正的实干家。他所在的感染科，连续九年位居"中国医院排行榜"中国感染病学科榜首。张文宏本人作为领头雁，是这支队伍当之无愧的主心骨。在他的带领下，这个 49 人的团队始终践行"以公众健康为最重大使命"，塑造了"自我激励"往前冲的团队文化。"我只是你们职业生涯中的匆匆过客，而你们却是我的人生转折。"很多患者都给华山感染科送过锦旗，而这一面被张文宏留下来挂在了墙上。

二、主要做法

张文宏战"疫"金句片段：

片段之一："共产党员上！"

2020 年 1 月 29 日，张文宏说："这一次我做了一个决定，所有从年底到现在为止的医生，全部换掉，全部换岗。第一批人实在是太累了，需要重新组织队伍去替换他们，我们不能欺负听话的人。换成谁呢？党员啊！我不管你们当初入党是为了什么，但你们宣誓的时候不都说了吗？要把人民的利益放在第一位。平时你喊喊口号就算了，现在都上去，没有讨价还价。党员冲在最前线，什么是前线？现在就是！你入党我不管你有什么想法，对不起，现在你马上给我上去！心理上要为了信仰上去也好，是因为党的约束也好，肯定是上去，我也上去！""我们每个党员在入党时是宣过誓的，要把人民的利益放在第一位。所以，我怎么选？我只有靠这个唯一的标准——党员上。这是契约精神。"

片段之二："医务工作者们，想要的是关心。"

身处抗疫一线，张文宏不鼓励医生护士裸奔，恰恰相反，张文宏跟医护人员说了一句话："没有防护，你可以拒绝上岗！"医护人员驰援武汉，张文宏接受采访时说："医务工作者们，想要的不是宣传，而是关心。第一关心是防护，第二是疲劳，第三是工作环境。"张文宏解释说，"医生也有免于伤害的权利。不要只对医生歌颂，医护是一体的，护理也很辛苦！一样要得到尊重！"

张文宏还特别呼吁，"有时排长队、药费贵、看病难，大家难免没耐心，医患双方会陷入一些不太和谐的关系，通过这次疫情，彼此相互理解，医生多一点耐心，患者也能对医生的超负荷强度多些体谅。"大家都要团结起来，社会好的环境需要多方来营造。

片段之三："隔离也是在战斗！"

"不仅医生是战士，你们每个人不都是？你现在在家，不是在隔离，而是在战斗啊！你是在闷啊！你觉得闷是吧，病毒也觉得啊，病毒最后就是被你们闷死的呀！要不要闷？当然要闷，闷是最好的战斗！"

片段之四："关于零号病人，我只认证据。"

对于病毒来源问题，张文宏说："这是一个非常敏感的问题，但我始终坚持一定要有确切的依据。……我认为应该避免在证据不充足的时候随意发布消息。"而且，他强调："关于'零号病人'，到今天为止我不信任何人说的，我只认证据，只认我们自己做出来基因测序的结果。"

片段之五："本着对病人极端负责的态度，吵架是经常的。"

被记者问及医生会不会吵架，他的回答令人意外，"大家吵架是经常的。专家到了这份上吧，我看脾气没有一个好，吵架是经常的，但都是本着对病人极端负责的态度。""大家看到医生都是文质彬彬的，那都是假的！我们这里的医生，瑞金的、中山的、华山的、市一的、仁济的……大家脾气一个比一个辣！大家的目的就是——本着对病人极端负责的态度。不是为了'你好我好大家好'。只要一看病就是极度紧张，思想在拼命交锋、争论。最后达成共识——怎么样对病人最有利，就怎么样去做吧！"

片段之六："对于我个人你不要采访，没什么意思。"

记者采访时问到"您当初上大学为什么选择了感染病学？"结果张文宏拒绝得干脆："对我个人你不要采访，我觉得没什么意思。我就一个乡下人跑到上海，读完书留下来工作而已，你讲到感染科我给你多讲一点。……呼吁国家要有一批非常强大的基层医院的感染科，我们的民族才是安全的。"

张文宏说："这个事儿出来，因为我懂这个事儿，大家喜欢听我的。等这事儿过了，大家又不要听我讲话了。你以为大家爱听我讲话啊？等过了这个事情，谁要看我啊？"

三、经验启示

（一）张文宏"硬核"形象的深层支撑

张文宏为何能在疫情中被网民所信赖、被广泛赞誉？偶然之中有必然，突然之中存自然。正如习近平曾经指出，"语言的背后是感情、是思想、是知识、是素质。不会说话是表象，本质还是严重疏离群众。或是目中无人，对群众缺乏感情；或是身无才干，做工作缺乏底蕴；或是手脚不净，形象不好，缺乏正气"。张文宏"硬核"形象体现在几个方面：

1. 通俗易懂和风趣幽默让老百姓爱听

首先，张文宏说的话通俗易懂，即信息传播有对象感。他的表达清晰简要、表述生动。这体现了信息沟通和传播中的对象感。即：你在对谁说话？应该说什么？什么话易于被理解被认同？比如，他面对中小学生做宣讲的时候说："病毒就是魔鬼，魔鬼跑出来了，我们要把它捉回去。"说话的对象感，就是针对对象特点，做到化繁为简，知道该说什么，怎样进行表达最有益理解和配合。其次，他能有效回应，即信息传播有相关性。张文宏在每一个战"疫"节点，通过各种媒体和"华山感染"公众号，有效回应民众关注的热点问题，击碎各种谣言，很大程度实现科学共识，安抚情绪和引导舆论。最后，也是最重要的，就是幽默风趣，即信息传播具有戏剧性。张文宏的话语常常出人预料，有戏剧性、有吸引力，不按套路出牌，有幽默感，显得无比真实可爱。让网民看到了"白色的大褂里面装着有趣的灵魂"。这种幽默不仅是可爱的，还是有价值的。"幽默是灵魂保存自我的另一件武器。幽默比人性中的其他任何成分更能够使人漠视困苦，从任何境遇中超脱出来，哪怕只是几秒钟。"在疫情中，张文宏的幽默视频，网民的各种自娱自乐，都是在疫情的困苦中人们抗争和自我解放、自我超脱的一种方式，体现了人们在困苦中的一种积极的心态和乐观的精神。

除了这些深受青睐的高效率表达。更重要的是，张文宏的表达赋予了人们的苦闷隔离生活以意义感。在心理学中，有一种意义疗法。该方法由心理学家弗兰克尔所倡导。他认为"人是由生理、心理和精神三方面的需求满足的交互作用统合而成的整体，生理需求的满足使人存在，心理需求的满足使人快乐，精神需求的满足使人有价值感。"意义治疗的目的是使求助者挖掘他自己生命的意义，其中至关重要的是使人改变对生活的态度和方式。在疫情防控中，长时间的隔离之后，人们感到迷茫，表现出对隔离生活的厌倦，对疫情蔓延的恐惧，对疫情中一些干部存在的失职行为的悲观失望、对疫情中作为普通人却只能旁观和等待的无力感等等。这时张文宏一句"隔离也是在战斗"让人摈弃环境的侵扰，赋予每个居家隔离的人以最大的意义。

尼采说："知道为什么而活的人，便能生存。"知道为什么而隔离，知道自身行动对社会的最大意义，便能忍耐。之所以得到网民认可和信赖，因为张文宏看到了每个爱莫能助的普通人在这场战"疫"中的价值和意义，从而激励人、振奋人、鼓舞人，通过激发人们内在的能量引领人。

2. 真诚耿直和实事求是让老百姓觉得可敬

张文宏给人的第一印象是真诚耿直。真诚耿直体现了至真至诚善待人的自身修养。如何通过媒体与民众有效沟通，就是话语性群众工作，需要天分，需要技巧，需要有意识的培育，但是最根本的是自身修养。有节骨乃坚，无心品自端。

真诚耿直体现了通透圆融之后的真挚。知世故而不世故，历圆滑而弥天真。罗曼·罗兰说，"真正的英雄主义，是认识到生活的真相后依然热爱着生活。"这体现了一种通透圆融之后的真挚：历经冷暖，仍心存炽热；历经千帆，仍返璞归真。张文宏在舆论场的形象非常立体，不是不食人间烟火的"真"，而是通透圆融之后的"真"。他说："人不能欺负听话的人。"对敏感问题不回避，最大限度地说真话，这需要化繁为简的大智慧，需要清晰准确的边界感。

真诚耿直体现了实事求是的冷静，秉承事实讲实情说真话。说真话需要勇气，需要鉴别力和实力，有些时候可能还要排除万难。加缪在《鼠疫》中指出，"与鼠疫斗争的惟一方式只能是诚实。"抗击疫情，惟有诚实。只有秉承事实，只有对"真"的追求，才会有真诚的善，才会有真实的美。

毛泽东同志在《党内通信》中重点谈了"讲真话问题"，他指出，"老实人，敢讲真话的人，归根到底，于人民事业有利。"邓小平同志曾说，"要敢讲真话，反对说假话，不务虚名，多做实事"。习近平总书记也曾强调，"讲真话是一个领导干部真理在身、正义在手和有公心、有正气的重要体现"。讲真话体现的是党员干部的责任担当，既是党和人民对广大党员干部的基本要求，也是党员干部对党忠诚的重要表现。

讲真话与听真话是相辅相成、辩证统一的关系。盂圆水圆，盂方水方。缺少愿说真话的嘴巴，是因为缺少愿听真话的耳朵。周恩来总理曾经说过："要大家讲真话，首先，领导喜欢听真话，反对讲假话。领导喜欢听真话、讲真话，群众才敢讲真话。"习近平总书记也曾引用"裴矩佞于隋而诤于唐"的故事告诫全党同志，"人们只有在那些愿意听真话、能够听真话的人面前，才敢于讲真话，愿意讲真话，乐于讲真话。我们的领导干部一定要本着'言者无罪，闻者足戒'的原则，欢迎和鼓励别人讲真话"。

讲真话是一种勇气，听真话则是一种胸怀；讲真话是为人之本、为官之要，听真话则是社会之需、执政之基。贤路当广而不当狭，言路当开而不当塞。要积极营造讲实情说真话听真言的良好政治生态，要在社会治理中给讲实情说真话听真言留有充足的空间，要将讲实情说真话听真言作为干部的基本政治品质。

3. 求真务实和专业精神让老百姓觉得可信

为什么张文宏敢自信地、大胆地说真话？丰厚的专业素养是讲真话的基础。人生贵有胸中竹，经得艰难考验时。在抗击疫情的不同阶段，张文宏始终能够直截了当回应热点、实事求是陈述实情。他始终从自己的专业出发，以一个医生实事求是的冷静和专业精神来观察和诠释事物，他不受宏大话语叙事的影响，也不依赖传统伦理去迎合受众，敬畏职业，保持理性，有探究本质的专业精神，也由此给人以专业主义带来的信赖感。专业，本身就有稳定人心的力量。

精专的医学素养，扎实强大的业务根基，是人们信赖的基础。具体来看，首先是内容专业。讲的是内行话、客观话，有根据的话、有见地的话、有逻辑的话，而且尤其善于把专业变成白话讲、善于深入浅出讲、善于结合现实讲。其次是旁征博引。阐述观点时纵深感很强，有理有据、有例有数、有叙有断，给人可信感、可靠感、可行感。

面对亿万民众，身处舆论的最中心，只有业务扎实，才能有不卑不亢的底气，才能有果敢的魄力。只有真正具有专业见地和深厚修为，才能具备强大的自信气质。

4. 抱诚守真和谦逊低调让老百姓觉得可亲

网友称张文宏"张爸"，"黑眼圈男神"、"硬核"医生……在抗击疫情中，张文宏也体现了"张爸"本色。他说，"正常状态下，我不提倡加班加点，这是不人道的。……不能用高尚去绑架医务工作者。但疫情不一样，这是战时状态，大家都没有怨言，默默干活。"……言辞间不刻意拔高，保持普通人的平凡性和烟火气，又体现出对医务工作者的完整关怀。

关怀患者，也关怀医者。熊培云在《慈悲与玫瑰》中如是说："完整的慈悲是既要慈悲地关照众生，也要慈悲地关照自己。慈悲，在很大程度上是对人的合理的欲望给予人的尊重。"慈悲地关照众生，就包括慈悲地关怀每一个人。只有回归到普通人的视角，不标榜，不夸大，完整地理解人、关心人，完整的关怀才能赢得长久的赞誉。

张文宏的一切发声都是围绕战"疫"服务，对医生身份之外的个人化的"感性"问题保持距离。他说"不要把我看得太了不起。我只是一名医生，治病救人是工作，养家糊口是生活，只是因为这次疫情，正巧是自己的专业，才被推到了大众面前"。这是一种谦逊低调的作风品质，也是一种抱诚守真的人生智慧。事了拂身去，深藏功与名。正如庄子所言："谨修而身，慎守其真，还以物与人，则无所累矣"。

5. 忠于人民和勇于担当让老百姓觉得可靠

侠之大者，为国为民。张文宏的言谈表现出对党和人民、对事实的负责任态度，体现了共产党人的价值取向。

"硬核"形象要体现在对党忠诚的政治担当。"硬核"形象要让民众感受到坚定的政治担当、敏锐的政治觉悟、过人的政治素养。危情时刻，张文宏用铿锵有力的话语证明，共产党员绝对具有顶在前面、干在难处的魄力担当。

"硬核"形象要体现在为民负责的责任担当。张文宏的金句表象是耿直，其核心是悲悯，是作为党员的先锋模范作用的体现，也是对人民负责、敬畏生命的理念的体现。体现在对医护人员的人文关怀；

体现在对患者的负责任态度。苟利国家生死以，岂因祸福避趋之。习近平总书记强调，全党上下要"始终把人民群众生命安全和身体健康放在第一位"，生命重于泰山，人民利益高于一切。这是指导抗击疫情工作的根本遵循，也是上下同心合力抗疫的有力感召。

（二）张文宏"走红网络"的时代启示

通过对张文宏"走红网络"事件深度透析，其"走红网络"背后不仅反映了"硬核"干部的最大的底气是公心，凸显出现实生活中缺乏"硬核"干部的客观事实，彰显了人民群众对"硬核"干部的殷切期盼；还昭示着时代呼唤"硬核"干部的必然趋势。

1. 公心成就"硬核"干部

如何才能成为"硬核"干部？无私才能无畏，无私才敢担当，无私才敢"硬核"。惟有公心能成就干部"硬核"。面对风险挑战，首先想到党和人民的利益还是个人的进退得失，决定了党员干部的工作态度与担当作为。公而忘私，大公无私，不以一毫私意自蔽，不以一毫私欲自累，才能始终坚持"以人民为中心"的理念，才能始终坚持为党分忧、为党尽职、为民造福的公心，才能始终坚持党的原则第一、党的事业第一、人民利益第一，才能任劳任怨、尽心竭力，才敢在抗击疫情中敢说敢为、勇立潮头、闯关突破、奋发有为。

惟有公心能成就党和国家长治久安。正是对党忠诚的政治担当，为民负责的责任担当，讲实情说真话的历史担当，才能成就"硬核"干部，才能赢得民心。有公心则得民心。"百代兴盛依清正，千秋基业仗民心"。惟有民心能为抗击疫情胜利提供强大动力和保障。惟有民心才能实现党和国家长治久安。

2. 疫情检验"硬核"干部

习近平总书记强调，疫情就是一次大考。疫情考验着党员干部的先进性。党员干部必须充分发扬先锋模范作用，不忘初心、牢记使命，团结带领广大人民群众坚决贯彻落实党中央决策部署，身先士卒，冲锋在前。这样才能给广大群众更多的安全感，才能更好地带领群众参与到疫情防控工作中来。"真金不怕火炼，是党员就要主动经受考验"。

实干最能锤炼党性，疫情最能检验"硬核"干部。关键时刻，更能检验一个干部的"硬核"力：脚踏实地"察"担当硬核；真抓实干"考"作风硬核；身处一线"炼"本领硬核。习近平总书记强调："干部干部，干是当头的，既要想干愿干积极干，又要能干会干善于干，其中积极性又是首要的。"

一场突如其来的重大疫情，正是一个个"硬核"干部，一个个普通的逆行者、攻坚者、守护者，一个个鲜活的、赤诚的共产党员，与广大的中国人民一起，谱写着这场灾难中向上的力量，展现了中国特色社会主义巨大的张力和动力，以及民族的蓬勃生命力。

3. 现实缺乏"硬核"干部

张文宏成为网民心目中的"硬核"干部，实际上从反面传递了当今社会"硬核"干部稀缺的客观现实。在此次抗击疫情中，也不同程度的凸显这一问题亟待解决。在政治立场上站得住、局面控制上镇得住、面对风险上顶得住、作风修养上守得住的干部，平常时候看得出、关键时刻站得出、危情关头挺得出、生死面前豁得出的干部，在现实中明显缺乏。具体表现在：部分干部有安于现状、干劲不足的问题；有的干部不敢动真碰硬、闯关突破，有的习惯于按部就班、遇事先作"有没有个人风险"的"技术判断"，而不是"该不该去做"的"价值判断"；有人信奉"多干多错、少干少错、不干不错"，日常工作"走在前面怕出头，走在后面有压力，最好走在中间"；还有人认为"因循守旧没有风险，四平八稳没有风险，依葫芦画瓢没有风险"。在抗击疫情这一突如其来的灾难中，让这样的一些"混事"干部手足无措，无所适从，一些无所作为的庸官、懒官展现的各种负面丑态，成为负面舆情，不仅延误战机，更是败坏党和政府的形象。

4. 时代呼唤"硬核"干部

成就事业，人才为本。张文宏"走红网络"更是引发了深层思考，应该从干部选拔机制查找深层原因。办好中国的事，关键在党、关键在人、关键在"关键少数"，"政治路线确定以后，干部就是决定因素"。一是要深化干部队伍建设顶层设计。二是要有勇于自我革命的精神，改变干部面貌。三是要建立科学的体制机制保障。要为担当者担当，为干事者撑腰。对干部最大的激励是树立正确的用人导向，让有为者有位，以担当带动担当，以作为促进作为。习近平总书记强调，"严管不是把干部管死，不是把干部队伍搞成一潭死水、暮气沉沉，而是要激励干部增强干事创业的精气神"。

习近平总书记强调："历史总是要前进的，历史从不等待一切犹豫者、观望者、懈怠者、软弱者。只有与历史同步伐、与时代共命运的人，才能赢得光明的未来。"各级干部要以坚定的政治担当、历史担当、责任担当，真正做到面对矛盾敢于迎难而上、面对危机敢于挺身而出、面对失误敢于承担责任、面对歪风邪气敢于坚决斗争，做真正有信仰、高素质专业化、有真本领又有担当的"硬核"干部，才能做出无愧于时代、无愧于人民、无愧于历史的业绩。

【思考题】

1. 张文宏为什么广受青睐？从中有何启发？

2. 关键时候如何能体现党员干部的先进性？结合亲身经历，有什么感触和思考？

3. 基于网民对"硬核"干部的青睐，探讨"硬核"形象背后究竟有何深层支撑？

（执笔人：中共上海市委党校抗疫案例项目组　罗俊丽　徐学通）

图书在版编目(CIP)数据

同心抗疫 化危为机:长三角地区新冠肺炎疫情防
控的实践探索/中共上海市委党校编;蔡爱平主编.—
上海:上海人民出版社,2022
ISBN 978 - 7 - 208 - 17291 - 3

Ⅰ.①同… Ⅱ.①中… ②蔡… Ⅲ.①长江三角洲-
新型冠状病毒肺炎-疫情防控-研究 Ⅳ.①R512.930.1

中国版本图书馆 CIP 数据核字(2022)第 002438 号

责任编辑 罗 俊
封面设计 谢定莹

同心抗疫 化危为机
——长三角地区新冠肺炎疫情防控的实践探索
中共上海市委党校 编
蔡爱平 主编
鲁迎春 副主编

出 版 上海人民出版社
        (201101 上海市闵行区号景路 159 弄 C 座)
发 行 上海人民出版社发行中心
印 刷 上海景条印刷有限公司
开 本 720×1000 1/16
印 张 24
插 页 2
字 数 269,000
版 次 2021 年 12 月第 1 版
印 次 2022 年 3 月第 2 次印刷
ISBN 978 - 7 - 208 - 17291 - 3/D·3816
定 价 98.00 元

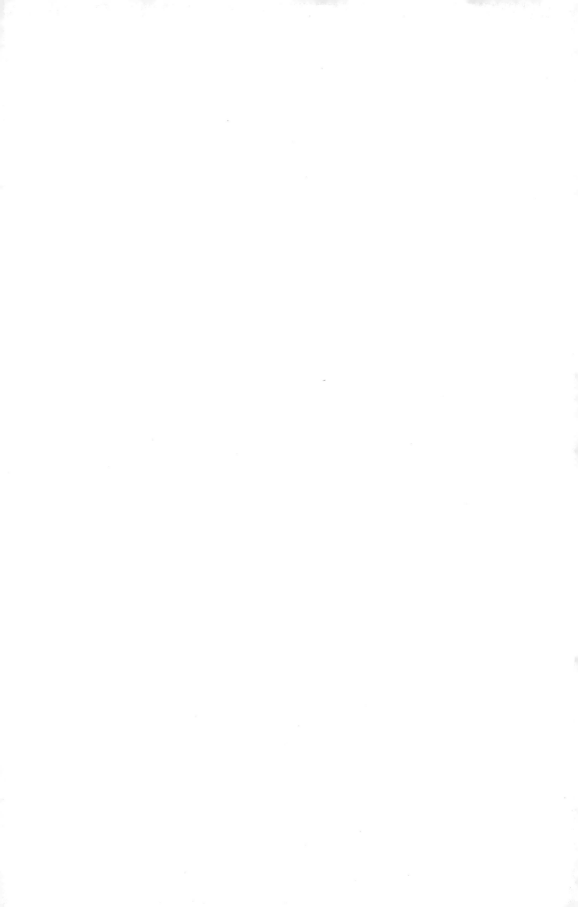